나는 당신이
예쁜 몸을 가졌으면
좋겠습니다

나는 당신이
예쁜 몸을 가졌으면
좋겠습니다

초 판 1쇄 2021년 11월 16일

지은이 권미주
펴낸이 류종렬

펴낸곳 미다스북스
총괄실장 명상완
책임편집 이다경
책임진행 김가영, 신은서, 임종익, 박유진

등록 2001년 3월 21일 제2001-000040호
주소 서울시 마포구 양화로 133 서교타워 711호
전화 02) 322-7802~3
팩스 02) 6007-1845
블로그 http://blog.naver.com/midasbooks
전자주소 midasbooks@hanmail.net
페이스북 https://www.facebook.com/midasbooks425

© 권미주, 미다스북스 2021, *Printed in Korea*.

ISBN 978-89-6637-986-6 03510

값 15,000원

미다스북스는 다음세대에게 필요한 지혜와 교양을 생각합니다.

나는 당신이
예쁜 몸을 가졌으면
좋겠습니다

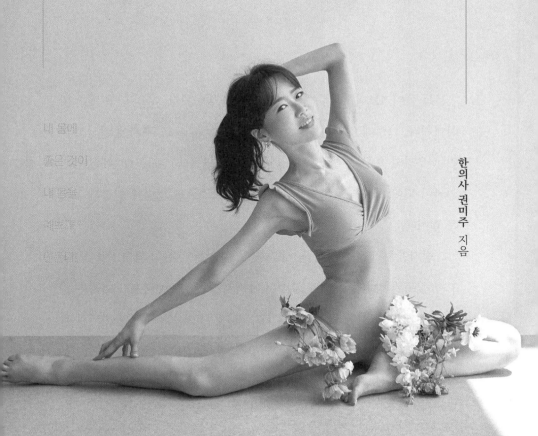

내 몸에

좋은 것이

내 몸을

예쁘게

만듭니다

한의사 권미주 지음

미다스북스

문득 돌이켜보니, 예쁜 몸을 위해 평생을 살아왔다. 우리 인생 또한 마찬가지다. 그렇게 열심히 다이어트를 하고, 살을 빼고, 매사에 열심히 하려는 우리의 욕구는 결국 좀 더 나음, 예쁨, 좋음을 추구한다. 예쁜 몸과 얼굴이 되어 예쁘다는 소리를 듣고 싶고, 스스로도 그렇게 인정하고 싶은 것이다.

그렇지만 현실적인 장벽들, 나를 지킬 수 없는 주변의 환경, 기존의 공고한 잘못된 방법들로 인해 우리는 예뻐지기보다는 예뻐지기 어려운 상황에 쉽게 노출된다. 나를 잘 먹이고, 잘 재우고, 스트레스 관리까지 잘할 수 있다면 저절로 예뻐지는 방향으로 간다. 그렇지만 우리의 현실은 그렇지 못하다.

어느덧 나도 마흔의 여자가 되었다. 30년 동안 다이어트를 하고 살았다. 목숨 걸고 체중 하나만 바라보고 혹독하게 달리고 스스로를 혹사시킬 때도 있었다. 나이가 드니 이제는 그런 방법은 힘들어서 못하겠고 하기도 싫다. 이것은 케케묵은 낡은 방식이다. 이런 방식이 아니어도 얼마든지 우아하고 세련되고 즐겁게 마흔에도 44사이즈가 가능하다. 다만 방식을 모르는 것이다. 그 시간이 너무 아까울 뿐이다. 다이어트에 매달린 어린 시절에 주식, 재테크, 화장법 등을 배우고 익혔다면 지금보다 나은 삶이 되었을 것 같다.

이게 억울해서 책을 썼다. 이 시대를 살아가는 평범한 여자로서 다이어트에 대해 할 이야기가 너무 많았다. 책을 쓰면서 내가 다이어트를 해온 시간을 하나하나 떠올리다 보니 독자들에게 전해줄 이야기가 더욱 많아졌다.

나는 한의사이다. 나의 한의학 인생도 어느덧 20년이 되었다. 한의학은 전통 의학인 동시에 인문학이다. 2019년도 한국직업능력 개발원이 발표한 '2017~19년 직업지표 조사'에서 한의사가 1위이다. 바쁘게 돌아가는 현대 사회에서 한의사로 산다는 것은 삶의 균형과 속도를 생각하게 되어 좋다. 나도 한의사로서의 삶이 너무 만족스럽다. 15년이라는 진료 기간 동안 환자들의 경험이 어느덧 내 이야기가 되어 더욱 다채롭다. 그래서 이 책을 읽으시는 분들은 나처럼 시간 낭비, 에너지 낭비를 하지 않고, 처음부터 우아하게 예뻐지는 방법을 잘 택했으면 좋겠다.

　예쁜 몸은 역시 균형과 조화이다. 나에게 즐겁고 신나는 행위와 이로운 것들이 결국 우리의 몸도 예쁘게 해준다. 별것 아닌 것 같은 이 생각을 몸소 깨닫기까지 40년이 걸렸다. 이것을 이해하고 나니 나 스스로 더욱 삶에, 인생에 만족스러워졌다. 그리고 애써 노력하지 않아도 즐겁게 식욕이 저절로 통제가 되니 괜한 식탐과 불안감에서 벗어나서 좋다.

　'건강을 위해서는 이걸 해야 한다, 살을 빼려면 굶을 수 있을 만큼 굶고 참아야 한다, 먹는 것은 살찌는 지름길이다.' 등 기존의 낡고 공고한 사고방식은 내가 마흔이 된 지금도 여전하다. 그렇지만 진리는 늘 그렇듯 우리 주변에 있다. 산은 산, 물은 물이다. 우리는 원래 예쁘다. 존재 자체로 빛이 난다. 그렇지만 그것을 모른다. 내 몸의 주인인 나조차 모르고 산다. 나의 예쁨과 즐거움에 집중하기보다는 못남과 불만족에 집중하기 쉬운 세상이다. 세상의 이치가 그런가 보다. 좋은 것보다는 나쁜 것, 만족보다는 불만족, 예쁨보다는 안 예쁨에 집중하기 쉽다. 본래 소중한 것은 있을 때보다 잃었을 때에야 그 가치를 인식하는 것과 같다.

　마흔이 되고 보니 이십 대의 내가 더욱 싱싱하게 참으로 예뻤다는 생각이 든다. 막상 이십 대를 지내면서는 단 한 번도 내가 예쁘다 생각해본

적 없는데 말이다. 나의 십 대도 마찬가지다. 한의원에 엄마 손 잡고 오는 어여쁜 십 대 친구들을 보면 너무 예쁘다. 젊음과 풋풋함이 예쁘고 부럽다. 그렇지만 십 대 시절에 내가 예쁘다는 생각을 해본 적이 없다. 내가 어릴 적 어른들은 젊으니 무조건 예쁘다고 하셨지만 형식적이고 의미 없는 말로만 생각했다.

돌이켜보니 정말 젊음은 그 자체로 예쁘다. 늘 그렇게 우리는 매 순간 예뻤다. 우선 생명체이기에 예쁘다. 그렇지만 우리 스스로는 모른다. 마치 은행나무의 샛노란 단풍과 파아란 하늘을 보고 예쁘다고 감동을 하지만 막상 그들은 별 생각이 없는 것과 같을 것이다.

그래서 나는 이 책을 썼다. 다들 스스로가 얼마나 예쁘고 존재 자체로 빛이 나는 생명체인지를 이 책을 통해 깨달았으면 좋겠다. 그리고 다이어트를 하든, 공부를 하든, 사업을 하든, 엄마 역할을 하든, 그 어떤 것을 하든 당신은 이미 예쁘니까 예쁜 그대로 원하는 대로 즐겁게 해나가길 바란다.

당신이 무엇을 하든 그것이 '힘들다, 하기 싫다, 괴롭다.'라고 느낀다면 그것은 당신이 잘못되어서가 아니다. 방법이 잘못된 것이다. 나의 어릴 때를 생각해본다. 그때는 뭘 하든 재밌고 신이 났다. 나무 막대기 하나를 가지고서도 하루 종일 친구와 놀이터에서 놀 수 있을 정도로 말이다. 우리의 그 모습은 여전히 존재한다. 그렇지만 나쁜 방법, 낡은 사고 방식, 잘못된 방향 때문에 안 보일 뿐이다.

공자님의 말씀처럼 사람은 본래 즐거워 잘하고 꾸준히 하게 된다. 예쁨을 몸의 관점에서 본다면, 예쁨을 위한 노력 또한 잘못되었기에 괴롭고 힘들고 안 되는 것이다. 올바른 방법은 결국 나에게 이롭고 좋고 즐거우니 계속해서 하게 된다. 다만, 인간은 습관의 동물이기에 무언가 새로운 방법을 시도하기가 어렵고 저항이 있다. 그렇지만 이것을 조금만 극복하면, 어느새 원하는 몸을 가진 당신이 되어 있을 것이다.

즐겁게 예쁜 몸을 만드는 과정에 나의 이 책이 작은 도움이 되길 바란다. 꿈과 희망의 메시지를 공명하며 더욱 즐겁게 지구별에서 가장 행복하고 사랑스러운 각자가 되길 바란다. 나 또한 오늘도 내가 세상에서 가장 좋은, 예쁜, 즐거운 에너지를 가득 담아 환자분들께 최선을 다한다. 이것은 나의 소명이다. 다만 늘 즐겁게 그 소명을 하기 위해, 예쁜 몸과 마음을 위해 애쓸 뿐이다.

책을 쓰는 마흔 살, 나의 여름과 가을은 행복했다. 어린 시절의 모든 추억들이 소환됐다. 어느 때보다 피곤하면서도 내면은 충만한 나날들이었다. 책을 쓰면서도 진료는 그대로 했기에 친정어머니와 남편의 전적인 지지가 정말 컸다. 이 두 태음인은 나의 온갖 예민함과 소심함을 너그럽게 넓혀주는 내 삶의 등대 같은 존재들이다. 무한 감사하고 사랑한다. "엄마, 책 정말 멋져요!"라고 묵묵히 지지해준 9살 아들, 새벽까지 원고를 쓸 때 함께 사향공진단을 나눠 먹으며 말동무가 되어준 4살 딸. 나를 둘러싼 이 소중한 가족들에게 무한 감사를 보낸다. 그리고 이 나이에 하루 4시간도 채 못자고 진료까지 병행하며 한 달 만에 책이 완성됐다. 이것은 나의 영원한 친구들, 나의 에너지의 원천, 사향공진단과 녹용 보약들 덕분이다. 난 이 둘 없이는 지금의 이 에너지와 활동력이 불가능하다. 한의사라서 정말 다행이고 행복하다. 자랑스럽다.

끝으로 내가 책을 쓸 수 있도록 무한한 영감을 불어넣어주신 책쓰기 코칭의 대가 〈한국책쓰기1인창업코칭협회〉의 김태광 대표님께도 무한 감사를 드린다. 이분의 열정과 동기부여가 아니었으면 이렇게 빠른 시간에 즐겁게 책쓰기가 불가능했을 것이다. 무엇보다 나의 장점을 살려 무한대로 끌어올려주셨기에 더욱 그 속도에 에너지가 충만할 수 있었다. 그분의 열정과 에너지는 내 가슴에 영원히 남아 있을 것이다.

책을 쓰며 너무 즐겁고 행복했다. 책을 읽는 여러분들도 나의 즐거운 행복감을 함께하길 바란다. 결국 예쁜 몸은 나를 있는 그대로 인정하고 사랑하는 그 지점에서 출발한다는 사실도 함께 깨닫길 바란다. 우리 모두 늘 예쁨과 함께 하자! 단군이 널리 인간을 이롭게 하기 위해 고조선을 세웠듯 나 또한 이 즐거운 사명을 계속한다.

목 차

2
장

예쁜 몸은 건강한 식단이 기본이다

3
장

먹어도 살 안 찌는 예쁜 몸 만드는 비밀

4
장

평생 예쁜 몸 유지하는 8가지 생활 습관

5
장
건강하고 예쁜 몸으로 새로운 삶을 시작하자

나는 당신이

예쁜 몸을

가졌으면

좋겠습니다

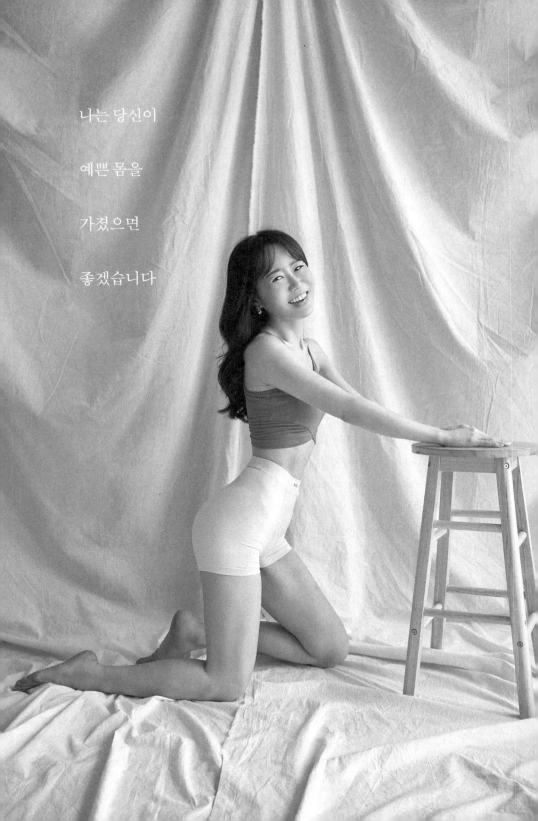

도대체

어떻게 해야

예쁜 몸이

될까?

도대체 어떻게 하면 예쁜 몸이 될까?

4살 딸아이를 키우면서 다시금 디즈니 공주들을 만나고 있다. 아들을 키울 때는 로봇들만 보다가 백설공주, 라푼젤, 인어공주, 신데렐라 등을 만나니 내가 더 즐겁다. 내 안에 숨어 있던 공주 세포들이 다시금 살아나는 느낌이다. 딸과 함께 공주 원피스를 고르고, 공주 신발을 사주고, 공주들이 나오는 만화를 보는 등 생활에서 공주들과 늘 함께하게 된다. 심지어 이제는 나의 소품들도 공주로 채워져가고 있다. 라푼젤 거울, 라푼젤 빗, 백설공주 쿠션, 신데렐라 파우치 등 말이다. 일단 다른 것은 몰라도 이런 디즈니 공주들과 더 가까이하니 기분이 좋고 한층 젊어진 느낌이다. 그러다 보니 문득, 저 공주들은 원래부터 저렇게 예쁘고 날씬했을

지 궁금해졌다. 이 공주들이 하나같이 난관을 겪고 다시 행복해지는 스토리를 보면서 우리 또한 공주처럼 생각하고, 공주처럼 입고, 공주처럼 얼굴과 몸을 꾸미는 것도 무엇인가 난관이 있고, 결국에는 행복한 결말이 있지 않을까 싶다.

15년을 한의사로 살아오면서 수천 명 아니 만 명 이상의 많은 다이어트 환자들을 만났다. 그리고 나 스스로가 30년을 '다이어트'라는 끈을 놓지 않고 살았다. 스스로를 채찍질하며 다이어트에 목숨 걸 때도 있었다. 반대로 별 의식 없이 바쁘게 살면서 자연스럽게 다이어트가 될 때도 있었다. 오히려 이럴 때가 음식을 맘껏 즐기며 먹어도 날씬한 몸이 유지도 잘됐던 것 같다. 즉, 전반적인 멘탈 관리, 생활 관리, 자존감, 자기만족 등이 적절히 괜찮을 때가 다이어트 성적이 좋았다. 반대로 억지로 해야 한다 하며 이를 악물고 소위 '올인' 했을 때가 오히려 늘, 오래 못 가고 문제가 됐다.

올해가 마흔이다. 오늘로써 내 마흔의 생일이 지났다. 마흔이 되었다는 것은 생소하고 그만큼 늙어간다는 의미 같다. 젊음이 지나 서글프기도 하다. 그렇지만 또 한편으로 나이가 들어가면서 그만큼의 나의 경험들이 축적이 되었다. 다이어트 환자분들도 한 분 한 분 최선을 다해 상담해왔다. 이것들이 쌓여 나만의 경험 '점들'이 축적된다. 문득 돌이켜보니 어느 덧 수천 명을 넘어 만 명까지 이르렀다. 이제는 나만의 좋고 즐거운 무기이다. 경험의 점들은 이제는 나만의, 분홍빛의 선이 된다. 일종의 내 인생의 역사와 흐름이 함께 만들어진다. 이러한 나만의 스토리, 나만의 노하우가 만들어지는 것이 나이 들어감의 장점 같다.

10대에는 '소녀'로, 20대 전반은 '대학생', 20대 후반은 '연애'하는 여자로, 30대에는 '워킹맘'이자 '한의사'로 다이어트를 했다. 그러면서 수많은 시행착오, 자기와의 싸움, 실패 등을 통해 점차 방법이 업그레이드되어왔다. 다행인 건 내가 한의사라는 너무나도 만족스러운 직업을 가지고 있다는 것이다. 그렇기에 나의 경험들과 더불어 수많은 환자들의 이야기를 통한 간접 경험들 그리고 한약이라는 매력적인 무기까지 추가됐다.

이런저런 시행착오 끝에 마흔이 되어 깨닫는다. 체중이라는 숫자에 집착하지 않고, 본연의 나, 자연스러운 내 신체의 매력이 드러나는 그런 몸이 내가 가장 편하고 즐겁다는 것이다. 그런 상태일 때가 내 몸이 예뻐 보인다. 몸이란, 남들이 쳐다보는 대상으로 있는 것이 아니라 '내'가 기능하기 위한 것이다. 하다못해 발에 난 아주 작은 상처로 인해 제대로 걷지도 못했던 경험들이 있지 않나. 그렇기에 무엇보다 '나'가 우선 되어야 한다. 내가 기분이 좋아야 하고, 만족해야 하고, 즐거워야 한다. 내 몸이 좋아져야 한다. 아니 적어도 다이어트가 내 몸에 나쁜 영향을 줘서는 안 된다. 너무나도 당연한 이치인데 자칫하면 이걸 놓치기 쉽다. 나도 이제야 알게 되었으니 말이다.

평소 좋아하는 연예인인 모델 한혜진이 어느 프로그램에서 했던 말이 생각난다.

"말랐다고 예쁜 건 아니잖아요. 삐쩍 마른 모습이 싫어서 운동을 시작했어요."

몸에 대해서 끊임없이 탐구한 경험이 깊이 녹아 있는 말이다. 말랐다고 예쁜 건 아니다. 나 또한 어린 시절 다이어트는 무모하게 마르면 예뻐진다고 생각하고 무식하게 달렸다. 내 몸의 생존에 필요한 영양소도 안 주고는 무리하게 땀을 빼고 몇 시간 동안 반복해서 운동도 했다. 그 결과로 원래보다 더 깡마른, 초등 여자아이의 몸이 되었다. 그 전보다 전혀 안 예뻤다. 소위 빈티까지 났다.

예쁜 몸은 조금은 다른 시점이다. 말랐다고 예쁘지 않다. 적당히 균형이 잡혀야 예쁘다. 지방, 근육, 볼륨, 마름 등이 적절히 필요한 곳에 조합이 제대로 되어 있어야 예쁘다. 오히려 그냥 마르기보다 예쁘기가 더 어렵다. 나 또한 두 번의 출산 후 다이어트를 하면서 이제는 단순히 마른 몸이 아닌 '예쁜 몸'을 만들고 싶다는 생각이 많이 들었다.

'예쁘다'의 사전 정의를 한번 살펴보자. 대한민국 국민의 네이버 사전을 검색했다.

1. 생긴 모양이 아름다워 눈으로 보기에 좋다

2. 행동이나 동작이 보기에 사랑스럽거나 귀엽다

3. 아이가 말을 잘 듣거나 행동이 발라서 흐뭇하다

영어로는 pretty, beautiful, lovely

눈에 띄는 핵심 단어들만 다시 추려본다.

예쁘다 ⊃ 아름다워, 보기 좋다, 사랑스럽다, 귀엽다, 흐뭇하다

우리는 대체로 여자아이, 성인 여성을 보고 '예쁘다'고 한다. 손예진, 전지현, 김태희, 아이유 등 내가 볼 때마다 그 예쁨에 감탄하는 연예인들이다. 요즘에는 남자 아이돌조차도 예쁘다는 생각이 든다. 특히 방탄소년단 뷔는 남자가 그렇게 예쁠 수가 있는지. Y염색체의 반칙이다. 그리고 요즘같이 가을이 물씬 느껴지는 청명한 하늘을 봐도 예쁘다. 하늘의 파랑색도 너무 예쁘고 흰 구름도 너무 예쁘다. 이 시기에 너무 좋아하는 해 질 무렵의 핑크빛 노을 하늘은 감동 그 자체로 너무 예쁘다. 말문이 막힐 정도로 말이다.

또한 모든 여자들의 로망, 샤넬. 원래도 여성들의 마음을 사로잡았지만, 몇 년 전부터 매장 진입이 어마어마하게 높아지고 원하는 제품을 구하기도 너무 힘드니 더욱 예뻐 보인다. 10년 전 결혼할 때만 해도 롤렉스 시계를 보고 "너무 노티 나는 거 아니야? 난 안 살래. 필요 없어." 했었

다. 그러나 지금은 롤렉스 또한 높아진 매장 진입 장벽, 수 시간의 기다림 끝에 매장에 들어간다 한들 '공기만 마시고' 나오는 일이 다반사니 더욱 예뻐 보인다.

내가 퇴근하면 나를 보고 달려와 함박웃음 짓고 안기는 아홉 살 아들도 너무 예쁘다. 사탕 과자를 듬뿍 먹고 배가 뿔록 나온 네 살 딸의 배도 예쁘기만 하다. 부부 싸움해서 밉기만 했던 남편이 예상치 못하게 화해의 선물이나 꽃을 들고 퇴근할 때도 갑자기 예뻐 보인다. 우리 아이들 열심히 봐주시다가 친구들 만나러 나가시는 친정 엄마의 한껏 차려 입은 모습도 예쁘다. 갱년기 다이어트에 성공하셔서 또각또각 하이힐에 짧은 미니스커트를 입고 내원하신 50대 초반 환자분도 너무 예쁘시다.

굳이 두 단락에 거쳐 예쁘다는 것에 대해 예시들을 열거한 이유가 있다. 예쁘다는 것은 나 혹은 타인의 시선이 녹아들어갔고, 감정이 반영되는 것이기에 매우 주관적이다. 일단 예뻐지고 싶은 욕구는 누구나 다 있다. 나 또한 나이 마흔이 되어도 여전히 젊고 예쁘고 싶다. 에모토 마사루의 유명한 책『물은 답을 알고 있다』에서 물 분자 또한 '예쁘다, 예쁘다' 하면 그 형체가 예쁘게 달라지니, 무려 70%가 물로 구성된 우리 몸도 마찬가지일 것이다.

지금 이 책을 펼쳐 읽고 있는 당신은 그동안 다이어트를 한 번쯤은 해본 사람일 것이라 생각한다. 제목 그대로 나는 이 책을 읽고서 단 한 사람이라도 본인의 '원래 예쁜 몸'을 되찾기를 바란다. 그동안의 잘못된 방법으로 그 예쁜 몸이 '숨겨져' 왔던 사실을 깨닫고, 예쁜 몸을 찾기 위한 용기 있고도 즐거운 여정을 떠나면 좋겠다. 아니면, 이미 그 여정을 가던 도중에 힘들고 포기하고 싶던 찰나에 이 책이 구원의 손길이 되었으면 좋겠다.

이 책을 통해 내 몸을 보다 긍정적인 시선으로 보길 바란다. 우선, 스스로에게 '난 원래 예뻤어!', '그리고 앞으로 더 예뻐질 거야!'를 외치자. 그리고 내 몸에게 '그동안 수고했어. 고마워. 사랑해. 앞으로는 너를 예쁘게 하기 위해서 좋은 것들로 채워줄게.'라고 토닥여주자. 우리의 몸은 우리가 의식했든, 안 했든 태어남과 동시에 나를 위해 모든 것을 해왔다. 좋든 싫든 내가 시키는 대로 다 해왔다. 다만 날씬해지고 싶었지만, 날씬하지 않게 아무 때나, 살찌는 것을 먹은 내가 문제이다. 몸은 죄가 없다. 이것부터 내 몸에 미안해하고 앞으로는 좀 더 너를 위해 내가 좋은 노력을 하겠다고 다짐하자. 예쁜 것을 떠나 우리가 숨 쉬고 걷고 먹고 사랑을 나누는 등의 모든 일들에 내 몸은 함께 해왔다. 내 몸과 친해지면 좀 더 쉽게 예쁜 몸을 찾게 된다. 내 몸을 위해 적절히 먹게 되고 활동하게 되기 때문이다. 내 몸 존중에서 스스로에 대한 사랑이 나온다.

우리는 본래 예뻤지만 내가 제대로 못 먹이고 사용을 못 해 그 예쁨이 안 보이는 상태일 뿐이다. 그러니 우리 몸이 스스로의 예쁨을 찾아주는 노력을 하는 것에 함께 의식적으로 노력만 살짝 해주면 된다. 그것도 이왕이면 즐겁고 신나게 말이다. 그러면 우리 몸도 덩달아 신나서 더 예뻐지는 여정에 공명을 해줄 것이다.

나는 운이 좋은 것인지 이 작은 몸에도 모유량이 많아서 본의 아니게 30대 내내 아이 둘을 모유 수유로 키웠다. 심지어 지금도 우리 둘째는 나의 쭈쭈를 너무 사랑한다. 생후 6개월만 지나면 모유는 영양의 공급 부분보다는 불포화지방산, 면역 물질의 전달, 엄마와 아기와의 심리적인 교감을 위한 것이다. 이러한 모유 수유로 인해 나의 20대의 봉긋했던 가슴은 어느새 사라지고 지방이 다 빠져버린 홀쭉한 가슴만이 거울 속에 날맞이하고 있다. 그렇지만 난 이 가슴이 오히려 더 예쁘다. 이렇듯 누군가에겐(아마도 우리 남편?) 안 예쁠 가슴일 수 있지만 두 아이를 벅차게 일하며 키우는 와중에도 마르지 않고 계속 생산을 멈추지 않은 나의 가슴에 감사하다. 그래서인지 나의 홀쭉한 가슴이 오히려 더욱 예뻐 보인다. 늘 붓는 것으로 '힘들어요'를 표현하는 종아리의 알은 그렇게 미워 보이지만 말이다.

예쁨은 내가 의미 부여를 어찌 하느냐에 따라서 주관적이다. 그렇기에 난 더욱 다이어트를 하는, 체중 감량이라는 터널을 지나는 이들에게 말하고 싶다. 목적을 정확히 하자. 결국 남들이 우리에게 다가와 "당신 몇 킬로그램이에요?"라고 물어보지 않는다. 중요한 것은 체중이 아니고, "와, 무엇을 한 거예요? 세상에 너무 예뻐졌는데요?!" 이런 이야기일 것이다.

물론, 스스로의 만족도 중요하다. 그렇기에 일단 내 몸에 대한 부정적인 인식부터 거두자. 남편도 100% 좋아서 같이 사는 건 아니지 않나. 내 몸도 마찬가지다. 좋고 예쁜 부분, 맘에 쏙 드는 부분을 아끼고 사랑하고 예뻐하자. 그리고 안 예쁘고 고치고 싶고 볼 때마다 신경 쓰이는 부분은 전략적으로 조금씩 조금씩 마음에 들게 바꿔가자. 내가 원하는 대로 길들이는 것이다.

절대로 비현실적인 기준에 스스로를 놓고 부정적이고 쓸모없는 비교와 비하는 금물이다. 내 몸을 건강하게 낳아주신 부모님에 대한 반칙이다. 우리가 연예인이 아닌 것에 감사하자. 내 몸을 있는 그대로 바라보고 사랑해주고 감사하는 마인드에서 시작하자. 그래야 각자의 예쁜 몸이 가능하다. 그것도 즐겁게 말이다!

나는 출산 후 다이어트에 목숨 걸었다

날 맑았던 주말 오전. 집 앞 유치원에서 촬영이 있는지 사람들이 모여 있었다. 호기심이 발동해서 아이들과 뛰어가봤다. 어머나. 김태희 씨를 바로 눈앞에서 보다니. 김태희 씨 주연의 드라마 촬영이었다. 네이버에 검색을 해보았다. 얼마 전 둘째 딸을 출산하고 100일이 채 안 되어 드라마에 복귀한다는 기사들이 보였다. 생각해보니 김태희 씨를 이렇게 가까이에서 본 것은 2번째다. 첫 번째는 나도 20대였던 시절이다. 친구와 함께 해외여행을 가던 길 공항에서다. 송승헌 씨와 함께 드라마 촬영을 하고 있었다. 그때도 오밀조밀 너무 예쁘고 인형 같았던 김태희 씨. 역시 대한민국 대표 여배우다. 아이 둘을 낳은 지금은 나와 같은 40대인데 어떻게 아이 둘 낳고도 여전히 20대의 미모를 간직할 수가 있을까. 그것도 단시간 내에 말이다. 정말 방부제 미모라는 생각이 절로 들었다.

　몇 년 전에 내가 둘째 출산했을 때쯤이다. 여배우 전지현 씨도 출산 후 단 두 달 만에 드라마로 복귀를 했다. 그것도 '어머, 아기를 낳기는 한 거야. 대체 달라진 게 뭐지.'라는 생각이 들 정도로 임신 전 모습 그대로 말이다. 역시나 여배우, 아니 대스타다. 자기 관리의 끝판 왕이다. 심지어 산후 100일이 안 된 그 시기에 물속에 들어가 인어 역할 촬영까지 했다. 존경할 만한 프로의식이다. 보통의 산모라면, 출산 후 얼마 되지 않아 찬 물에 들어가기란 웬만한 정신력으로는 힘든데 말이다. 한의사의 입장에서 전지현 씨의 가녀린 몸에 산후 후유증이라도 남을까 봐 걱정까지 되었던 장면이다.

　두 여배우 모두 빠른 산후 회복과 복귀로 화제가 됐었다. 물론 나에게도 강한 인상을 남겼다. 임신 기간에는 체중이 누구나 늘 수밖에 없다. 비슷하게 먹어도 임신 호르몬이라는 강력한 물질의 지배 때문에 붓고 늘고 무거워진다. 그러고 보면 산후에 김태희, 전지현 씨라고 살들이 알아서 도망가진 않았을 텐데 역시 남다르다. 속도와 방법과 노력이 대단하다. 두 번의 출산 경험이 있기에 더욱 존경한다. 난 평소에 유명 여배우들의 미모는 타고난 것도 있지만 평소에 열과 성을 다해 계속 노력하고 관리를 하기에 가능한 것이라고 생각한다. 마치 머리가 남다르게 뛰어난

천재들이 스스로 공부까지 열심히 하면 전국구의 성적을 받는 것과 마찬가지다.

나는 첫째 임신 때에 대학 병원에서 한방내과 전문의 3년차 과정 중이었다. 물론 임신을 한 상태에서 논문을 쓰고 당직도 서느라 밤을 지샌 적도 많았다. 대부분의 병원 수련을 하는 임산부 레지던트들도 마찬가지일 것이다. 그래도 동료와 교수님들의 배려 덕에 잘 버틸 수 있었다. 둘째 때는 이미 한의원을 개원한 상태였고 나이도 더 들어서인지 첫째 때보다 오히려 몸이 더 힘들긴 했다. 그래도 임신 기간의 한약들, 순산 한약과 단녹용탕 등의 출산을 도와주는 한약들 덕분에 나 또한 산후 회복이 매우 빨랐다.

여자 한의사들의 임신 출산 문화가 있다. 아무래도 한약을 쉽게 접하고 한약에 대한 믿음이 있기 때문이다. 대체로 임신 준비부터 출산 때까지 한약을 복용한다. 산모와 아이에게도 도움이 되는 걸 마다할 이유가 없다. 입덧 감소 한약, 유산 방지 한약, 임신 기간 중 피부 소양증 한약, 임신 기간 중 어지러움 한약, 임신 막달에 아이가 너무 커져 난산이 되지 않고 임산부 또한 부종이 심하지 않게끔 도와주는 순산 한약, 출산에 임박해서 자궁의 수축을 도와주는 한약, 출산 과정에서 임산부가 아이를 밀어낼 때 힘을 실어주는 한약 등 생각보다 매우 다양하다. 이러한 처방은 『동의보감』에 매우 상세히 소개되어 있다. 조선 시대에 한약은 소위 상위 1% 여인들만 복용이 가능했다. 이런 귀한 여성들에게는 임신과 출산 과정을 안전하게 보내는 것이 우선 순위였다.

나 또한 두 번의 임신 기간과 출산 과정을 수월하게 보냈던 것도 한약 덕분이라 생각한다. 나도 열심히 한약을 먹으며 내 몸에 실험도 해보고 실제로 다양한 효과를 직접 보았다. 입덧이 그렇게 심해서 진료할 때도 힘들었던 시기에 입덧 한약(반하귤생탕)을 직접 처방해 마시고는 감동의 눈물을 흘렸다. 실제로 이 경험을 블로그에 올린 이후에 입덧 한약 지으러 환자들이 한의원에 많이 내원하셨다. 둘째 임신 초기에는 진료가 바빠서 그렇게 하복부 통증과 함께 하혈을 했었는데도 유산방지 한약(교애탕가감방) 덕분에 출혈이 멈추었다. 출산 때는 불수산과 단녹용탕을 마시고는 첫째는 6시간, 둘째는 2시간도 안 되게 진통 후에 바로 출산을 해서 가족들을 놀라게 했다. 그래서인지 우리 남편은 보통의 여자들이 아이를 이렇게 쉽게 낳고 금방 회복하는 줄 안다. 병원에서도 산모가 이렇게 빨리 걷고 돌아다녀도 되는지 물어볼 지경이었다. 산후 보약은 말할 것도 없다. 출산 바로 다음 날부터 100일까지는 계속 복용했다.

아직도 생생하긴 하다. 첫아이를 낳은 그날 밤의 느낌. 나에겐 처음의 출산 경험이었으니 말이다. 무어라고 표현해야 할까. 몸에 기운은 없지만 내 안에서는 명료한 뿌듯함이 가득했다. 괜히 눈물이 나면서도 기쁘고 벅찬 그 느낌을 아직도 잊을 수가 없다. 그날 밤에는 그 설렘에 잠도 못 들었다. 학교에서 원했던 대학에 합격했을 때의 기쁨, 고등학교 졸업 때 우수한 성적으로 전교생을 대표해 단상에 올라가 상을 받았을 때의 기쁨과는 다른 성격이었다. 온전하게 내 몸이 온 힘을 다해서 해낸 그 출산이라는 수행. 마치 내가 동물의 왕국에 나온 어미 사자가 된 느낌. 무언가 내 인생에서 여태 하지 않았던 그런 일을 멋지게 해낸 보람이 가득했다. 우주의 탄생, 지구의 탄생, 그와 버금가는 생명체를 탄생시킨 나. 그 선에 연결된 느낌이랄까. 너무 잘해냈다고 스스로를 칭찬했다.

이러한 출산 후 정신적인 충만감에 취해 하루를 보낸 다음 날 오전, 내 배를 보고는 너무 놀랐다. 아이가 나오면 당연히 임신 전 배로 돌아갈 것만 같은 느낌이었다. 물론 인터넷 맘 카페에서 "아이만 나오고 배는 고대로에요. 비극이에요." 등의 수많은 후기들을 읽고 또 읽었지만 말이다. 어떤 일이든지 본인이 그 상황이 되어봐야 제대로 느낀다. 응급 사태이다. 그래서 나는 병원에서부터 식단 관리에 들어갔다. 직관적으로 느꼈다. 산후에는 무조건 빠르게 예전으로 돌아가야 한다. 그래야 임신 전 체중과 몸으로 가능할 것 같았다. 그러지 않고는 계속 이 배와 체중과 함께해야 한다.

나는 출산 다음 날부터 산후 다이어트에 돌입했다. 출산 과정 중에서 얼마나 진통의 시간이 길었나, 예상치 못한 이벤트가 있었나 등이 산후 회복에 관건이다. 산후 보약 상담을 수도 없이 많이 하면서 반복적으로 확인한다. 산모가 적어도 10시간 이상 진통을 하면 확실히 산후 회복이 느리다. 에너지와 체력 소모가 다르다. 난 임신 초기부터 막달까지 꾸준하게 한약 생활을 한 덕분인지, 원래 임신 출산이 쉬운 체질인지는 모르겠다. 그렇지만 한약의 도움을 받은 건 확실하다. 그래서 출산 다음 날부터 뻐근한 회음부 외에 다른 곳은 너무 멀쩡했다. 그래서 바로 출산 이틀 날부터 나의 산후 다이어트가 시작됐다.

병원에서부터 밥은 조금에 미역국과 반찬 위주로만 먹었다. 임신 기간에는 태아 보호 및 산후 모유 수유를 위해 막대한 양의 지방이 저장된다. 그 지방을 어서 태워야 한다. 그러기 위해서는 탄수화물부터 줄여야 한다. 그리고 산모들은 대체로 움직임이 적다. 그래서 탄수화물 대사가 덜 요구된다. 그러나 우리의 식단은 탄수화물은 과다하기 쉽고 단백질과 좋은 지방은 부족하기 쉽다. 따라서 먼저 탄수화물을 줄이는 게 쉽다. 대신에 나는 미역국을 매우 좋아해서 조리원에 가서도 미역국은 두 그릇 리필해서 먹었다. 실제로 모유 수유에도 좋고, 따뜻하니 산후 초기에 땀 배출에도 도움이 된다. 여기에 소고기까지 넣으면 단백질 보충까지 되니 금상첨화다.

또한 출산 이틀날부터 조금이라도 움직임을 늘리기 위해 계속 병원 복도를 걸어 다녔다. 소위 니트(NEAT: Non-exercise activity thermogenesis, 비운동성 활동 열 생성) 운동이다. 산모라 밖은 못 나가니 실내 산책을 한 셈이다. 산모에게 모유 수유 콜이 오거나 유방 마사지를 받으러 갈 때에 계단을 이용했다. 물론 무릎에 무리를 주지 않기 위해 천천히 계단을 오른다. 계단에서 내려올 때는 옆으로 돌아 내려온다. 식사를 하고는 꼭 병원 복도와 산후조리원을 배회했다. 임신 기간 때 배워뒀던 산후 요가 자세도 틈만 나면 따라 했다. 산후에 우리의 몸은 기운이 없어 수분 정체가 더욱 많기에 산후 회복에는 실내 온도만 따뜻할 게 아니라 움직이고 적절하게 땀을 빼는 등 몸이 살짝 더워져야 좋다.

조리원에 가서는 회음부 통증도 많이 덜해졌기에 복근 운동도 시작했다. 물론 일반적으로 하는 복근 단련 운동 정도는 아니고 복직근에 살짝 힘이 들어갈 정도로만 말이다. 친정에서 보냈던 산후 조리 기간은 내 인생에 처음으로 집에만 갇혀 있는 답답한 시간이기도 했다. 늘 일이나 공부를 하던 습관이 있었기에 아기와의 단조로운 생활이 답답하기 그지없었다. 그래서 결국 출산 한 달 이후부터 요가와 필라테스를 다니기 시작했다. 그래도 좀 더 격한 운동은 산후 두 달 이후에 관절 통증이나 시큰함 등이 없는 것을 확인 후에 시작했다.

그리고 산후 다이어트에 중요한 또 하나. 바로 모유 수유 다이어트다. 모유 수유를 하면서 저탄수화물 섭취를 기본으로 한다. 대신에 좋은 단백질과 좋은 지방을 위주로 자연 음식을 섭취한다. 즉 산후에 필요한 음식요소들만 골라 똑똑하게 챙겨먹자. 그러면 모유량은 최대로, 산모의 몸에 무리 없이 인생에서 최저의 체중 갱신이 가능하다!

난 나의 가슴이 A컵이기는 하지만, 모유량이 많을 것이라는 느낌이 들었다. 그래서 이미 임신 전부터 '국제모유 수유자격증' 과정을 들으면서 실제 '국제모유수유상담가' 자격증을 취득했다. 이 과정 중에 모유 수유의 이로운 점을 너무나도 상세히 공부를 할 수 있었다. 그래서 출산을 하자마자 모유의 양을 늘리기에 최선을 다했다. 실제로 모유 수유는 내게 산후 다이어트에 산후 보약과 더불어 1등 공신이다. 나의 산후 다이어트에는 저탄수화물 섭취에 고단백, 좋은 지방, 산후 보약, 모유 수유 이 쓰리 콤보 조합이 1등 공신이었다. 이 덕분에 산후 100일 때 임신 전의 체중으로 회복할 수 있었다.

나는 산후 다이어트를 보통 사람들의 생각보다 빠르게 시작했다. 그리고 나에게 도움이 되는 전략적인 도구들을 활용하고 미리 공부를 했다. 준비를 한 셈이다. 그리고 출산이라는 상황을 활용해서 쉽게 할 수 있는 방법을 생각했다. 그것이 모유 수유이다. 덕분에 두 아이 출산 이후 모두 임신 전 체중과 몸으로 되돌리는 것이 가능했다. 산후 다이어트도 어렵게 생각하지 말자. 억지스럽게 무리할 필요도 없다. 산후에 변화된 몸이 좋으면 계속 비슷하게 생활하면 되고, 그게 싫으면 싫다는 생각이 들 때부터 '어떻게 하면 조금 더 빨리 무리 안 하고 돌아갈 수 있을까'를 생각하면 된다. 지금 바로 실천할 수 있는 간단한 것들부터 하면 된다.

우리 인생에서 지속 가능한 것들은 어렵고 하기 싫기보다는 의외로 쉽고 자연스럽게 이루어진다. 주어진 상황에 맞게 조금만 생각해서 지혜를 발휘하면 된다. 그리고 나에게 도움이 되는 것을 적절하게 활용을 하자. 물론 나의 몸 상태 또한 잘 파악해야 한다. 다만, 약간의 노력은 필요하지만 그것이 그렇다고 죽을 각오를 해야 하는 그런 것도 아니다. 소파에 누워 있고 싶은 시간에 살짝 거실을 돌아다니거나 유튜브를 켜고 산후 스트레칭을 하면 되는 그런 정도이다. 그렇다고 무리는 절대 금물이다. 출산을 하고 많이 힘든 산모들은 나의 방법을 따라 하면 안 된다. 몸의 상황에 맞춰서 적절하고 쉽게 할 수 있는 방법을 생각해보자. 조금만 생각하면 우리의 예쁜 몸 안에서 그것을 위한 적절한 해답을 줄 것이다.

3

기본적으로 건강이 전제돼야 예쁜 몸이 된다

가을이 깊어가고 있다. 책을 처음 쓰기 시작한 게 8월 말, 9월 초 즈음이었다. 어느덧 10월 초순이 지나고 있다. 예전부터 가을이 되면 나는 좀 더 감성적인 모드가 된다. 그렇다고 우울하고 슬픈 느낌은 아니다. 오히려 반대로 무엇인가 별것 아닌 것에 괜히 더 감동받고 즐겁고 행복해진다는 편이 맞다.

나는 조금은 특이한 20대를 보낸 것 같다. 당시에는 몰랐지만 지금 돌이켜보면 그렇다. 어쩌면 다행일지도 모른다. 그저 흘려보내기에 바쁜 청춘보다는 조금은 진지한 청춘이 나은 것도 같다.

20대에 친구들보다는 스님들과 시간을 많이 보냈다. 엄마는 내가 중학교 시절부터 열심히 절에 다니셨다. 그래서 자연스럽게 절에서 스님의 법회를 듣는 일이 잦았다. 한의과대학에 들어가서 동양 인문학을 접하고서는 더욱 불교 사상에 심취했다. 우연히도 엄마가 다니셨던 절의 대표 스님은 인문학은 물론 클래식 음악, 미술사 등에 심취하신 전문가셨다. 스님과 한의학, 불교, 도가, 클래식 음악에 대한 이야기를 나누는 시간이 가장 즐거웠다. 또 스님은 나와 같이 바흐, 브람스 음악을 가장 좋아하셨다. 그리고 나에게 많은 삶의 의미에 대한 화두를 던져주기도 하셨다. 물론 그 당시에는 어렵기만 한 주제들이었지만 윤회, 자비, 불멸, 제행무상 등의 불교의 큼직한 삶에 대한 질문 자체가 나에게 의미가 있었다.

방학이 되면 거의 친구 이상의, 이모와 같은 비구니 스님과 절에서의 생활이 시작되었다. 보통 같은 과의 친구들이 유럽 여행을 떠날 때, 나는 서울 도심을 떠나 절에서의 템플스테이를 시작했다. 새벽 4시가 되면 스님과 일어나 새벽 기도를 했다. 그러다 보니 108배는 식은 죽 먹기로 즐기게 되었다. 낮이면 스님과 밭에 가서 고추도 따고 나무 그늘에 앉아 옥수수도 삶아 먹으며 도란도란 이야기를 나눴다. 스님의 도반 스님들이 그런 나를 보며 생긴 것과 참 다르게 산다고 웃음을 지으셨다. 서울깍쟁이 아가씨가 좋아하는 것들이 어쩜 이렇게 시골 토종 스타일이냐고 놀리셨다.

한여름 밤하늘에 대삼각 별자리를 절의 툇마루에 누워 바라보며 잠이 들기도 했다. 달빛이 눈앞에서 쏟아질 것 같은 여름밤의 풍경. 주변이 너무나도 깜깜해서 숨이 막힐 것 같은 고요. 새소리와 함께 새벽 기상을 하고. 해가 지면 잠이 들고 해가 뜨면 잠에서 깨는 자연 속에서의 시간을 보냈다. 무엇인가를 가지고 애쓰고 경쟁하기보단 그저 그런 주변의 환경을 느끼고 흘려보내는 것에 만족하는 시간들이었다. 그때는 그렇게도 그런 생활이 좋았다. 오히려 서울 집에 있으면 밖에서 들려오는 자동차의 경적 소리, 시끄러운 사람들의 소리가 고달팠던 시간들이었다.

그렇게 방학을 보내고 다시 경주의 학교생활로 돌아간다. 경주에서는 한참 자전거타기에 빠져 있었다. 친구들은 운전면허를 따서 차를 타니 하고 있는데 나는 자전거 타기에 그렇게 신이 났다. 자전거 바퀴 위에서는 자유를 얻은 기분이었다. 빨간 자전거를 타고 고대 신라시대의 왕과 왕비의 무덤을 열심히도 찾아다녔다. 그것도 혼자서 말이다. 당시에 나를 아껴주고 사랑해주는 남자 친구가 있긴 했지만 혼자 쏘다니는 게 그렇게 좋았다. 공강 시간이나 학교 수업이 없는 날에는 좀 더 멀리, 자전거로 한 시간 이상이 걸리는 선덕여왕릉까지 달려가 선덕여왕과 영혼의 대화를 나누고 왔다. 왕과 여왕의 무덤가에 가서 주변을 서성이며 당시의 번성했던 시절을 상상하는 것은 기분이 좋고 설레는 일이었다.

그렇게 한껏 자연 속에서의 시간을 보내고, 집에서는 온갖 클래식 음악들, 미술사책들, 문학책들 속에 파묻혀 살았다. 그 느낌들을 홀로 일기로 적는 일이 하루의 일과였다. 그때는 그렇게 혼자서 동서양의 고전들, 클래식 음악, 동서양 미술 속에서 당시 대가들을 만나는 일이 가장 즐거운 최고의 시간이었다. 문득 사십이 되어 돌이켜봐도 참으로 소중한 시간이다.

그때에 나는 건강을 위해 채식주의(비건)라는 신념을 굳건히 지켰다. 아마도 스님들과의 깊은 교류의 영향이었기도 했을 것이다. 스님들과 절에서의 생활 기간 동안에는 마음도 정신도 몸도 참 심플했다. 지금의 건강의 느낌과는 다른 템포의 느낌이다. 그때 음식이 절밥의 느낌이었던 만큼 나도 소박하고 수더분했다. 자연의 흐름을 거스르지 않으려 했던 당시의 생각처럼, 해가 지면 자고 해가 뜨면 일어났다. 자취를 했던 원룸 방에서는 스무 개가 넘는 화분들을 키우며 헨리 데이빗 소로우, 헬렌 니어링, 스콧 니어링 부부의 책들을 함께 하며 자연주의의 삶을 동경했다.

지금처럼 좀 더 확고하게 내가 좋다는 것을 남들과 공유하고 함께 하기보다는 혼자서 사유하고 즐기는 삶을 건강한 삶이라고 생각했다. 그 당시에는 다이어트에 대한 생각도 유일하게 하지 않던 시기였다. 지금과는 다른 좀 더 연약한 느낌의 나의 모습을 기억한다. 세련되고 당차고 도시적이기보다는 어딘지 물렁하면서 조금은 수줍은 모습이었다. 다이어트를 한다고 생각하지 않아도 저절로 다이어트가 되었던 시기다. 물론 나중에는 조금 흔들리기도 했지만. 동서양의 인문학과 철학, 예술을 그때만큼 사랑하고 푹 빠져 있을 때도 없었다. 고전을 접하면서 건강하고 균형 잡힌 삶을 위한 탐구를 지속했다. 이러한 20대를 보내게 된 계기가 있다.

스무 살 때만 해도 대학 생활에 흠뻑 빠져서는 선배 동기들과 그렇게 하루가 멀다 하고 술자리를 가졌다. 이 작은 몸으로 소주 2병은 거뜬히 마시고 2차, 3차까지 이어지는 술자리를 즐겼다. 부어라 마셔라 그렇게 1년을 지내다가 어느 날 갑자기 죽을 것 같은 병에 걸렸다. 급성 신우신염. 처음에 병원에서는 일반 감기라고 했다. 홀로 자취방에 누워서 부르펜 시럽 하나에 의존하며 생각했다. '사람이 이대로 죽을 수도 있겠구나.' 당시에는 체온계도 없어서 그냥 왜 이렇게 몸이 뜨겁지 하고는 남자친구와 엄마를 불러 병원에 실려가다시피 가서 쟀던 체온이 39.8도였다. 아직도 생각이 난다. 혼자 유언장을 머릿속에서 썼던 순간. 나의 스물한 살의 인생에서 후회하는 것, 행복했던 순간들, 이렇게 꽃다운 청춘의 나이에 사라져가 아쉽기는 하지만 그래도 후회는 하지 않겠다는 다짐.

그 정도로 급성 신우신염이라는 병은 나에게 커다란 계기가 되었다. 그때 약 2주일 간의 병원 입원 생활을 하고 정상 컨디션을 되찾았다. 그때 문득 내가 건강을 위한 일을 하려고 한의과대학에 들어와서 뭐 하고 있는 것인가 하는 생각이 들어서 그 뒤로 철저하게 양생과 금욕의 경주 생활을 했다. 한참 술을 마시고 에헤라디야 하고 다녔을 때만 해도 밤새 마신 술 때문에 퉁퉁 부은 얼굴과 옆구리 살들이 밉게 삐져나와 있었다. 그렇지만 죽을 것 같은 열병을 앓은 이후로 금욕생활 덕분에 군살도 빠져가며 동시에 나의 정신적인 허기를 채워가며 그렇게 어느 순간 이전의 나의 몸과 컨디션을 되찾아갔다.

한의원에서 녹용이 함께 처방된 보약을 드시고 오히려 살이 빠져 오시는 환자분들이 많으시다. 세간의 상식으로는 녹용이 들어간 한약은 흔히들 살이 찌지 않을까 하는 걱정을 한다. 실제로 상담을 하면서도 많이들 하시는 질문이다. 공진단도 마찬가지다. 무엇인가 환자분들은 녹용, 공진단 등의 체력을 강화시켜주는 한약은 살이 찌는 주범이 된다고 생각을 하신다. 막상 보약을 10년 넘게 처방해온 그간의 경험을 종합해보면 오히려 보약을 드시면 불필요한 군살이 빠진다.

거짓 식욕이라는 개념이 있다. 배가 실제 고프지 않은데 몸이 힘들고 피곤하니 괜히 식욕이 당겨 주전부리, 야식에 손을 대거나 식사량이 느는 상황이다. 실제로 몸이 힘드니 먹는 음식이 온전히 체내에서 영양으로 흡수되지 못하니 아무래도 효율이 떨어진다. 피곤해서 음식을 챙겨 먹는데도 계속 피곤하고 오히려 살이 찐다. 이런 경우에는 보약을 챙겨 먹는 편이 내 몸의 효율성이 높아져 오히려 살이 빠지는 효과가 있다. 실제 건강을 되찾음으로 다이어트, 즉 예쁜 몸이 덩달아 찾아오는 것이다.

나도 마흔이 되어 도리어 평소 체중보다 더 빠진 43-44kg를 유지할 수 있는 비결에는 한약의 역할이 크다. 애초에 덜 피곤하게 만들어주는 체력 보약을 둘째 낳고는 끊지를 못하고 있다. 하루에 3번까지는 아니더라도 하루에 1번은 먹어줘야 원장으로, 엄마로, 글 쓰는 작가로 그리고 환자분들께 파이팅을 외치는 에너지까지도 나눌 수가 있다. 그리고 이러한 보약을 바탕으로 내 몸에 맞는 음식을 선택해야 최상의 컨디션을 유지할 수 있다. 그런 날에는 나를 괴롭히는 미운 몸의 조건, 즉 하체 부종, 변비에서 멀어진다. 반대로 한약을 멀리하고, 피곤하다고 가공식품으로 대강 먹고, 운동도 안 하는 등의 게으름을 피우는 날에는 확실히 복부 가스, 변비 그리고 퇴근 무렵의 무거운 하체 부종이 나를 기다린다.

우리 몸은 애초에 쓰임과 행위를 하기 위해 만들어졌다(한의학적으로 양(陽), 에너지화). 저장은 응급상황을 대비해 최소한의 부분만 한다(한의학적으로 음(陰). 물질화. 대표적으로 지방 저장). 그러나 과도한 스트레스, 잘못된 식생활, 불균형한 영양소 등의 힘든 상황에서 우리 몸은 위기를 인식을 하고 저장을 하는 모드로 돌변을 한다. 우리 몸은 본래 음식을 먹고 소비하고 배설하는 기전이 정상이다. 퉁퉁한 몸보다는 예쁜 몸이 되게끔 세팅되어 있다. 다만 우리가 진리를 추구해야 내 안의 참 나를 찾을 수 있듯이 예쁜 몸 또한 마찬가지다. 우리가 조금은 노력하고 찾으려 해야 내 안의 예쁜 몸을 볼 수가 있다. 그러기 위해서는 건강을 잃어서는 안 된다. 몸과 마음이 건강해야 예쁜 몸이 드러난다.

4

지금 내 몸은 내가 만든 결과다

한의학에는 사상체질이라는 재미있는 분야가 있다. 동무 이제마 선생의 『동의수세보원』에서는 인간을 체형, 성정에 따라서 태양인, 소양인, 태음인, 소음인으로 나눴다. 책에서는 이 4가지 체질을 기준으로 체형, 병정, 심리를 분류하고 있다. 한의과대학에서 사상의학에 대해 배우는 학년은 본과 시절인데, 나 또한 사상의학 과목을 배운 후에 사람들의 체질을 100% 다 구분할 수 있을 거라는 기대를 했었다. 그러나 막상 『동의수세보원』에는 체질 별로 어떠한 음식, 어떠한 생김새이니 이렇게 체질을 구분해라 하는 내용은 없었다. 오히려 체질별로 타고난 성정(마음 씀)에 대한 내용이 주가 된다. 각 체질별로 성정에 따른 약한 기운으로 인해 약한 장기들에 병이 나타나니 각 체질의 단점을 극복하고 다른 체질의 장점을 배워서 잘 살자라는 심신의학적, 자기계발서적인 측면이 강하다. 지금 21세기에 사는 한의사의 눈에는 정말 위대한 발견이라는 생각이 든다. 선조들의 지혜가 대단하다. 체질을 통해 심리 상태를 파악하고, 그 마음으로 인한 반복적인 행동으로 인해 병이 온다는 관점은 다시금 선조들의 지혜에 고개 숙여 감탄할 만하다.

나 또한 한약을 처방할 때 환자분들의 체질을 고려해서 쓰면 한약 쓰기가 훨씬 수월하다. 기력 보강을 해야 하는 환자가 음인이면 따뜻한 계열의 한약을, 양인이면 오히려 서늘한 계열의 한약을 써야 보약이기 때문이다. 음식 섭생도 마찬가지로, 음인에게는 따뜻한 성질의 음식이, 양인에게는 서늘한 음식이 체질에 잘 맞는 음식이다. 물론 체질에 맞는 음식이라고 1-2가지만 섭취하는 것은 금물이다. 체질은 일종의 경향성의 문제이기에 뭐든 필요 이상의 편향이 쌓이면 문제가 되는 것이다. 다이어트에서도 이것은 마찬가지다. 결국 균형의 문제다.

나는 사상 체질로 소음인이다. 전형적인 소음인 여자다. 눈매가 동글하고 피부 결이 보들 보들 얇고 신체 사이즈도 아담하다. 흉곽이 좁고 하체가 발달했다. 걸음걸이가 경쾌하고 몸이 유연하다. 대신에 몸이 차다. 소화력이 약하다. 많이 먹으면 더부룩하다. 일단 배가 찢어지게 먹으면, 기분이 안 좋다. 여지없이 소화불량 신호가 오고 두통도 온다. 그리고 찬물도 많이 마시면 배에 가스가 차고 냉대하가 생긴다. 한여름에 하루 종일 에어컨 틀어놓은 실내에서 아이스 아메리카노를 마시면, 여지없이 저녁 때 하체가 팅팅하게 붓는다. 그래서 늘, 하체에 대한 부종이 나의 건강 지표가 된다. 물도 한꺼번에 많이, 그것도 찬물을 마시면 그게 고스란히 하체 부종으로 나타난다. 그래서 나는 평소에 물 섭취량도 밤낮, 혹은 하루 일정 혹은 컨디션 따라 체크해서 마시는 편이다.

또한 한의학에서는 '설진'이라는 간단한 진단 방법이 있다. 대체로 혀의 두께, 혀의 색깔, 혀의 형태 등으로 내장 기관의 한열허실을 구분한다. 환자분들이 자주 "원장님, 혀를 아무리 닦아도 하얀 태는 왜 안 벗겨질까요?"라는 질문을 하시는데 이러한 경우에는 '위장에 담음이 있다, 위장의 순환 기화 기능이 잘 안 된다'는 표시이다. 즉 '소화가 잘 안 돼요. 그래서 위장이 덜 움직이고 위장도 차가운 상태에요.'라는 표현인 것이다. 그러니 조금 더 음식의 양을 줄이거나, 찬 음식을 안 드시거나, 소화가 안 되는 음식을 멀리하는 것이 좋다. 한의학에서 혀는 심장의 열, 진액의 허실, 위장의 온도를 반영한다고 본다. 다른 것은 몰라도 혀를 보고 내 위장의 상태는 체크할 수 있으니 여러분들도 아침저녁으로 관찰해보길 바란다.

한의원에 보약 상담을 하시러 오시는 분들은 대체로 기운이 없으니 기력을 회복하고자 내원하신다. 역시나 진맥을 하면 맥상이 매우 약한 경우가 많다. 또한 설진 결과도 빨갛고 날렵하기 보단 허옇고 두터워져 있다. 기허증이 매우 심하고 여기에 한습이 함께 있는 분들은 혀도 함께 부어서 이빨자국(치흔)도 많다. 몸은 매우 마르셨는데 혀가 이러한 분들은 무조건 따뜻한 약재를 넣어 따스한 순환 기운을 보태줘야 한다. 대체로 습담증, 기허증 환자분들이 혀가 크고 백태가 끼고 치흔이 있다. 신기한 건, 환자분들이 한 달가량 몸 따뜻, 소화기 튼튼 한약을 드신 후 혀 상태를 관찰하면 혀가 몰라보게 예뻐져 있다! 즉 좀 더 날렵하고 발그레한, 쉽게 말해 잇몸과 같은 발그레한 색상이 되고 백태도 옅어지거나 없어져 오신다.

나 또한 나의 혀 상태를 아침저녁마다 관찰을 한다. 아니 혼자 있을 때는 좀 더 자주 낼름낼름 관찰을 한다. 음식에 대한 몸의 반응을 관찰하기 너무 쉽기 때문이다. 앞서 말했듯, 나는 소음인이라 자칫 하면 몸이 차가워지는 체질이다. 체질에 맞는 음식, 그러니까 닭고기, 양고기, 계란 혹은 향신료 가득 들어간 카레, 매운 닭발, 장어 등을 먹고 난 후에 나의 혀 색은 정말 예쁘다. 빨갛고 백태 하나 없이 날렵하다. 실제로 이런 날에는 변비도 없고 하루 종일 앉아 있어도 다리 부종도 없다. 9살 아들이 장어를 좋아해서 장어를 먹으러 다녀오면, 늘 혀 상태가 예쁘다. 장어를 먹을 때 늘 생강과 양파 가득에 깻잎까지 싸먹으니 완전 그야말로 소음인 식단인 것이다! 반대로, 밀가루를 먹은 날에는 확실히 다르다. 크림소스 스파게티와 치즈 가득 들어 있는 피자를 먹고 후식으로 아이스 아메리카노를 먹은 날은 영락없다. 혀가 커져 있고, 하얘지고 백태도 낀다. 입에서 냄새도 나는 느낌에 실제 하체 부종과 변비도 생긴다. 그리고 이러한 상태가 되면 역시나 체중도 늘고, 아침 기상도 힘들다.

　첫아이를 낳고 돌 되기 전 육아를 할 때 그렇게도 빵을 먹었다. 그때의 사진을 보면 실제 체중은 지금과 불과 2-3kg 차이지만, 볼이 빵빵하게 부어 있다. 피부 상태도 푸석하고 늘어져 보인다. 생기가 없다. 내 체질에 맞지 않은 음식은 이렇듯 흔적을 남긴다. 몸에서 사인을 보낸다. 안 건강하고 안 예쁘게 말이다. 변비, 부종, 체중 증가 등으로 먹지 말라는 신호를 보내는 것이다. 물론 지금도 빵순이긴 하지만 지금은 좀 전략적으로 먹는다. 맛있는 빵을 포기하기에는 인생이 너무 슬프고, 그렇다고 그냥 먹기에는 소화도 안 되고 살도 찌니 말이다. 빠삭한 부위만을 올리브유와 발사믹 소스를 듬뿍 찍어 먹거나, 보통 생크림과 팥을 사랑하기에 이런 내용물만 쏙 골라 먹고 빵피는 과감히 버리는 그런 식으로 말이다. 그러면 빵을 먹고 소화가 안 되는 일이 덜하다. 여러분들도 슬기롭게(?) 빵 먹는 나름의 방법을 찾기를 바란다.

　우리는 이미 많은 것을 경험해왔다. 이미 그 경험을 통해 알고 있다. 각자의 경험을 통해서 나에게 맞는 음식, 좋은 음식, 안 맞는 음식, 나쁜 음식을 기억하든, 못하든 알고는 있다. 특정 음식을 먹고 불편했다 이러한 경험이 몸이 보내주는 신호다. 이러한 경험들을 바탕으로 보다 나은 선택을 해야 한다. 이러한 단서들을 찾아 '내 몸 데이터'로 만들자. 이것이 바로 '나만의 생체 데이터'인 것이다. 이런 것이야말로 소중한 나만의 보물이다. 예쁜 몸을 만드는 입장에서 더욱 그렇다. 나를 제대로 알아야 성공한다. 몸이 보내는 신호를 알아차리고 불편한 느낌과 감정이 들었던 음식 종류, 먹은 시간 등을 생각해보자. 그 결과들로 지금의 몸이 만들어진 것이다. 이것이 불편하면 하나씩 좀 더 현명하고 똑똑한 방법으로 바꾸는 것이다. 단 억지로가 아닌, 즐거운 선택으로 말이다.

자꾸 기운이 없는 것은 기운이 없게끔 지내서다. 체력 관리를 하라는 몸의 신호다. 식사나 수면 혹은 일정에 신경을 쓰라고 몸이 보내는 신호다. 자꾸 발목을 다치는 것은 발목에 무리를 주는 자세나 운동 혹은 보행 습관 때문이다. 조금 더 이 부분을 개선하라는 몸의 신호다. 허리 통증도 마찬가지다. 허리에 안 좋은 자세 나 습관이 있으니 허리에 신경을 써서 조금은 허리를 편하게 해주라는 신호다.

체중도 마찬가지다. 체중이 자꾸 느는 것은 체중이 늘게끔 하는 음식, 습관 때문이다. 몸에서 필요한 영양소가 적절히 골고루 공급되어야 하는데 균형이 맞지 않으니 자꾸 식욕이 당기는 것이다. 요즘의 식품 패턴으로는 대체로 단당류 섭취 비율이 많아지기가 쉽다. 맛을 내기 위해 들어가는 소스와 맛있어만 보여야 잘 팔리는 음식을 만들기 위해 액상과당, 설탕, 시럽, 포도당 등의 단당류가 과다하게 들어간다. 게다가 요즘에는 코로나 때문에 더욱이 실내에서 머무는 시간이 늘어났다. 즉 활동량이 줄어들었다. 그러면 역시나 탄수화물의 에너지 공급 패턴인 즉각적인 에너지 대사는 덜 필요하다. 따라서 이러한 필요 이상의 나쁜 탄수화물 처리를 위해 인슐린 호르몬이 즉각 작동한다. 게다가 혈당을 치솟게 하는 단당류 섭취에 실내 활동 위주의 생활 습관은 너무나도 쉽게 필요 이상의 잉여 탄수화물을 지방화해서 저장하게 한다. 우리가 흔히 잘 알고 있는 인슐린 호르몬이 이 임무를 성실하게 수행하는 것이다. 하늘 높이 치솟는 혈당을 막느라 저혈당 상태가 되어버린다. 그러니 또 다시 두 시간가량 뒤에 배가 고프다. 출출하니 먹고 싶은 충동이 생기는 것이다. 세포는 아직도 배가 고프기 때문이다. 이러한 상태에서는 아무리 먹어도 세포는 굶주린다. 그래서 계속 먹고 싶다. 그러니 불필요한 식탐이 생긴다. 아니 불필요하기보단 세포가 정말 배가 고프니 좋은 탄수화물, 좋은 단백질, 좋은 지방 공급을 해달라는 신호이다. 막상 몸에서 필요한 대사과정이 안 되니 불필요한 지방만 쌓이는 것이다. 그래서 이런 분들은 대체로 몸이 차다. 지방 대사가 안 되기 때문이다.

퇴근 후 스트레스성 야식 혹은 폭식도 마찬가지다. 나 또한 여기에서 자유롭지는 않지만 이성적으로는 알고 있다. 유난히 스트레스 받은 날, 힘들었던 날에는 보상적으로 위안 받고 싶은 욕구에 사로잡힌다. 보통의 경우, 바빠서 제대로 점심이나 저녁도 못 먹었던 경우는 구강기 욕구를 보상받고 싶은 경우가 허다하다. 즉 음식을 먹거나, 술을 마시거나 하는 입으로 채우는 욕구 말이다. 그래서 퇴근 후에 맥주로 하루를 마감하거나, 육퇴 후 과자를 먹으며 TV를 보다 잠드는 습관은 건강에도 좋지 않다. 실제 다이어트 한약으로 성공적으로 10kg 이상 감량을 하고 몇 년간 잘 유지하셨다가 코로나 이후 늦은 밤에 맥주 등의 야식 습관으로 다시 한의원을 찾은 분들이 많았다.

다이어트 한약만으로 살이 빠진다고 생각하지는 않는다. 나는 늘 말씀드린다. 한약은 식단 조절을 편하게 하고, 음식을 덜 드셔도 덜 힘들게 만들어주는 무기이다. 소위 적게 먹어도 체력이 안 힘들게끔 '내 몸 맞춤 영양주사'를 한약으로 만들어 복용하는 것이다. 그러니 한약을 먹는 동안에 함께 '습관 성형'이 되면 금상첨화다. 다이어트를 할 때의 음식과 안 할 때 음식을 구분하지 말자. 좋아하는 음식을 '어떻게' 하면 나쁜 정제 탄수화물 비율을 줄이고 좋은 단백질, 좋은 지방, 섬유질 비율을 높여 내 입에 맛있게 만들어 먹을지를 연구하고 고민하면 된다. 그래서 하나씩 하나씩 내 입에도 맞고 내 몸에도 맞는, 내 건강과 내 예쁜 몸 만들기에도 방해되지 않는 '나만의' 음식 리스트를 하나씩 만들어나간다. 마치 공부할 때도 나만의 오답 노트가 성공을 좌우하듯이 말이다. 이러한 소소한 즐거움이 쌓여서 다이어트를 계속하게 만든다. 이렇게 맛있게 배불리 먹고도 살이 안 찌니 재미있고 신기해서 계속하게 된다. 그래서 오히려 다이어트 과정이 즐겁다. 이 과정을 잘하시는 환자분들은 한약 드시면서 운동은 안 하시면서도 '우아하고 편하게' 10kg 이상도 쉽게 감량하신다.

나의 경험과 습관을 되돌아보고 그 안에서 즐거운 해답을 찾길 바란다. 어렵게 한다고 잘 하는 것이 아니다. 심플하게 현재를 진단하고 좀 더 올바른 방향으로 가면 된다. 다만 그 과정을 즐겁게 할 마음을 갖자. 그리고 조금씩 내가 할 수 있는 만큼만 행동으로 하자. 그러면 어느덧 내가 원하는 몸과 사이즈가 되어 있을 것이다.

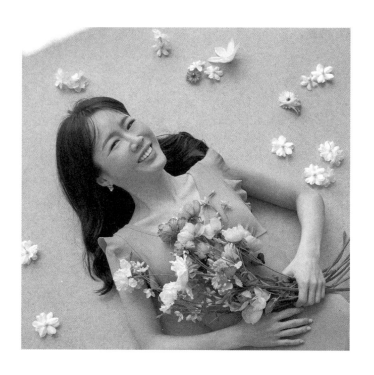

5

내가 아니라 방법이 문제였다

나는 올해로 40살이다. 40살의 여자이면 대체로 그렇듯이 육아를 하고 있다. 9살 아들과 4살 딸을 두고 있다. 동시에 워킹 맘이고 한의원 대표 원장이다. 첫째를 낳고서 갓 백일이 지나 기다렸다는 듯이 바로 일을 시작했다. 출산 때의 계획으로는 1년간은 육아에만 집중하자였다. 그러나 역시나 몸이 근질근질하고 일을 할 때 내가 더 살아 있다고 느껴졌다. 아무래도 한의사가 천직인가 보다. 나에게 환자들의 몸에 침을 놓고 한약을 짓는 일은 너무 재미있고 즐거운 수행이다. 심지어 둘째 출산 후에는 복귀가 더 빨랐다. 산후조리원에서 나오자마자 바로 한의원으로 출근을 했다. 물론 첫째 때가 자발적이었다면 둘째 때는 어쩔 수 없는 상황이었다. 한의원을 운영하고 있으니 오래 쉬기가 불안해서 출산 휴가를 3개월을 예상했다. 그래서 일찍이 임신 초기부터 나를 대신할 원장님을 고용했지만 인생은 언제나 예측불허다. 둘째 출산 후 산후조리원에 입소한 지 3일이 지나서였다. 원장님이 지금으로부터 2주 뒤에는 그만두셔야 할 상황이 생겼다는 것이다. 하늘이 무너지는 느낌이었다. 이 작디작은 아가를 두고 바로 출근을 해야 한다니…. 그렇지만 언제나 그렇듯 신은 나를 도우신다. 조리원에서 외출을 허락받아 새롭게 모실 원장님 면접을 봤다. 다행히도 바로 출근이 가능한 원장님이 오셨다.

그렇지만 난 누구였던가. 한의원의 대표 원장이다 보니 매사에 그 책임감이 우선된다. 그래서 조리원에서 나오자마자 출근을 해서 새로 오신 원장님과 일을 나눠서 했다. 다행히도 나에겐 늘 든든한 육아 지원군인 친정 엄마와 남편이 있다. 게다가 둘째 딸은 너무나도 순한 아이였다. 마치 내가 일을 하게끔 우주에서 도와주는 듯했다. 그렇게 나의 둘째 출산 후 복귀는 성공적으로 시작됐다. 생각보다 너무 빠르긴 했지만 말이다. 그해에 우리 한의원은 역대 최고의 매출을 달성하기도 했다. 가족에게도, 한의원 선생님들에게도, 환자분들께도 감사한 일이다.

산후 복귀를 일찍 한 만큼 나에게는 효과적인 방법론이 필요했다. 최대한 몸의 회복과 산후 다이어트를 빠르면서도 건강하게 할 만한 방법 말이다. 그래서 더욱 일찍이 산후 보약, 저탄수화물 식단, 산후 스트레칭

이 3가지를 빠르게 활용했다. 사실 이미 출산을 하자마자부터 시작됐다.

나는 1월에 출산을 한 겨울 산모였다. 그리고 37세에 출산을 했으니 의학적으로도 명백하게 노산이다. 그래서 더욱 산후조리에 신경을 써야 하는 경우였다. 그래서 나는 내가 한의사라 너무 행복하다. 너무 좋다. 한의사라서 무궁무진한 한약의 세계를 알고 활용할 수 있다. 난 첫째 때와 마찬가지로 둘째 임신 기간에도 한약, 출산 후에도 한약의 도움을 받기가 너무 쉬웠다.

생각보다 임산부들이 복용을 할 수 있는 한약이 너무 많다. 당연하게도 20대만 해도 이런 사실을 몰랐다. 한의학과 살아온 지가 20년이 되니 이제는 당연해졌다. 무심코 먹는 냉장고의 오렌지 주스보다도 안전하고 이로운 것이 한약이다. 오렌지 주스는 이미지 광고로 정말 '오렌지'가 100% 짜여 신선하고 건강하게 만들어진 느낌을 준다. 그렇지만 실상은 오렌지 약간에 어마어마한 액상과당이 들어가 있다. 그래서 혈당이 치솟는다. 인슐린 호르몬을 자극한다. 쓸데없는 살이 찐다. 혈당 스파크로 혈관 내 염증이 생기기도 쉽다. 그러나 한약은 정말 약재들과 물로만 끓여진다. 한의원에서 쓰는 한약재들은 이미 중금속 검사를 마치고 문제가 없으니 한의원에 들어온다. 그리고 안전하게 흡수되도록 물과 함께 2-3시간 끓여진다. 그러면 약재의 성분 자체가 순해진다. 끓여져 나온 것만 마시면 되기 때문에 더욱 안전하다.

임신 막달에 적합한 한약으로 산모와 태아 모두를 위한 처방인 '달생산'이 있다. 막달을 경험한 여성들은 몸이 정말 얼마나 무겁고 힘든지를 체험해봐서 알 것이다. 그때에는 곧 나올 아이의 모습이 너무 궁금하기도 하다. 더욱이 나의 무거운 몸이 어서 빨리 이전처럼 가벼워지고 싶은 열망도 있다. 그리고 임신 37주 이후에는 하루에도 1-2kg 늘기가 너무 쉬운 만큼 하루가 다르게 부어오르는 몸이 너무 힘들다.

이러한 산모의 마음을 1,000% 헤아려 만든 처방이 '달생산'이다. 달생산은 막달에 산모가 힘들어서 붓고, 많이 먹어 붓고, 덜 움직여 붓는 걸 상당 부분 막아준다. 그리고 또 예로부터 아이는 작게 낳아 크게 키우는 거라고 하지 않는가. 달생산은 산모가 아이를 낳을 때 힘들지 않도록 아이가 너무 커지지 않게 하는 처방이기도 하다.

나는 37주부터 열심히 달생산을 먹었다. 그래서였을까? 임신 38주까지 어렵지 않게 한의원 일을 해냈다. 하루 10시간 진료를 말이다. 또한 출산 시 진통도 3시간이 채 되지 않았다. 이렇게 쉽게 낳아도 되나 싶을 정도로 말이다. 그런 만큼 회복도 빨랐다.

출산 시에 먹는 한약도 있다. 자궁의 문을 확 열어주는 '불수산'과 산모가 아이 낳을 막바지에 온 힘을 다 할 때 에너지 부스터 역할을 하는 '단녹용탕'이다. 물론 출산 시 응급 상황을 대비해서 금식이 필요하다. 따라서 오전 공복에 마지막으로 물을 마실 수 있는 그 시간에 마신다. 그래서 더욱 쉽게 낳았다는 생각이 든다. 나는 지금 그 누가 봐도 아이 둘 낳은 엄마로 안 보인다. 30대 초반의 외모이다. 애초에 힘이 들지 않게끔 소모

하지 않은 '미리 대비', '예방'의 효과이다. 확실히 이러한 부분들이 작용했다는 생각을 한다.

출산 후 2주가 채 되지 않는 상황에 진료에 복귀를 하게 되니 더욱 다이어트에 신경이 쓰였다. 환자분들에게 아이를 막 낳았다는 티가 나는 모습을 보이고 싶지 않았다. 게다가 우리 한의원은 다이어트 한약 환자들이 가장 많지 않은가. 그래서 생각하고 또 생각했다. 임신 때 찐 살이 있으니 이 지방을 효율적으로 태우는 방법이 필요하다. 나에게는 한약이 있고, 다행히도 모유 수유도 잘 유지됐다. 저탄수화물에 단백질 위주로 식단을 짰다. 산후에는 임신 기간 동안에 생명체를 만드느라 막상 내 몸에 쓰일 단백질, 미네랄, 좋은 지방이 부족하다. 산후 식단이 중요한 이유이다. 산후 보약이 필요한 이유이다. 무엇보다 이것을 알기에 더욱 식단과 한약에 신경 썼다. 나의 상황에 맞게 방법을 찾은 것이다.

산후 보약에 다이어트 한약을 함께 처방해 복용했다. 녹용은 물론 넣었다. 그리고 모유 수유도 병행했다. 세간의 걱정과는 달리 모유 수유 기간에 한약 복용은 안전하다. 한약을 복용해서 산모의 건강이 좋으면 오히려 모유의 질도 좋아진다. 모유는 눈에 보이지 않은 불포화 지방산과 면역 물질의 덩어리이다. 따라서 산모의 건강 상태가 좋으면 모유의 질도 좋아진다. 나는 그래서 산후 보약은 무조건 추천한다. 감사하게도 나의 모유는 일을 하는 동안에도 마르지 않았다. 산후 다이어트에 저탄수화물 식단과 단백질, 좋은 지방 섭취는 정말 좋은 식단이다. 심지어 여기에 모유 수유까지 하면 금상첨화다. 모유 수유량이 많으면 단백질 양을 더 늘리면 된다.

그리고 집에서 아이만 볼 때보다 한의원에서 일을 하니 실내 움직임이 많아졌다. 오히려 집에서 아이를 볼 때보다 붓기 회복이 빨랐다. 그리고 틈틈이 진료실에서 산후 요가, 산후 스트레칭을 했다. 모든 조건들이 나의 산후 다이어트를 도와주게 되었다. 조금은 다른 시각에서 상황을 활용하니 방법이 보였다. 내가 처한 상황을 조금만 생각해보고 맞는 방법을 찾기만 하면 된다. 마치 전자제품 카탈로그를 보며 나의 마음에 드는 것을 고르는 것같이 말이다. 이것을 알게 되기까지 30년이 걸렸다. 예전에는 굶어야 한다, 안 먹어야 한다 등의 '안 함'에 집중했다. 방법이 잘못됐는데 말이다. 마치 내가 잘못한 것처럼 생각했으니 말이다. 이런 결과는 늘 안 좋았다. 체중이라는 수치도 그렇고 건강상에도 나쁜 결과가 있었다.

대체로 기분이 좋은 것은 나의 몸과 마음에도 좋은 것이다. 부정적인 정도가 강한 감정, 견딜 수 없을 정도의 힘듦은 나쁜 방법일 가능성이 높다. 약간의 배고픔을 참는 것, 좀 더 먹고 싶은데 적절히 포만감이 들어 숟가락을 내려놓는 것, 배가 고픈데 자기 전이라 물을 마시고 자는 것 등과 같은 약간의 절제함 정도는 이롭다. 많이 괴롭지도 않다. 상식적으로 좋다고 알고 있는 정도의 절제는 괜찮다. 오히려 자기 전에 먹지 않는 것, 배가 터지도록 먹지 않는 것, 밥그릇에서 밥을 두세 숟가락 남기는 등의 소식, 절식 습관은 좋은 습관이다. 우리의 선조들도 이러한 양생과 절식 정도는 늘 실천하려 하였다.

그러나 다이어트를 무리한 방법으로 선택했다면 이것은 분명 나의 기분과 몸에도 나쁜 느낌이 든다. 잘 생각해보면 안다. 이미 우리는 다 알고 있다. 다만 알고 있지만 과거의 생각과 습관, 혹은 막연한 두려움 때문에 기존의 안 좋은 방법을 버리지 못할 뿐이다. 늦은 시간에 과식하기, 자기 전에 과자 먹기, 밤 12시에 맥주를 마시고 바로 잠들기, 하루 종일 아무 것도 안 먹고 커피만 4-5잔 마시다가 밤늦게 퇴근하고 한 끼 먹는 것, 닭가슴살 샐러드만 먹는 것 등은 상식적으로 생각해도 좋지 않다.

예전에 한참 다이어트 할 때의 일이다. 새벽 5시만 되면 배가 고파 눈이 떠졌다. 원래 새벽 기상은 몹시 힘든 소음인 여자인데 말이다. 그것도 개운하게 일어나는 것이 아닌 배가 너무 고파 일어나다니. 허기가 져서 말이다. 이상하지 않은가? 이런 경우에는 선택한 식단이 잘못된 것이다. 그 새벽에 바나나를 2개나 그 자리에서 해치웠다. 그때는 왜 그리 단 간식이 당기는지 모른다. 초콜릿, 캐러멜도 5-6개는 잠결에 먹고서는 다시 잠들었다. 그 당시에 다이어트를 한다고 초절식으로 식사량을 줄였고, 저녁 6시 이후에 아무것도 먹지 않는 다이어트를 했다. 단백질을 챙겨 먹은 것도 아니고, 지방은 무조건 혐오했다. 그저 칼로리만 적게 먹는 것에 집중했다.

진료실에서 다이어트 환자분들과 상세하게 그동안 했던 다이어트 방법들에 대해 이야기를 나눈다. 그 방법 중 가장 효과적이었던 것, 당시에 효과를 봐서 그 체중을 어느 기간 동안 어떻게 유지를 했는지 등을 자세히 여쭤본다. 한약 처방과 함께 이 부분에 대해서만 짚어 드려도 확실히 더 잘 빠지고 더 잘 유지하신다.

이 세상에는 너무 많은 방법들이 있다. 비단 다이어트뿐 아니라 공부, 운동, 쇼핑, 자기계발 등에서도 말이다. 우리의 경험을 근거로 나에게 맞고 좋은 방법을 취사선택을 하면 된다. 그동안 했던 방법들 중 실패를 했던 것은 과감히 버리자. 실패는 우리의 잘못이 아니다. 세상의 많은 것들은 억지로 노력한다고 되는 것이 아니다. 사과나무가 사과 열매를 맺으려고 아무것도 먹지 않으며 이를 악물고 애써서 노력하지는 않는다. 그저 자연스러운 일이다. 그래서 아름답고 소중한 것이다.

우리의 체중 감량, 예쁜 몸도 마찬가지다. 올바른 방법으로 하면 각고의 노력이 필요하지 않다. 적절한 식단, 적절한 운동, 적절한 생활 관리와 함께 자연스럽게 된다. 그러니 오래도록 지속 가능하다. 오래도록 예쁨을 유지하는 대스타들, 아이유 씨, 전지현 씨, 김태희 씨 모두 대중에게 사랑을 받는다. 물론 개인적인 노력을 하겠지만 오래도록 대스타로 남아 있는 것 자체가 좋은 방법을 꾸준히 실천하기 때문일 것이다. 물론 타고나는 것도 있다. 그렇지만 그것을 더욱 돋보이게 하려고 올바른 방법으로 노력하기에 오래도록 지속이 가능하다. 그러니 이제 우리 탓은 그만하자. 좋은 방법을 알아보고 시도하고 내 것으로 만드는 일만 남았다.

6

예쁜 몸에는 공부와 노력이 필요하다

비 오는 날은 아침에 눈을 뜨기가 더 힘들다. 오늘은 연속 4일째 비 내리는 오전이다. 소음인들은 대체로 아침 일찍 기상이 힘들다. 양의 기운보다는 음의 기운이 더 많은 유형이라 아침 일찍 벌떡벌떡 잘 일어나는 편은 아니다. 물론 후천적이 노력과 의지력으로 가능하긴 하다. 그렇지만 보통의 경우에는 밤늦게까지 활동을 하고 늦은 아침을 맞이하는 편이 더 편할 것이다. 이렇게 흐리고 축 처지는 날에는 더 자고 싶은 마음이 굴뚝이다. 그래서 나는 나만의 '비 오는 날 아침 루틴' 몇 가지를 만들어 두었다.

우선은 반신욕이다. 정확히는 뜨거운 물에 몸을 단 5분이라도 담그는 것이다. 집에 욕조가 있는 분들은 해보길 바란다. 보통의 아침은 바쁘고 '빨리빨리'가 요구된다. 어서 빨리 준비하고 집을 떠나야 하거나, 아이들을 챙겨야 하는 상황이다. 그래서 20분 혹은 30분가량의 여유는 없을 것이다. 그러니 상황에 맞게 단 10분 이내로 이 모든 것을 마치면 된다. 뜨거운 물이 욕조를 채우는 시간 동안 옆에서 세수와 양치를 한다. 그 사이에 잠시 부엌에 가서 커피도 한잔 내려놓는다. 그리고 욕조에 좋아하는 향의 아로마 오일을 5방울가량 톡톡 뿌린다. 피곤하고 축 처진 기분을 좋게 하는 것이 목적이기에 효과를 떠나 내가 맡고 기분 좋은 향으로 선택한다.

향긋하게 내려진 커피 향도 기분을 좋게 해준다. 따뜻한 커피를 욕조에 들고 와서 5분간 명상 겸, 생각 겸, 오늘의 할 일들에 대해 생각한다. 별 생각 없이 단지 '오늘 하루 기분 좋게 지내자.', '어제보다 나은 오늘로 채우자.' 정도만 생각하고 호흡에 집중을 해도 좋다. 그냥 따뜻한 물의 온도를 아늑하게 느껴도 좋다. 이런 나를 두고 친정 엄마는 뜨거운 물을 잔뜩 받아놓고는 금방 나온다고 잔소리를 하시지만 나의 기분에 집중한다. 지금 뜨거운 물로 수도세와 지구 에너지에 낭비가 됐다고 생각이 들면 '미안해. 내가 지금 바빠.'라고 하고는 나중에 여유 있는 시간에 좀 더 오랫동안 즐기면 된다.

그렇게 단 5분의 아침 목욕과 커피 타임으로 힘든 아침은 오히려 그 어느 때보다 즐거운 기분으로 가득 찬다. 나이가 들어가면서 좋은 점이 많다. 나와 함께 지내는 시간이 많아질 수밖에 없으니 어떤 것을 하면 내 기분이 좋아지는지 좀 더 잘 알 수가 있다. 경험의 누적 효과이다. 경험을 바탕으로 의식적으로 기분을 좋게 만드는 일을 선택할 수 있다.

목욕을 마치고는 기분마저 핑크로 바꿔주는 밝은 상의를 고른다. 한의원에서는 주로 아프거나 나의 도움이 필요한 환자들을 만난다. 그러다 보니 이렇게 흐린 날에는 블랙이나 단색의 어두운 상의를 입고 환자를 맞이하면 무거움이 전달될 것 같은 느낌이다. 그래서 늘 이런 날에는 밝은 색, 꽃무늬, 화려한 상의를 선택한다. 그러면 덩달아 내 기분도 더욱 명랑하고 밝아진다. 실제로 내 목소리와 표정도 좀 더 긍정적으로 되는 것이다. 그리고서는 나를 예쁘게 만들어주는 귀걸이, 시계로 포인트를 준다. 신발 또한 편한 것보다 좀 더 멋을 내는 기분이 드는 힐을 신는다. 그러면 출근할 때 한결 기분이 좋아진다. 하늘이 뿌옇더라도 내 기분에는 햇살이 가득하다. 이렇게 의식적인 노력이 무의식에 영향을 줘서 최상의 기분과 컨디션이 된다.

그러면 이 영향으로 좀 더 긍정적인 행동들을 하게 된다. 아마도 '아, 피곤해. 기분 안 좋다'는 느낌으로 하루를 시작하면 스트레스에 대한 보상심리 기전으로 단 것, 자극적인 것, 편리한 가공식품, 시럽 가득한 커피 등으로 하루를 채웠을지도 모른다. 그러나 이렇게 기분 좋게, 특별한 것이 아니더라도 나를 존중한 작은 노력과 행위는 도미노처럼 영향을 미친다. 조금은 피곤한 아침이었으니 음식 선택 또한 건강을 위해서 적절한 샐러드, 양질의 단백질 등을 먹으려 노력을 한다. 결국 예쁜 몸이 되기 위한 좀 더 쉬운 조건이 되는 것이다.

확실히 그런 영향이 있다. 이런 날씨에는 피곤하니 아침 일찍부터 기분이 좋기보다는 안 좋기 쉽다. 더 자고 싶은데 일찍 일어나 출근을 해야 하는 상황이 스트레스인 것이다. 이럴 때는 스트레스 호르몬이 방출된다. 이는 역시나 과한 인슐린 자극 음식을 부른다. 벌컥벌컥 아이스 아메리카노를 마시게 된다. 아니면 시럽 잔뜩 추가한 달달한 맛의 라떼류를 마신다. 그러면 하루 종일 앉아서 근무를 하는 여자들은 대체로 저녁이 되면 하체가 붓는다. 퇴근할 때쯤 다리가 코끼리처럼 부어 있다. 만약, 빵이나 과자 등을 과식했다면, 밀가루 가공식품으로 소화가 안 되어 배에 가스가 찬다. 위장 기능이 떨어지는 대다수의 여자들은 이런 경우 변비, 가스 참, 신물 오름 등으로 고생을 한다.

그리고 흐리고 축축한 날씨에 덩달아 생리가 얼마 남지 않았을 경우, 여성 호르몬의 영향은 지대하다. 맵고 짠 국물류, 한없이 황홀한 단맛들이 당긴다. 정신을 바짝 차려야 할 정도로 인위적으로 매운 맛을 낸 떡볶이, 트랜스 지방 잔뜩 들어 있는 피자 등의 가공식품에 손이 간다. 그러면 여지없이 부종, 체중 증가, 변비 등 평소에 멀리하고 싶은 증상에 가까워지는 것이다. 그럼 피곤함은 덜한가? 스트레스는 덜한가? 아니다. 절대 아니다. 다음 날 체중 증가까지 목격하면 더 짜증이 밀려온다. 심지어 얼굴까지 부으면 더 못생겨 보인다. 그래서 예쁜 몸을 위해서는 내 기분을 존중하고 기분을 좋게 하는 행위, 의식, 음식들의 선택이 중요하다. 이 한 줄을 깨닫기까지 나는 40년이 걸렸다. 그간의 충분한 실패로 배운 경험, 그로 인해 공부한 결과들이 함께 인생에 녹아 있다.

예쁜 몸을 위해서는 꾸준한 공부와 노력이 필요하다. 그렇다고 특별하게 책을 사서 보고 시험 준비를 할 정도의 집중적인 공부가 필요하다는 것은 아니다. 나를 잘 아는 공부와 노력이다. 그저 나의 몸과 마음을 존중하고 세상에서 나를 가장 아껴줄 사람은 바로 나밖에 없다는 사실을 먼저 인식하자. 이런 대 명제를 근거로 공부와 노력을 하면 된다. 어떻게 하면 나에게 이로운 식사를 할까? 어떻게 하면 나에게 이로운 운동을 할까? 이 식사와 운동, 내가 선택한 다이어트 방법이 내 몸에 좋은 영향을 미칠까, 나쁜 영향을 미칠까? 이 질문이면 충분하다. 이 생각과 질문을 하는 것만으로도 반은 성공이다. 질문의 출발점이 '내'가 중심이기에, 그 목적이 자기 사랑과 자기 존중을 위한 것이면 반은 성공이다.

우리가 예쁜 몸, 보다 나은 각선미와 배 둘레의 군살 제거를 위해서 몇 가지 알아야 할 기본 전제가 있다. 우리의 영원한 사랑, 탄수화물! 나에게도 탄수화물은 늘 어려운 유혹의 대상이다. 삼겹살이나 소고기 구이는 어느 정도 배가 부르면 더 이상 먹고 싶지가 않다. 그렇지만 탄수화물류의 곡류, 가공식품 등은 다르다. 소위 예쁘고 먹음직스러운 달다구리들!

배가 불러도 계속 들어가는 음식이 탄수화물 종류다. 배가 불러도 달달한 커피는 얼마든지 섭취 가능하다. 포만감 지수 10레벨이라도 사탕, 초콜릿, 아이스크림은 추가로 또 들어간다. 그렇기에 우리가 보통 좋아하는 음식이나 식품은 탄수화물의 화려한 변신체들이다. 빵, 떡, 과자, 도너츠 등 줄 서서 불타나게 팔리는 음식들은 대체로 탄수화물 위주다. 백화점 지하 2층 식품매장에서 대체로 그때그때 유행해서 팔리는 음식들은 탄수화물을 메인으로 맛있게 가공을 했거나, 단백질에 탄수화물의 단맛을 추가해서 나온 음식들일 가능성이 높다.

탄수화물이 우리의 몸에 필수적으로 필요한 에너지이긴 하지만, 최근에는 이 영양소를 너무 쉽게, 과다하게 섭취를 해서 문제다. 인류는 대량 생산 공장과 체계화된 농작물 재배로 다량의 곡물 재배를 성공시켰다. 유전자 조작과 품종 개량 등으로 인풋 대비 아웃풋 최대의 효과를 주는 곡물 생산이 가능해졌다. 대표적으로 콩과 옥수수인데, 이러한 곡물로 가축 사육도 하기에 이르렀다. 밀의 개량과 생산으로, 우리들의 할아버지 할머니들이 먹었던 그 당시의 밀가루와 다른 방식으로 더욱 고효율의 밀가루 생산에 성공한 것이다.

그러나 이러한 결과들로 우리 현대인들은 그 어느 때보다 익숙하지 않은 탄수화물 대사 시스템을 만나게 되는데 이건 바로 딱 직관적으로도 나쁜 방향으로의 변화이다. 고혈당 시대가 열린 것이다. 우리의 몸은 이 부분에 익숙하지 않으니 자꾸 현대인들은 고혈당으로 인한 거짓 배고픔과 허기에 시달린다. 게다가 시도 때도 없이 공급되는 편리한 배달의 시대로 밤 12시에도 치킨, 족발 등의 야식을 먹기도 너무 쉽다. 게다가 한참 추천됐던 현대인의 식습관 중 하루 세 끼는 건강상에 이롭다, 건강을 위해 아침밥을 꼭 먹어야 한다는 주장은 한동안 거의 신화로 널리 믿어왔다.

　나도 초등, 중등 시절에 한참 '아침밥은 필수'라는 근거로 그 바쁜 아침에도 엄마가 현관 앞에서 흰 쌀밥에 김을 싸서 단 2-3개라도 먹고 집을 나서야 했으니까 말이다. 아직도 기억이 난다. 일부러 건강을 챙긴다고 아침밥을 거하게 먹고 공부하려고 앉으면 그렇게 졸렸다. 그래서 공부가 재미없어 그런가, 잠이 부족해 그런 걸까 등 아침밥을 배불리 먹는 것에 대해서는 의문을 가지지 않은 채 내가 문제인 것으로만 생각했다.

　그러나 요즘 많은 건강 서적들, 최신의 이론들을 살피며 이른 아침 탄수화물 위주의 식단은 졸린 하루를 시작하게 한다는 사실을 알게 되었다. 게다가 현대인들은 대체로 밤늦게까지 활동을 하며 늦은 식사, 간식을 먹기에 보통의 경우 아침밥은 거르는 편이 건강상 이롭다. 적어도 어제 밤 10시에 야식 혹은 늦은 저녁을 먹었고, 아침 7시에 일어나 출근 준비를 한다면 아침밥은 패스하는 게 낫다. 아마도 몸에게 물어보면 배가 고프지 않은 느낌을 받을 것이다. 건강을 위해 시리얼, 과일 등으로 간단하게라도 아침 식사를 해야 한다고 생각하는 분들은 그 시리얼이 건강을 이미지로 씌운 '저스트 과자'임을 명심해라.

　내 몸이 느끼는 대로, 배가 고플 때만 먹는 것도 좋다. 어제 밤에 밤늦게 먹고 잤으니 그 영양분이 몸에서 채 쓰이지도 않았다. 글루코겐으로 근육과 간에 저장된 상태다. 그러니 체중 감량 혹은 건강을 생각한다면 아침에는 공복타임으로 이것들이 에너지로 쓰일 시간을 주자. 간단하게 칼로리 없는 물, 따뜻한 차, 커피 등으로 대신해도 좋다. 입이 심심하면 따뜻한 허브티를 취향대로 마셔보자. 오히려 배가 불러 음식이 많이 안 당길 것이다. 여기에 공복 유산소 운동 등으로 땀까지 흘리면 금상첨화이다. 순식간에 아침이 내 몸의 노폐물까지 빼주는 해독 시간이 된다.

　체중 감소는 무엇보다 배 터지게 하루 세끼를 먹고는 힘들다는 것을 알자. 감소라는 것은 과다하기 때문에 감소의 과정이 필요한 것이다. 그러니 체중을 줄이고, 신체 사이즈를 줄이는 것은 무엇을 먹든, 조금은 덜 먹으려는 노력이 필수다. 다만 하루 활동에 지장을 주지 않을 정도의 섭취는 필요하다. 배고픔 때문에 일이나 학업에 지장이 있을 정도의 고통이 있다면 식단과 음식의 종류가 잘못된 것이다. 그러니 그럴 때는 점검을 하고 방향을 조금 수정을 하려는 노력이 필요하다.

　예전에 나도, 늦은 퇴근을 하게 되면 집에 들어오는 순간 배가 고팠다. 물론 저녁을 거른 날에는 저녁을 안 먹었으니 진짜 배고픔이다. 그럴 때는 간단하게 계란, 미역국, 오징어, 육포 등의 단백질 간식을 먹었다. 그러나 유난히 스트레스를 받은 날에는 저녁을 충분히 먹었음에도 집에 도착하는 순간 심리적인 허기가 밀려왔다. 배가 터질 듯이 먹으면 수면에 방해가 되기 때문에 몇 번의 경험 후 그 정도는 안 하게 되었다. 그리고 그렇게 먹으면 다음 날 얼굴이 붓고, 등 결림이 발생하니 몸도 불편하고 얼굴도 못생겨져서 싫었다.

그래서 이제는 야밤에 야식 대신 내 몸을 보살피기로 했다. 정리의 시간을 갖는 것이다. 집에서 헐렁한 잠옷 바지 대신에 쫙 조이는 레깅스를 입고부터 시작한다. 하루 종일 수고한 내 다리를 어루만지며 마사지를 한다. 그리고 유튜브를 켜서는 폼롤러와 함께 전신 스트레칭을 해서 몸의 피로를 푼다. 위로가 필요한 날에는 따뜻한 물을 받아 반신욕을 하는 것도 좋다. 따스함이 주는 이완은 위로의 에너지가 된다. 욕조에서 음악을 틀고 은은한 조명, 아로마 오일, 배쓰밤 이 3가지로 순간 여왕이 된 기분도 낼 수 있다.

물론 야밤에 생각 없이 마구 달달한 것을 먹고 싶을 때도 있지만 살짝만 참는다. 흔들리지 않고 내가 목표한 나의 모습을 생각한다. 그 밤에 과자를 먹는 내가 더 맘에 드는지, 하루의 피로를 풀기 위한 일련의 좋은 행위들(셀프 마사지, 목욕, 스트레칭)이 나를 더 행복하게 하는지를 생각한다. 단 1초만 생각하면 된다. 그러면 곧 심플해진다. 마치 자고 싶은데 다음 날 시험을 위해 공부를 할 것이냐, 그냥 잘 것이냐의 문제와 같은 거다. 이럴 때에 조금만 이성적인 사고를 하자. 유혹에서 벗어나 내 목표를 향해 조금만 참는 것이다. 예뻐지는 과정은 결코 혹독한 인내와 의지력이 필요한 것이 아니다. 상식적으로 알고 있는 건강과 내 몸이 보내는 신호와 반응을 존중하는 것만으로도 충분하다.

7

나에게 맞는 예쁜 몸은 내가 결정하자

나는 전형적인 이과 성향의 여고생이었다. 취미로 칼 세이건의 『코스모스』 책을 몇 번이나 탐독하며 우주선을 타고 지구의 대기권을 벗어나 저 까마득한 우주로 나가는 나를 상상했다. 정말 그 생각만 하면 가슴이 벅차오르고 얼른 대학에 들어가 미국 NASA에 취직하고 싶었다. 뉴턴의 중력 발견, 사과 일화를 읽으며 왜 나에겐 그러한 영감이 안 떠오르는지 부러웠다. 그래서인지 늘 언어영역은 내게 거대한 산이었다. 수학, 과학 성적은 하는 대로 성적이 나오지만 국어는 이 말도 맞는 것 같고 저 해석도 맞는 것 같고 해서 늘 어려운 과목이었다. 지금도 그렇겠지만 언어영역은 수능 첫 교시에 봐서 언어영역 볼 때의 긴장도, 난이도에 따라 이후

2, 3, 4교시의 다른 과목의 성적이 좌지우지될 정도였다.

하지만 지금은 그렇게 잘했던 수학, 과학 내용, 특히 고등 과정은 거의 기억도 안 난다. 지금도 그때 열심히 썼던 오답 노트를 일부 간직하고 있는데, 내가 푼 문제가 맞는지 신기할 정도다. 오히려 날 그렇게 괴롭혔던 국어 시간에 배운 시와 수필들이 아직도 기억에 문득 문득 떠오른다. '얄리 얄리 얄랑셩 얄라리 얄라(고려/ 청산별곡 중 후렴구)'. 그 중 하나가 김춘수의 시 「꽃」이다.

읽을 때마다 소위 '무한감동'이다. 해마다 새롭게 다이어리를 쓸 때 제일 앞에 써놓을 정도로 좋아하는 시다. 그때 당시 이 시에 대한 국어 교과서의 해석은 사물과 언어와의 관계에 대해 설명한 것, 그것을 '부르기' 전에는 몸짓에 지나지 않지만, '이름'을 짓고 부름으로서 '개념'적 의미를 부여해 '존재'의 가치를 인정한다는 설명이다. 여기서의 꽃은 실제 우리가 감각적으로 보는 꽃이 아닌 우리가 인식하고 이름을 부르는 추상화한 개념이라고 한다. 아 복잡하다. 어쨌거나 난 김춘수 시인의 「꽃」을 읽으며, 나도 이런 누군가의 '꽃'이 되고 싶다. '무엇'이 되고 싶고 잊혀지지 않은 하나의 '눈짓'이 되고 싶다. 그래서 이렇게 책을 쓰게 되었다. 이 시는 나의 머리와 가슴 한켠에서 늘 힘들거나 외로울 때 문득 문득 떠오르는 구절이 되었다.

내가 누군가의 '꽃'처럼 40년간 쌓아온 나의 인생 이야기, 30년은 되어

가는 다이어트 이야기 그리고 이제 20년이 되어가는 한의사의 이야기가 누군가에게 의미 있게 다가가길 간절히 바란다. 책을 쓰면서 다이어트에 관한 책을 수십 권은 사서 봤다. 인터넷 서점 혹은 교보문고에서도 '다이어트' 키워드로 검색도 많이 했다. 이론적인 부분, 이 다이어트가 좋다, 저 다이어트가 좋다는 이야기는 너무 많다. 그렇게 흔한 책이 되고 싶지는 않다. 그리고 원고를 쓰는 과정 중에도, 이론적인 부분을 설명을 할 때는 그렇게 글이 진도가 안 나간다. 한 장을 채우기가 힘들다. 써놓고 다시 읽어도 재미가 없다. 그렇지만 '맞아. 이 이야기는 꼭 하고 싶었어.', '참 좋았어.', '인상 깊었어.' 했던 것들은 글도 술술 잘 써졌다. 신이 나서 더욱 새록새록 다른 주제들까지 연관되어 떠올랐다.

무엇보다 내가 이 책을 통해 이 땅의 다이어터들에게 꼭 하고 싶은 말이 있다. 다이어트를 할 때에도 꼭, 나에게 예쁘고 잘 맞는 옷을 입듯 다이어트도 내 몸을 예쁘게 하고 내 몸에 이로운, 잘 맞는 다이어트를 골라서 하자는 것이다. 한마디로 많은 옷이나 명품 가방 쇼핑하듯 다이어트도 내 몸을 위해 '셀렉'하자는 것이다. 단 조건은 내 몸에 맞는, 이왕이면 고퀄리티 명품 다이어트로 내 몸을 예쁘게 하자는 말이다. 내 몸을 잘 알고, 내 몸에 맞는 옷을 코디해야 내 몸이 더욱 예쁘게 빛이 날 수 있는 것처럼 다이어트도 마찬가지다. 내 몸을 건강하게 내 몸을 돋보이게 하는 예쁜 다이어트를 해라. 예쁜 다이어트가 내 몸도 예쁘게 해준다.

앞서 말했듯 예쁜 다이어트란 내 몸에 해를 끼치는 나쁜 다이어트가 아닌 내 몸을 이롭게 하는 좋은 다이어트다. 나의 세포, 나의 뼈, 나의 근육, 나의 피부들은 내가 먹는 음식들을 재료로 살아간다. 내 몸의 50조의 세포들, 내 몸의 구성하는 위장, 방광, 근육 등의 조직들은 우리가 선택한 음식들이 먹여 살린다. 그러니 우리는 우리 몸을 위해 음식을 조금은 좋은 것들을 선택할 의무도 있다. 여자의 자존심을 음식의 선택, 다이어트 방법의 선택에도 적용시켜보자. 내 몸의 세포들이 보내는 신호를 알아차리고, 이왕이면 건강하게 자란 음식들, 지구 환경에도 좋고 내 몸에도 선한 음식을 선택해 먹자. 경제적인 이득만을 위해 싸구려의 식재료로 만들어져 겉보기에만 번지르르한 영양가는 없는, 그렇기에 나의 세포에도 해로운 음식은 되도록 안 먹는 것이다. 음식에도 내 몸을 위해 자존심을 세우자. 여자이기 전에 사람으로서, 생명으로서 생명을 온전히 건강하게 유지하고자 하는 그런 자존심 말이다.

여자들은 샤넬 가방에 열광하고 힘들게, 비싼 비용으로 얻어낸 가방을 들고는 너무나도 행복해한다. 나도 그런 여자 중 하나다. 이 원칙을 음식 선택에도 적용하자. 샤넬 가방 들고 공장식의 싸구려 음식을 아무렇지 않게 나의 소중한 위장 세포에 넣는 건 무언가 주객이 전도된 느낌이 들지 않는가? 막상 샤넬 가방보다 더 중요한 건 내가 평생 갈아치울 수도 없는 나의 몸이다.

우리는 엄마가 되어 아이들을 양육하고는 동시에 내 몸도 계속 키워간다. 의식을 하지 못할 뿐이지 우리는 오늘 하루도 우리 몸을 키우느라 많은 애를 썼다. 문득 아이들 첫 이유식을 준비할 때 죄다 유기농으로만 구입을 했던 시절이 떠오른다. 초보 엄마들은 더욱이 까다롭게 엄격한 기준으로 아이 이유식 재료, 만들 그릇, 도구 등을 구입한다. 그리고 아주 정성껏 만든다. 그래놓고 막상 본인 음식은 간단히 라면으로 때우는 경우가 허다하다. 내 몸도 아이처럼 계속 새로운 세포들이 자라나고 성장하고 있는데 말이다. 그리고 그 시기에는 대체로 산후 6개월에서 1년이다. 이때는 엄마도 임신 기간에 아이에게 쓰인 신체 구성 물질들을 채우기 위해 고밀도 영양들을 섭취해야 하는 시기다. 즉 아이의 이유식 시기에 엄마는 그 이상의 질 좋은 단백질과 지방으로 엄마 몸을 재구성해야 하는 것이다.

저 사람 없이는 못 살겠다며 행복한 미래를 상상하며 결혼까지 골인한 남편과도 신혼 초나 육아 초반에는 생각보다 잦은 갈등이 생긴다. 그래서 인터넷 맘카페에서도 '남의 자식 갈아 치우고 싶어요.'라는 글들도 수도 없이 많다. 나 또한 그랬으니 말이다^^. 그렇다고 쉽게 갈아치울 수도 없는 게 현실이다.

우리 몸도 마찬가지다. 나는 이 한 몸을 가지고 태어났고 평생 갈아 치울 수도 없다. 하다못해 얼굴은 갈아 치우고 성형외과에 찾아가서 쌍꺼풀을 만들고, 콧대를 높이면 된다. 그렇지만 내 두꺼운 허벅지, 퉁퉁 부은 종아리가 맘에 안 든다고 갈아치울 수 있나. 불가능하다. 이미 정해진 이상, 이 몸으로 80 평생 살아야 한다. 그럼 어떤 생각이 더 현명할까? 무조건 이왕 가지고 있는 것, 좋아해야 한다. 사랑해야 한다. 그리고 아껴줘야 한다. 그래야 내 몸이 내가 살아가는 데에 힘이 되어준다. 다만 내가 원하는 모양으로 길들여 쓰면 된다.

이 세상에서 온전히 나만 바라보고 날 위해 음식을 소화시켜 안전하게 나의 세포까지 영양을 전달해서 내가 살아갈 힘을 주는 건 내 몸이다. 아이들은 키우면 내 곁을 떠나지만, 내 몸은 영원하다. 그렇기에 내 몸과 잘 합의해서 잘 쓰고, 잘 길들여서 내가 원하는 모양으로 되게끔 하는 게 현명하다. 문득 쓰고 보니 나도 내 몸에게 너무 미안해진다. 그러면서도 너무 고마워진다.

누구나 그렇듯, 인간은 완벽할 수가 없다. 누구나 장단점이 있다. 성격도, 외모도, 체형도, 체질도 각자가 다르다. 이 세상에 일란성 쌍둥이 외에는 똑같이 생긴 사람은 없다. 생명이라는 것 자체가 고유의 에너지를 가지고 태어나기에 각기 달라야만 그 생명이 의미가 있다.

우리의 몸을 바라보는 시선에서, 특히 다이어트를 하는 지점에서, 나의 장점을 살리고 단점을 커버하는 정도로 접근을 해보자. 즉, 막연하게 '나는 48kg가 돼야 해.' 하면서 몸을 혹사시키지 말자. 평소 내 체중보다 몇 개월 동안에 10% 이상 체중이 증가해서 옷이 맞지 않아서 기분이 안 좋으면 이전으로 되돌리는 노력을 하면 된다. 상체는 너무 말랐는데 하체에만 살이 찌는 경우에는 왜 하체만 찌는지를 분석하는 공부를 하고, 그래서 실제 하체 부종에 효과 좋은 음식, 운동들에 대한 자료를 모은다. 방법들을 실제 내 몸을 대상으로 적용을 해보면서 '나에게 효과'가 있는지를 관찰한다. 그 방법이 나에게 유효한지 분석을 해서 도움이 되면 계속하고 그게 아니면 다른 방법을 찾아 떠나는 것이다.

다이어트도 연애하는 것처럼 해보자. 내가 선택한 다이어트가 나를 힘들게 하고, 내 몸을 지치게 하고, 다이어트 전보다 예쁘지가 않다면 과감히 그 다이어트는 버려라. 그 과정에서 절대로 우울해하거나 '나는 안 되나 봐.'라는 비관적인 생각은 하지 말자. 그냥 '이 방법이 별로네. '내' 몸에는 이게 안 맞아. 다른 걸 찾아보자.' 하는 방식으로 접근하자는 것이다.

다이어트를 하는 이유는 대체로 살이 쪄서, 좀 더 날씬해져서 스스로 혹은 남의 시선에서 예쁘다 하는 소리를 듣고 싶은 게 아주 간단한 이유일 것이다. 물론 건강을 위해서도 필요하다. 다이어트를 하는 방법론은 매우 많고 다양하지만, 대체로 적게 먹고 많이 움직인다는 기본 명제는 일부 맞긴 하다. 그렇지만 좋은 음식을 알맞게 먹고 하기 싫은 운동을 안 하고도 원하는 몸, 예쁜 몸을 만드는 것이 가능하다. 많이 먹고 안 움직이고도 체중 감량은 가능하다. 굶지 않고도 할 수 있는 다이어트도 많으니 내 몸의 상태를 생각하지 않고 무턱대고 몸을 상하게 하는 그런 다이어트는 하지 말자. 이왕이면 좀 더 좋은 방법으로, 내 몸을 위한, 내 몸에 맞는, 현명하고 똑똑한 다이어트를 하는 데에 이 책이 조금이나마 보탬이 되길 바란다.

8

즐거움을 놓쳐서는 안 된다, 즐겁게 하자

    책을 쓰고 있는 요즘, 나의 인생을 다시 생각하게 된다. 어릴 때부터 '책의 바다'에 빠져 살았던 내가 어느 날 갑자기 책을 쓰기로 결심을 했다. 그래서일까? 책을 쓰겠다고 결심한 이후로 하고 싶던 일들이 하나씩 떠오른다. 신기하게 바쁜 와중에도 연달아 하게 된다. 모르는 부분들을 '몰라.' 하며 포기하는 방향이 아니고 '이건 어떻게 하는 걸까.', '하기 쉽고 할 수 있으니까 다른 사람들도 이렇게들 하겠지.' 하며 배우게 된다. 그러다 보니 책을 쓰면서 인스타그램, 유튜브도 함께 배우고 시작하게 됐다. 아직은 초보지만 말이다. 소소한 부분에서 점차 알아가고 배워가는 과정이 재미있다. 영상 제작이나 사진 편집 등 나의 전공과 전혀 관련 없는 부분이다. 그러나 한 번씩 해볼 때마다 새로운 걸 알아가게 되니 신기하다. 내가 다시 학생이 된 기분이다. 재미있으니 점차 호기심이 생긴다. 그래서 누가 시키지도 않았는데도 계속하게 된다.

네이버 블로그 쓰기는 워낙 예전부터 한의원 운영하면서 시작을 했었다. 한의원 이야기들을 소소하게 올려서 '송도 한의원', '더율 한의원'으로 키워드 검색을 했을 때 나의 블로그가 바로 첫 화면에 보이는 것이 너무 좋았다. 세상으로부터 인정을 받은 기분이랄까. 블로그 광고를 하시는 분들은 알 것이다. 키워드 검색으로 네이버에서 첫 화면에 노출을 위해서는 상당히 많은 비용과 노력이 필요하다. 그렇지만 나의 블로그는 한의대생 시절부터 일기장처럼 써와서 그런지 우연히도 노출 지수가 좋았다. 하루에 블로그 방문자가 수천 명 넘게 유지도 됐었다. 그래서 더욱 뿌듯함에 열심히 노출을 목적으로 노력했다.

그러나 과유불급이랬던가. 어느 순간부터는 욕심이 과해졌다. 블로그를 노출만을 위한 목적으로 쓰게 된 것이다. 나는 노출이 잘된다는 조건에 맞춰 글자 수를 맞추고, 사진을 찍었다. 이러다 보니 나의 자연스러운 글맛이 없어졌다. 글을 쓰는 재미가 없어졌다. 의미 없는 단어들을 반복하며 의무감과 강박관념에 글을 쓰고 있었다.

어느 날이었다. 이것을 네이버 시스템에서 눈치를 챘는지 나의 블로그가 사라졌다. 평소와 같이 포스팅을 하고는 네이버에 노출이 됐는지 확인을 했다. 그런데 그 어디에서도 나의 글이 보이지 않았다. '아뿔싸. 저

품질 상태가 됐구나.' 나의 블로그가 네이버 시스템으로부터 아웃을 당한 것이다. '너는 룰을 벗어났다. 아웃이다.'라는 의미다. 많은 이들이 이를 피하기 위해 네이버의 시스템을 시시때때로 파악하고 그 룰 안에서 적절하게 글을 쓴다. 그러나 나처럼 욕심이 과해지면 네이버에서 벌을 준다. 우습겠지만 나는 이 상황이 청천벽력, 세상이 무너진 기분이었다. 모두에게 외면당한 기분. 이제 더 이상 나의 글과 나의 생각을 알릴 수 없다는 좌절감. 목소리는 내지만 나의 소리가 아무에게도 들리지 않는 허망함.

그 뒤로 몇 년간, 글쓰기를 멀리했다. 힘들거나 위로 받고 싶을 때 일기처럼 써왔던 글조차 안 썼다. 누군가에게는 아무렇지 않은 일이겠지만 나에겐 이게 상처였다. 지금 생각하면 웃음이 난다. 이게 무엇이라고 상처를 받은 것인가. 아마도 계속 즐겁게 자발적으로 썼다면 노출 여부에 따라서 그렇게 웃고 울고 하지 않았을 것이다. 그냥 글쓰기 자체가 즐거우니까 말이다. 그러면 오히려 아웃도 안 당하고 적절하게 즐기며 느슨하게 글 쓰며 별탈 없이 지냈을 것이다. 이 사건은 나에게 커다란 상처가 됐다. 그렇게 나의 블로그는 몇 년간을 까마득하게 방문자 0의 상태로 유지됐다. 주인마저도 블로그를 버린 것이다.

이 블로그 사태로부터 무슨 일이든지 순수하게 즐거움으로 접근을 해야 결과가 올바르다는 깨달음을 얻었다. 즐거웠으면 결과가 나빠도 수정을 하면서 계속하게 된다. 즐거우니까 말이다. 오히려 실패를 통해 배우게 된다. 배우면서 더욱 즐겁게 계속하게 된다. 상승과 누적의 효과다. 즐거우면 누가 시키지도 않아도 실패하지 않을 방법을 찾게 된다. 또한 즐거우면 결과에 대한 기대보다 과정 자체가 중요해진다. 그러니 계속 몇 년이고 바빠도 알아서 하게 된다. 그러다 보니 어느 순간 고수 레벨까지 올라가게 된다. 즐겁게 하다 보면 어느 순간 전문가가 된다는 말들이 옳다.

그렇지만 목적에 집착하고 강박이 되는 순간, 결과만이 중시된다. 그러니 결과가 원하는 대로 나오지 않을 때는 화가 나고 좌절하고 슬퍼진다. 그러니 아예 포기해버리고 놓아버리고 심지어는 쳐다도 보기 싫어진다. 생각의 방향도 달라진다. 만약, 같은 결과가 나왔을 때도 즐겼으면 '괜찮아.'라고 할 수 있는 것을 집착이 되면 '이거 밖에 안 돼?', '이게 뭐야.' 하며 부정적 생각이 든다. 이럴 때는 정신적 에너지 레벨도 낮아진다. 이런 상태는 당연히 신체에도 영향을 미친다. 이런 생각을 할 때 담백한 건강식보다는 자극적인 라면, 술, 매운 떡볶이가 당긴다. 결과는 불 보듯 뻔하다. 아마도 블로그 사건이 있던 날부터 몇 주간 술을 마시며 지냈던 것 같다.

나의 다이어트 역사에서 '즐거움'을 떠올려본다. 재미있는 것은 비로소 최근에 다이어트를 즐기게 됐다는 사실이다. 그 즐거움을 깨닫고는 이렇게 다이어트를 주제로 책을 쓰게 됐으니 말이다. 난 10대부터 늘 다이어트라는 강박에 살았다. '체중'이라는 숫자의 강박에 사로잡혀 있던 오랜 기간 동안 내게 다이어트는 절대 즐겁지 않았다. 오히려 괴롭고 먹고 싶은 것을 참고 견뎌야 하는 힘든 시기였다. 여자는 무슨 죄로 이렇게 평생 다이어트를 해야 하나 생각했다. 이것은 나뿐만 아니라 10년간 다이어트 상담으로 만났던 수천 명의 여성 환자들도 마찬가지였다. 그래서 체중계에 올라서는 것은 마치 최후의 심판이라도 받는 듯한 죄책감을 느꼈다.

한 동안 나도 체중계에 올라가지 않던 시절이 있다. 대체로 오랜 기간 동안 다이어트와 체중의 강박에 사로잡혔던 다이어터들의 공통점일 것이다. 물론, 다이어트의 수많은 방법과 이론 중에 체중계를 버리자, 체중계는 중요하지 않다는 등의 이야기들도 있다. 그렇지만 체중계가 필요 없어져서 안 올라가는 것과, 체중계의 숫자가 두려워서 안 올라가는 것은 다르다.

체중은 일종의 지표다. 내가 목적하는 몸으로의 여정 중, 체중이 평균 이상으로 올라가 있으면 세트 포인트를 낮춰가는 과정에서 객관화할 수 있는 지표다. 그래서 체중 감량을 위한 시도 초기에는 체중을 매일 재어 보는 것이 유리하다. 그래야 내가 감량 방향으로 제대로 잘 가고 있는지 판단을 할 수 있다. 일종의 자료 수집이다. 우리가 혈압이 올라갔다 하는 상황 초기에 혈압을 매일 아침에 재고, 당뇨 진단을 받고 초기에 공복 혈당을 매일 체크하기를 추천하는 것과 같다. 혈압과 혈당에 대한 매일의 패턴을 분석해서 평균 수치가 어느 정도인지를 파악한다. 그 자료들을 수집해서 최종으로 약 처방이 필요한지, 식이요법과 운동 요법만으로도 조절 가능한 범위인지를 판단한다.

체중도 마찬가지다. 나도 하나의 체중을 목표로만 삼고 다이어트를 할 때에는 그 체중을 위해 소위 '희생'과 '헌신'을 하게 된다. 어떻게 하면 이 체중에 갈까를 생각해서 식욕을 억누르고 안 먹어야 한다고 생각한다. 그리고 정말 안 먹고도 무리하게 운동을 한다. 그 체중에 도달하기 위해서 말이다. 이럴 때 나의 몸 상태에 대한 관찰과 존중은 안중에도 없다. 그저 그 체중을 눈앞에서 보고 유지하는 것만이 목적이 된다. 그러니 점점 내 몸이 보내는 신호를 무시한다. 몸은 방법이 잘못됐다고 생리불순, 탈모, 심한 추위, 어지러움 등의 메시지를 보내는데 말이다. 자칫 몸을 학대하기도 한다. 그래서 심한 다이어트 후유증으로 폭식, 습관적 구토, 거식증까지 오는 사태도 있다. 그러니 체중계에 오르는 것은 고역이고 체중계 숫자가 올라가면 '경고'의 신호로 느낀다. 아무도 뭐라고 하지 않는데 스스로가 벌을 준다. 이런 시절을 겪은 이들에게 다이어트 기간은 힘들고 다시는 하고 싶지 않은 고난의 시기다.

우리 이제부터는 이런 구시대적인 경험과 생각은 버리자. 오히려 다이어트를 하는 과정 자체를 즐기자. 내가 예뻐지는 과정은 즐거워야 하지 않을까? 물론 당연히 처음에는 저항이 있다. 우리의 몸과 뇌는 기존의 습관을 고치는 것보다 유지하는 것을 좋아한다. 생존에 유리하기 때문이다. 하지만 이미 그 몸이 된 나의 모습을 상상하며 이미 이루어진 것처럼 생각하고 느끼자. 그러면 즐겁다. 마구마구 하고 싶어진다. 그것을 이룬 나의 모습을 생각하면 즐겁기 때문에 좀 더 긍정적인 사고를 하게 된다. 내 몸을 학대하기보다는 존중하는 쪽으로 말이다. 좀 더 만족스러운 스스로가 되기 위해 나만의 규칙 혹은 루틴을 만들어가면서 그 과정이 즐겁다. 내게 즐거운 것들로 예쁜 몸을 만드는 방법을 찾아보자.

목표를 체중이 아닌 '내가 원하는 예쁜 몸'으로 놓자. 내 몸 중 어디가 어떻게 예뻐졌으며 좋겠는지, 어느 부분이 좀 더 나아졌으면 좋겠는지 생각해보자. 종이에 써봐도 좋다. 내가 되고 싶은 몸을 가진 연예인이나 배우의 사진을 붙여놔도 좋다.

다만 너무 비현실적인 목표는 잡지 말자. 우리는 다이어트를 해서, 예쁜 몸을 만들어서 수입을 내야 하는 직업은 아니다. 그러니 현실적으로 접근하자. 나는 왜 여기를 수정하고 싶은지, 그것을 위해 '어떻게' 하면 좋은지를 생각하고 스스로와 합의를 하자. 그리고 체중을 '52kg'가 아닌 '51–53kg' 이렇게 구간으로 설정하자.

그리고 체중이 오르면 오른 것에 대해서 '왜', '어떻게'를 생각해보자. 왜 올랐을까. 아, 어제 밤늦게 먹은 고구마 때문인가 보네. 그러면 앞으로는 고구마를 좀 더 일찍 먹어볼까? 아니면 고구마를 낮에 먹고 저녁에는 계란을 먹을까? 이런 식으로 말이다. 스스로와 대화하면서 적절한 합의점을 찾아가자. 그 과정에서 체중은 지표가 된다. 이 방법이 나에게 이로운지를 판단하는 기준 말이다. 감량을 목표로 하고 있는데 자꾸 체중이 3일 이상 오른다면 지금의 방법이 잘못된 방향이니 수정을 하면 된다. 이게 반복되다 보면 더 이상 체중에 감정이입, 죄책감을 느끼지 않는다.

이 과정에서 죄책감은 금물이다. 오히려 불필요한 방해꾼이다. 고혈압 환자가 혈압이 높아졌다고 혈압 숫자에 죄책감을 느끼겠는가. 물론, 혈압이 올라간 상황은 걱정이 된다. 나에게 무슨 큰 일이 생긴 것인지 말이다. 그렇다고 죄책감이나 자기 파괴적 생각은 안 한다. 오히려 '에잇, 내가 이렇게 노력하는데도 혈압이 높아졌는데 열 받으니 소금을 퍼먹어야겠다.' 이런 생각은 안 한다. 오히려 혈압이 높아졌으니 조금 더 식단, 운동, 생활 습관 교정에 힘쓰며 조금 더 몸 챙김의 건강한 생각, 긍정의 방향으로 간다.

우리의 다이어트도 이래야 한다. 내가 즐거운 방법으로 즐기며 해야 오랫동안 할 수 있다. 그 즐거움으로 계속하게 되니 유지도 쉬워진다. 적어도 다이어트 과정에서 스스로에 대한 부정 인식과 감정은 갖지 말자. 대체로 과정을 즐기면 부정적인 생각은 들어오지 못한다. 어차피 체중은 나만 알고 남은 모른다. 남들은 관심도 없다. 나만 아는 그 체중에 우리의 감정을 소진하지 말자. 우리의 몸과 마음은 체중계 숫자 이상으로 소중하고 고귀하다.

나는 당신이

예쁜 몸을

가졌으면

좋겠습니다

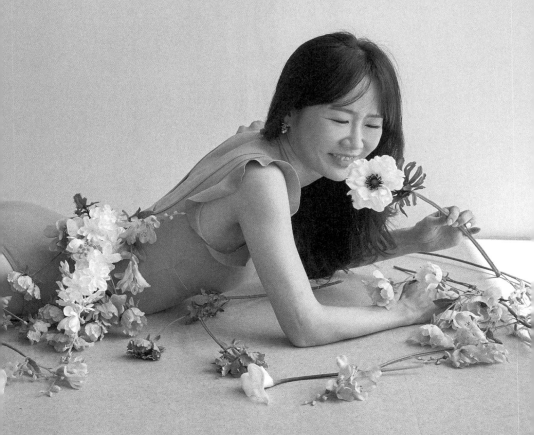

예쁜 몸은

건강한

식단이

기본이다

1

무리한 저칼로리 다이어트는 버리자

나는 10대부터 다이어트를 했다. 여학생들은 보통 초등학교 5학년 때, 초경 직전이 급성장기이다. 이럴 때 보통 갑자기 키가 크면서 체중도 함께 급격히 늘어나는 경우가 많다. 그런데 나는 이 중요한 황금기에 살이 찌는 게 싫다고 밥도 남기고 고기도 안 먹고 했다. 비슷한 또래의 성장클리닉 상담을 오는 여자아이들도 이미 말랐음에도 살찐다고 안 먹는다는 얘기를 자주 듣는다. 예나 지금이나 마름에 대한 욕구는 비슷한 듯하다. 지금으로서는 1-2cm의 키도 소중한 내게 너무나도 후회되는 일이다.

생각해보면 한 번에 많이도 못 먹는 소화 기능 약한 소음인이라서 오히려 다이어트를 안 했으면 더 살도 안 찌고 키도 더 컸을 것도 같다. 그러면 지금보다 체중이 더 많이 나간다 하더라도 균형 있고 맵시 있는 라인이 됐을 것이라는 생각도 든다. 다이어트를 함으로써 오히려 더 음식에 집착을 하게 된다는 이론을 뒷받침하는 연구들이 많다.

대표적인 예가 노스웨스턴 대학교에서 여학생 57명을 대상으로 아이스크림을 '원하는 만큼' 맛을 평가했던 실험이다. 재미있는 결과가 나왔는데, 다이어트를 하지 않은 여학생들은 자연스럽게 양을 조절했지만, 다이어트를 하는 여학생들이 오히려 가장 많이 먹은 것이다! 그만큼 '다이어트한다'는 생각이 '역조절' 작용을 일으킨 셈이다. '다이어트를 하니까 적게 먹어야해.'라는 상황이 오히려 '음식'을 갈망하게 한다. 하면 안된다는 생각을 하니 더 하고 싶어지는 것과 같은 기전이다. 음식을 먹든, 안 먹든 음식에 대한 생각을 하는 게 오히려 역효과를 나타낸다. 그리하여 요즘에 '직관적 식사'라는 이름으로 배고플 때 양껏 먹기의 방법도 있다. 또한 배가 고프다고 느낄 때 정말 배가 고픈지를 음식을 먹기 전에 30초가량 진지하게 몸에 물어보고 결정을 한다. 이러한 질문으로 몸이 반응하는 느낌과 감정에 충실하여 먹고 싶을 때만 적절히 먹는 자연적인 조절 기능으로 체중 조절을 하자는 인지행동학적인 이론에 바탕을 둔 책들도 많이 나온다.

나는 스무 살 이전까지도 48kg를 유지했다. 굳이 의도하지는 않았던 것 같다. 나에게 그 정도가 세트 포인트였던 것이다. 대학 입학 후 누구나 꿈꾸는 즐거운 캠퍼스 생활을 너무나 충실히 보냈다. 난 아직도 스무 살 하면, 영화 〈엽기적인 그녀〉의 전지현 씨처럼, 길고 까만 생머리 휘날리는 여대생이 떠오른다. 양손에 책을 가득 들고 대학 캠퍼스를 뛰어다니는 장면이 상상된다. 지금도 마찬가지겠지만 대학생활은 자유의 상징 아니던가!

나 또한 3월의 봄에 스무 살 여대생이 되었다. 푸른 잔디밭에 10명은 족히 둘러 앉아 중국 음식을 배달시켜서 와자지껄 하하호호하며 먹으며 해방감을 느꼈다. 대학 수업의 꽃인 공강 시간이 되면 친구들과 우르르 학교 근처 카페 가서 달달한 커피에 케이크를 먹으며 미팅도 했다. 저녁이 되면 동아리 선배들과 하루가 멀다 하고 모여서 신나게 부어라 마셔라 술을 마셔댔다. 이 작은 몸으로 소주 2병을 2시간도 안 되어 들이키고는 막차를 놓칠까 봐 빙글빙글 도는데도 뛰어서 버스를 겨우 타고 집에 왔던 기억도 난다. 물론 중간중간 기억은 끊겨 있지만 말이다.

이런 생활을 3개월쯤 보내고 내게 남은 건 불어난 살들이었다. 허벅지가 튼튼해지는 듯했다. 역시나 생애 처음으로 53kg을 넘었다. 위기가 찾아온 것이다. 때마침 반수를 결심하게 됐다. 추억 소환을 해본다. 이 책을 읽은 분들 중 2001년의 수능을 기억하는가. 너무 쉬운 수능고사라 모의고사보다 족히 30점은 플러스 점수가 나왔던 그해이다. 나는 반대로 모의고사보다 30점은 떨어진 아주 죽 쒔던 내 인생 시련의 해였다. 당장은 다시 입시 공부를 하기가 싫어 성적에 맞추어 공과대학에 입학을 했다. 그러나 한의과대학 입학에 미련이 남아 반수를 결심하면서 동시에 다이어트를 시작했다. 이때 소위 무리한 저칼로리 다이어트로 '먹으면 안 돼. 입에 들어가는 음식들은 다 살이 돼.'라는 잘못된 다이어트를 했다. 지금도 '나의 다이어트 흑역사'라고 칭하는 바로 그 시기이다.

그때 나는 모든 음식마다 칼로리를 계산해 하루 800kcal가 넘지 않게 통제했다. 또 좋아하지도 않는 헬스장을 등록해 하루가 멀다 하고 학교 가듯이 매일매일 성실하게 다니며 2~3시간 동안 운동도 했다. 지금 생각해도 그렇게 열심히 할 수 있던 것도 스무 살이니 가능했던 것이리라! 그 결과 불과 3개월 만에 42kg까지 만들었지만 남은 건 무월경과 폭식증이었다.

다이어트를 하기 전에는 과자 한 봉지를 굳이 먹지 않던 나였지만, 잘못된 다이어트로 생긴 폭식증으로 집에 있는 과자 몇 봉지를 가져다 놓고 앉은 자리에서 해치웠다. 그 죄책감에 낮 동안에는 쫄쫄 굶으며 헬스장을 간다. 고난의 행군을 하듯 2~3시간 내내 땀을 바가지로 흘리며 운동을 했다. 그러고는 다시 또 가족들 다 자는 새벽에는 과자 폭식증이 이어졌다. 또한 몇 달간 생리도 끊기기는 물론, 탈모와 심한 변비 그리고 이유 없는 짜증들이 나타났다. 아, 그때를 생각하면 내 주변 가족들과 당시 나를 정말 잘 챙겨줬던 멋졌던 남자친구한테 너무 미안하다. 이게 다 잘못된 다이어트로 인해 생존의 위협을 느끼는 몸의 반응이었는데 그때의 남자친구는 나를 매우 짜증스러운 빼빼 마른 여자로만 기억할 것 같아 미안할 뿐이다.

그때 당시 나는 노량진에 있는 학원을 다니며 입시 준비를 했다. 지금과 같은 가을이 물씬 느껴지던 어느 날이다. 버스에서 내려 학원 입구를 들어서는데 갑자기 하늘이 노래졌다. 그러더니 눈앞에 하얗고 까만 별들이 엄청나게 쏟아지면서, 마치 옛날에 모든 TV 채널이 종료되고는 까맣게 반짝반짝 지지직거리는 그 화면이 눈앞에 나타났다. 그러더니 아무것도 안 보이는 것이다. 말 그대로 주저앉았다. 그 이후는 기억이 조각조각 떠오른다. 웅성웅성 옆에서 경비 아저씨와 다른 학생들이 달려와 부축해 줬다. 너무 추웠다. 말도 안 나왔다. 기운이 하나도 없고 식은땀이 줄줄 흘렸다. 그때를 생각하면 지금도 아찔하다. 어떻게 집에 왔는지 기억이 안 난다. 문득문득 택시 아저씨가 집이 어디냐고 물어 보셨고, 집에 와서는 엄마가 나를 너무나도 걱정되는 표정으로 내려다보고 있던 기억이 난다.

이런 이벤트로 무리한 다이어트는 앞으로 내 인생에서 절대는 하지 않겠노라 선언했다. 역시나 요요가 매우 쉽게 왔던 걸로 기억한다. 다시 48kg로 지냈으니까 말이다. 이후 두 번 다시는 이러한 몸을 향한 학대를 하지 않기로 다짐했다. 절대로 몸이 예쁘지도 마음이 행복하지도 않았다.

하나 더 깨달은 게 있다. 42kg가 되어도 내가 원하는 체형은 되지 않았다. 내가 빼빼 마르면 전지현과 같은 늘씬한 팔뚝과 허벅지가 저절로 만들어질 줄만 알았다. 남은 건 더욱 새하얀 얼굴과 깡마른 초등학교 여자아이 같은 모습이었다. 오히려 과하고 무식한 유산소 운동으로 인해 마른 허벅지에 비해 종아리 알만 툭 튀어나와 더 이상해진 몸뿐이었다. 전혀 예뻐 보이지도 않고. 그 체중이 만족스럽지도 않았다. 이를 계기로 한의대에 입학하여 몸 공부, 다이어트 공부, 식단 공부 등을 더욱 열심히 하게 되었다. 그래도 그러한 경험이 지금 나에겐 소중한 자산이 되어 한의원에 내원하시는 다이어트 환자분들과 정말 깊은 공감대를 형성할 수 있다.

나의 스무 살 때의 경험과 같이 무리하고도 잘못된 다이어트로 고생하는 경우가 너무나도 많다. 이 방법으로 몸을 학대한 것이 벌써 20년 전이지만, 10년이 되면 시대가 바뀌고 강산이 바뀐다는데도 이 고리타분하고 잘못된 다이어트 방식은 왜 계속 이어져 오는 걸까? 다이어트 상담 오시는 환자분들 중 거의 대부분 나이를 막론하고 많이들 시도하고 실패 후 내원하시는 가장 흔한 스토리이다.

"실패는 성공의 어머니다."

너무나도 흔한 명언이다. 단 열 글자인데, 이보다 더 실패에 대해 굵고 짧게 표현한 말도 없는 듯하다. 그렇다. 실패를 한 것은 이유가 있다. 실패한 방법을 다시 시도를 하니 다시 또 실패할 수밖에 없다. 그러니 몸은 더 힘들어지고 '다이어트=하기 싫지만 해야 하는 그러한 것, 지긋지긋한 것, 힘든 기간, 빨리 끝내버리고 싶은 기간'이라는 공식이 생긴다. 학창 시절을 떠올려보면 하기 싫은 공부를 붙잡고 있어봐야 성적은 절대 안 오른다. 방법을 바꿔 재미있게 해야 한다. 이전의 실패를 바탕으로 방법을 업그레이드시켜야 한다. 실패로 인해 그 방법이 잘못됐다는 것을 증명해주니 얼마 고마운가. 적어도 같은 실패는 반복하지 말아야 현명하다. 낡은 사고방식과 낡은 방법들에서 벗어나자. 내가 경험해서 실패했으면 내가 틀린 것이 아니고 그 방법이 틀린 것이다. 이를 바탕으로 좀 더 효과적인 방법을 배우고 시도해보는 것이 맞다. 이게 바로 실패를 통해 배우는 가장 확실한 방법이다.

안 먹는 다이어트는 집어치우자. 배가 너무 부르게 먹으면 조금만 줄여보자. 먹고 나서 '아, 배불러 기분이 좋네.' 정도로만 먹어도 불필요한 지방은 충분히 제거될 수 있다. 먹긴 먹되, 내 몸이 필요한 음식을 제 때에 적절한 양 만큼 공급해주면 우리 몸은 알아서 양을 조절한다. 아기들은 이것을 본능적으로 너무 잘 실천한다. 배고프면 울면서 밥을 달라고 하고, 배가 부르면 안 먹는다. 우리도 그런 어린 시절을 보냈다. 다만 나쁜 음식으로, 틀린 방법으로 시도를 하니 어른이 되어 그 본능을 잊어버린 것이다.

그러니 이제는 안 먹는 다이어트, 배가 너무 고파 죽을 것 같은데도 참을 인을 외치며 힘들게 굶는 다이어트, 6시 이후에는 절대 먹으면 안 돼 하는 그런 '안' 된다고 하는, 우리 몸을 힘들게 하는 다이어트는 버리자. '해'도 되는 다이어트 '잘' 먹는 다이어트 '나'를 믿는 다이어트를 해보자. 그래야 그 안에서 우리는 지속적으로 즐거운 다이어트, 효과 있는 다이어트, 하고 싶은 다이어트를 할 수 있다. 그러면 나도 모르게 내가 원하는 몸, 익숙한 몸, 예쁜 몸이 완성되어 있을 것이다.

예쁜 몸은 건강한 식단이 기본이다

결혼하고 10년이 흘렀다. 나는 아이를 낳고도 늘 다이어트라는 끈을 놓지 않고 산다. 이유는 모르겠다. 살이 찌면 몸이 무겁고 불편하다. 반대로 건강한 식단으로 불필요한 부종과 지방이 제거된 몸의 상태는 한없이 가볍다. 예전에 비해 마르긴 했지만 한결 단단해진 느낌이다. 나의 세트 포인트에서 1kg만 벗어나도 금방 몸이 알아차린다. 어딘가 무겁고 불편한 느낌이 강하게 온다. 그래서 결국 체중을 빼게 된다.

생각해보면 의도적이라기보다는 체중이 필요 이상으로 늘면 몸이 불편하다. 한동안 좀 많이 먹었다 치면 소화 불량 혹은 배탈이 나서 입맛이 없게 되니 결국 원래 체중으로 돌아간다. 그렇지만 아이 둘을 낳고 나니 아무래도 좀 더 잘 먹는 쪽에 가게 되어 종종 다이어트 한약의 도움을 받기도 한다. 그러다 보니 나는 20대의 체중을 아직도 유지하고 있다. 게다가 올해 들어 나에게 좀 더 맞는 식단을 찾게 되면서 오히려 결혼하기 전인 10년 전에 비해서도 2–3kg 더 빠져 유지 중이다.

그에 비해 우리 남편은 결혼할 때에 비해서 10kg가량 증가되었다. 대체로 태음인 아이들 중에는 어릴 때 아무리 먹어도 살이 안 찌다가 사회생활을 하면서 체중이 확 늘어난 경우가 있다. 남편이 그런 케이스이다. 아무래도 밥, 빵, 면 등의 탄수화물을 습관적으로 별 생각 없이 먹는 부분이 크다. 예전에 비해 보행, 활동량이 많이 줄었음에도 탄수화물 섭취는 비슷하거나 오히려 늘어난 전형적인 대한민국 40대의 식단이다. 그래서 올해 들어 나는 남편을 다이어트시키고 있다. 만약 내가 남편처럼 187cm의 훤칠한 키와 저렇게 좋은 근육량을 가지고 있다면 남편처럼 방치할 것 같지는 않다. 장점을 보다 키우는 데 열과 성을 보낼 것 같다. 하지만 원래 그런 몸을 가진, 우월한 유전자를 가진 남편은 정작 자신의 몸을 가꾸는 데 별다른 취미가 없다. 그래서 옆에서 내가 자극을 한다. 아주 느리고, 내 기준에서 속이 터지긴 하지만 그래도 체중 앞자리는 바뀌었다.

하루는 남편과 친정 엄마와 함께 저녁을 먹으려고 준비 중이었다. 가급적 저녁에는 밀가루를 배제하고 식단을 짜주려고 노력을 한다. 엄마와 남편은 둘 다 태음인으로 식성도 너무 비슷하다. 소음인인 나는 칼국수를 먹으면 그렇게 소화가 안 되고 위 속에서 점차 칼국수 면이 불어 오르는 느낌에 속이 너무 불편해진다. 그렇지만 태음인인 두 분은 내가 일요일에 출근을 하면 나 몰래 칼국수를 신나게 먹는다. 내가 없을 때 먹어야 안 혼난다는 이유에서다. 사위와 장모가 잘 지내서 좋긴 하지만 둘 다 밀가루를 너무 좋아해서 탈이다.

남편과 친정 엄마가 여름이니까 시원하게 비빔면을 먹겠다고 한다. 저녁 8시가 넘은 시간인데 말이다. 두 태음인의 체중 조절을 위해 사둔 곤약면을 꺼냈다. 양념은 맛있는 시판 양념으로 하고 다만 면만 이 곤약면으로 먹고 계란을 삶아 넣자고 합의를 했다. 열심히 비비고 예쁘게 접시에 담았다. 남편은 곤약면에서 밀가루 특유의 졸깃한 느낌이 없다고 투덜투덜거렸다. 그런데 웬걸. 내 입에는 이 쫀득한 곤약면이 왜 이리 맛있는 것이냐. 오히려 밀가루 특유의 텁텁한 밀가루 냄새가 없이 탱글한 곤약면이 너무 맛이 있었다. 심지어 매콤한 느낌도 딱 내가 좋아하는 스타일이다. 그래서 나도 배불리 너무 맛있게 먹었다.

그런데 그렇게 먹고 2시간이 지나서 속이 너무 불편했다. 곤약면이 뱃속에서 뭉쳐진 느낌이랄까. 다음 날 아침 정말 팅팅 부어 있는 얼굴과 모처럼 만의 변비와 다리 부종이 나를 맞이했다. 역시나 체중도 평소보다 1kg는 늘어 있었다. 칼로리로 따지면 토탈 100kcal도 되지 않는다. 곤약은 저칼로리 다이어트 식품의 대명사다. 그렇지만 나에게는 이 곤약면이 다이어트 식품은커녕 부종과 변비 유발자였다. 심지어 아랫배도 부풀어

오르는 적취 증상이 나타났다. 이전의 경험들을 떠올랐다. 언젠가 곤약밥을 먹고 복부 팽만감, 소화불량, 변비를 경험했던 생각이 났다.

한의원에서 일이 많았던 날에는 밤 12시가 넘어서도 퇴근을 할 때가 있다. 그런 날은 집에 가면 배가 무지 고파진다. 컨디션이 괜찮은 날에는 물과 비타민을 먹고 잠들기도 한다. 그렇지만 몸이 힘든 날에는 간식이라도 먹고 자야 한다. 평소에는 반숙란, 오징어채 등으로 야식을 때운다. 그날은 여름이라 냉장고에 오이가 많이 있었다. 아삭아삭 오이의 식감이 한참 좋을 때이고 워낙 더운 시기라 시원하게 오이가 먹고 싶었다. 그래서 다이어트에도 도움이 되게끔 칼로리 없는 오이를 먹자 싶었다. 먹다 보니 시원한 맛에 오이 2개를 먹고는 반신욕도 하고 잠이 들었다.

다음 날 아침, 기대와는 달리 모처럼 만의 부종이 또 나를 맞이했다. 역시나 체중도 몇 백 그램이 올라가 있다. 오이의 칼로리는 한 개당 20-30kcal뿐이다. 다만 성질이 차서 대개는 양인들에게 추천하는 야채다. 대체로 식물, 야채는 성질이 차다. 물론 따뜻한 성질의 야채들도 있지만 대체로 푸른 잎사귀와 푸른 과일은 찬 성질이다. 생강, 마늘, 양파 등의 매운 성질이 음인들에게 맞는다. 반대로 수분감이 많은 야채는 대체로 성질이 차다. 즉 물이 많아 찬 성질이다. 역시나 나는 몸이 찬 소음인. 심지어 아이 둘을 낳아서 양의 기운이 빠진 소음인이기에 더욱 이런 음식에 민감해졌다.

다시금 경험으로 배웠다. 건강한 식단은 칼로리를 제한하는 것은 아니다. 적어도 내 몸의 기운에 맞게 선택을 해야 한다. 따뜻한 음식이 내 몸을 이롭고 건강하게 하는지 찬 음식이 그러한지 정도는 알아차리자. 그런 다음 음식의 온도에 맞게 섭생을 하도록 노력을 하는 것이 좋다. 나는 예민한 몸을 가져서 불편하고 유난스럽다고 생각을 했다. 그렇지만 지금은 오히려 이러한 예민한 몸에 감사하다. 내 몸에 맞지 않는 것을 금방 알아차려 신호를 보내주기 때문이다.

막상 체중이 점점 보통에서 마름 정도로 내려가면 체지방보다는 부종 관리가 관건이다. 예전에 김남주 씨가 인기 많았던 드라마 촬영을 할 때 하루에 김밥 반줄이 식사량에 전부라는 기사가 화제가 됐었다. 그것도 오후 3시까지만 음식을 먹고는 이후부터는 붓기 때문에 물도 거의 마시지 않는다고 했다. 오후에는 껌을 씹어 붓기를 뺀다고도 했다. 당시 인상에 강하게 남았다. 그런데 정말 나도 요즘 유튜브 촬영을 혼자 한다고 카메라 앞에 앉아보니 연예인들이 왜 그리 붓기 관리에 열성인지 공감이 된다. 이미 말랐는데도 왜 그러는지 더욱 이해가 간다. 나는 연예인이 아니라 얼마나 다행인지 모른다.

나는 내 몸을 대상으로 이런저런 실험을 해보는 편이다. 한약도 이것저것 마셔본다. 한약재도 맛을 보고 느낌을 본다. 한의원에 입고된 녹용의 품질을 평가하기 위해서도 직접 녹용을 떼어서 씹어 먹어본다. 정말 잘 말려진 신선한 녹용은 고소하다. 운동, 물 섭취량, 음식 등이 부종과 체중에 미치는 영향도 내 몸에 실험을 종종 한다. 실제로 스쿼드 같은 하체운동은 안 하는 게 하체 굵기에 도움이 된다. 오히려 운동을 한 다음 날에 하체가 좀 더 부풀어 오르는 것을 느낀다. 실제로 운동을 많이 하는 운동선수들의 하체는 여리여리하지 않고 튼튼하다. 근육에 같은 힘을 지속적으로 가하며 반복적인 근사용을 하면 당연히 근육은 성장한다. 근육의 성장은 근섬유와 함께 수분 증가다. 육포가 되기 전 고기를 생각해보라. 육포는 근섬유는 그대로인 채 수분이 빠진 고기이다. 우리의 근육도 마찬가지다. 근섬유보다 수분이 많다. 그래서 근성장을 목표로 하는 헬스 트레이너들, 보디빌더들이 근육을 키울 때 닭가슴살과 함께 고구마 혹은 바나나 섭취를 하는 것이다. 닭가슴살로 근육 중 근섬유를 키우고, 단 맛의 탄수화물로 근육 내의 수분량을 증가시킨다. 그래서 헬스를 하면서 닭고야 식단을 하는 사람들은 날씬하고 여리한 아이유, 소녀시대 윤아와 같은 몸을 기대하면 안 된다. 오히려 허리는 몹시 가늘고 허벅지는 튼튼한 헬스장 여인들을 생각하면 된다. 그런 몸을 바라면 닭고야 식단이 맞다. 하지만 나는 그런 몸은 원치 않는다. 그냥 단아하고 얄상한 작은 몸이 좋다. 선이 예쁜 여자이고 싶다. 나는 키도 작은 편이라 허벅지가 두꺼워지면 더욱 키가 작아 보여서 원치 않는다. 즉 내가 운동을 하는 목적은 근육의 부피 증가가 아닌 오히려 부피 감소다. 다리는 날씬하게, 엉덩이는 위로 모으기. 복근은 드러내기. 그래서 나는 닭고야 같은 식단보다는 오히려 부종이 빠지는 좋은 지방과 적절한 단백질, 그리고 저탄수화물 식단이 적절하다.

40년이라는 인생 동안 지방을 지금처럼 즐겨본 적은 없다. 늘 지방은 살이 찌는 주범이고 심혈관계에 나쁜 영향을 주는 대상이었다. 스무 살 때 한참 다이어트에 열정적일 그때에 편의점에서 식사 대용으로 간식을 고르면서 '무지방', '저지방'만 찾았다. 그게 벌써 20년 전이다. 그 사이 수많은 사람들의 건강에 적신호가 찾아오자 다시금 다른 목소리가 나왔다. 그 흐름의 일환이 당질 제한, 저탄수화물 단백질, 저탄수화물 고지방식이 등의 흐름이다.

그 누구보다 여자로서 이런저런 식단에 대해 공부하고 시도해봤다고 해도 과언이 아니다. 심지어 채식 식단도 20대 내내 철저하게 지켜왔었다. 물론 다이어트라는 목적보다는 지구 사랑, 환경 보호 등의 신념 그리고 그때 당시 불교사상과 스님들과의 깊은 인연 등의 복합적인 요인의 작용이었다. 그렇지만 지금 마흔이 되어 다시금 생각해본다. 그 무엇에도 치우친 식단은 좋지 않다. 무엇보다 중요한 것이 '조화'이다. 너무나도 진부한 단어 같기는 하지만 아무리 생각해도 이것보다 더 적절한 단어가 없다. 어느 한쪽에도 치우치지 않은 조화로운 식단. 이것이 건강의 비결이다.

불필요한 것들을 덜어내고 몸에서 필요한 영양소만 공급해 건강해지면 저절로 예뻐진다. 탄수화물, 단백질, 지방 이 3대 영양소의 조화. 그렇지만 우리의 현실에서 탄수화물은 지금의 생활 패턴에 필요 이상으로 과잉 공급이 문제다. 우리가 별 생각 없이 사 먹고 준비해서 먹고 마시는 음식 중 유난히 탄수화물이 과잉된다. 탄수화물 가공식품들은 대체로 원가가 저렴하다. 만약 우리가 한 끼를 가공식품, 즉 공장에서 만들어진 음식을 먹었다면 다음 끼니는 자연식품을 택하는 것이 쉬운 '조화'의 예다. 밤늦게 식사를 하고 잤다면 다음 날 아침에는 공복 타임으로 칼로리 제로인 따뜻한 차를 마시자. 어제 밤에 못 쓰인 음식을 몸이 쓸 수 있는 시간을 주자. 이것도 일종의 '조화'이다.

건강한 식단을 어렵고 맛없게 생각하지 말자. 며칠만 자연적인 음식을 먹어보자. 삼겹살을 구워 먹는 것과 햄을 먹는 것은 절대로 같지는 않다. 이왕이면 좀 더 자연그대로의 형태인 삼겹살이 낫다. 구워 먹는 것보다는 삶은 부드러운 육질이 더 좋다. 이렇게 좀 더 나은 것, 내 몸을 기준으로 좀 더 이로운 것을 선택하려고 할 때 우리는 보다 예쁜 몸, 내가 원하는 몸에 쉽게 가까워질 수 있을 것이다.

잘 먹어야 잘 빠진다

먹을 것이 넘쳐나는 시대다. 과거의 인간은 늘 굶주림과 추위를 대비해 살아왔다고 하는데 너무나도 큰 변화다. 60 넘으신 친정어머니의 어릴 적 이야기만 들어도 그렇다. 그때만 해도 먹을 것이 귀했다. 가난한 시골 집 아이들은 흰쌀밥은 생일 때만 먹는 귀한 것이었다. 보통은 보리밥, 감자, 고구마 등을 주식으로 먹었다고 하신다. 그래서인지 어머니들은 특히나 흰 쌀밥을 배불리 먹는 것을 유난히 중시하신다. 새삼 인류의 발전은 대단하다는 생각이 든다. 지금은 오히려 웰빙 열풍 때문에 흰 쌀밥은 있어도 안 먹는데 말이다. 나 또한 풍요로운 시대에 살고 있음에 감사할 따름이다.

더욱이 요즘에는 코로나로 인해서 더욱 배달 어플리케이션이 활성화되면서 언제 어디서든 음식을 주문할 수가 있다. 클릭 한두 번으로 마음만 먹으면 하루 24시간 내내 집 안에서도 세계 각국의 음식을 맛볼 수 있다. 특히 코로나로 인해 아이들과 집에 머무는 시간이 많아져서 더욱 배달음식을 찾게 된다.

책을 쓰는 이 시간이 밤 10시이다. 한의원 출근을 하지 않은 요일에는 주로 저녁을 아이들과 남편, 친정어머니와 함께 먹는다. 아이가 요즘 수학경시대회를 앞두고 있어 밤 9시가 되어야 집에 온다. 이런 날에는 저녁이 워낙 늦어진다. 아무래도 늦은 저녁은 소화에 부담이 되어 적게 먹으려 노력하지만 나도 사람인지라 가끔은 무너져버린다. 그래도 가급적 회, 고기 종류를 담백하게 먹는다. 물론 밥, 면류와 같은 탄수화물은 배제하고 말이다.

가급적 탄수화물을 맛있게, 좀 먹었다 싶을 정도로 먹는 것은 낮에 활동하는 시간이 좋다. 나는 주로 오전에 방탄커피로 아침 식사를 대신하기 때문에 내가 탄수화물을 먹는 시간은 대체로 12시부터 7시 안쪽이다. 이때의 탄수화물은 복합 탄수화물로 흰쌀밥, 잡곡밥, 곡물빵, 고구마 등이다. 그런데 나는 20대를 비건으로 지내온 만큼 탄수화물을 워낙 많이 먹어왔다. 지금도 한번 탄수화물에 손을 대면 나도 모르게 과식을 하게 된다. 그럴 때는 지방의 비율은 줄이고 단백질을 조금 곁들인다. 배가 불러도 계속 먹게 되는 것은 탄수화물 종류이다. 괜히 탄수화물 중독증이라는 말이 있는 게 아니다. 그걸 알기에 늦은 밤에는 탄수화물은 조금 삼간다. 탄수화물은 빠르게 에너지를 만든다. 우리 몸에서 대사가 쉽기 때문이다. 그래서 탄수화물을 먹고는 유산소같이 땀 흘리는 운동을 하는 게 좋다. 예쁜 몸을 만드는 관점에서 말이다.

오늘은 '가을은 전어'라는 말답게 전어회를 주문해 먹었다. 아이들은 사이드 메뉴로 오는 새우튀김을 먹고 어른들은 회를 공략한다. 나보다 체중이 많이 나가고 탄수화물을 좋아하는 남편은 늦은 밤에는 밥이라도 빼고 먹으라고 해도 말을 안 듣는다. 그러면 영락없이 남편은 아침에 피곤하고 얼굴도 더 많이 붓는다. 정작 본인은 안 부었다고 해도 내 눈에는 여실히 드러난다.

나는 밤 10시에 회를 그것도 배불리 먹을 때는 가급적 와사비는 많이 간장은 적게 해서 간단하게 소주 한잔 혹은 양주 한잔 정도 곁들인다. 이러면 다음 날 되어도 그렇게 체중 증가나 부종은 없다. 오히려 늦은 시간에 많은 양의 생야채들, 오이, 샐러드, 곤약 등의 차갑고 부피가 큰 칼로리 적은 음식을 먹는 경우에 다음 날 아침, 더 붓고 피곤하다.

확실히 잘 먹는다는 것은 많이 먹는 것과는 다르다. 지금 이 시간에 회를 먹는다는 것은 완전 늦은 시간 야식이다. 더군다나 요즘에 책을 쓰느라 앉아 있는 시간이 늘어서 열심히 해왔던 운동 시간이 대폭 줄었다. 예전 같았으면 이 시간에 먹는 것을 죄악시하고는 자책과 후회를 했을 것이다.

그러나 요즘에는 먹는 것에 나름의 전략이 생겨 그런지 걱정이 없다. 오늘 늦은 시간에 먹었으니 내일은 오전에 방탄커피를 마시고 1시 이후에 음식을 섭취하면 된다. 중간에 배가 고프면 나에게는 한약이 있고, 각종 허브티들이 있다. 그래도 출출하면 체력을 보강해주는 쌍화탕, 비염 한약인 소청룡탕 등의 한약을 따뜻하게 마시면 된다.

　음식을 잘 먹는다는 것은 양질의 음식을 적절한 양으로 먹는 것이다. 체내에서 에너지를 만드는 3대 영양소 탄수화물, 단백질, 지방을 적절히 비율을 맞춰 먹되 체중을 감량할 것이냐, 증량할 것이냐, 유지할 것이냐에 따라 비율을 조절하면 된다. 셋 중에 어느 하나라도 없으면 안 된다. 이 중 우리의 사회에서는 탄수화물, 특히 나쁜 탄수화물은 많이 먹기가 쉽다. 여기서 나쁜 탄수화물이란 자연에서 나오는 것이 아닌 공장에서 저렴한 식재료를 위해 인위적으로 만들어낸 옥수수시럽, 액상과당, 포도당, 설탕 등이 첨가된 음식들이다. 그리고 떡, 빵, 면과 같은 탄수화물도 피하면 좋다. 다만 밭에서 나는 곡식 탄수화물은 그래도 약간은 허용하는 것이 좋다. 적절하게 말이다.

　그리고 좋은 지방은 체내에서 활용하기 쉬운 지방으로 보통은 지방 사슬이 짧을수록 체내에서 이용하기가 쉽다. 들기름, 아보카도 오일, 올리브 오일, 코코넛 오일, MCT 오일 등이다. 이러한 좋은 오일은 우리가 사먹는 음식에는 보통 들어가기가 힘들다. 일단 비싸고, 열에 약하기 때문에 변질되기 쉽다. 무엇이든 우리가 사 먹는 음식은 대체로 원가가 저렴

해야 이윤이 남기 때문에 좋은 지방은 아무래도 소비성 식품에 쓰기는 힘들다. 그래서 좋은 지방은 가급적 우리가 집에 놓고 음식에 곁들이는 편이 좋다. 들기름으로 계란 후라이, 비빔밥 등도 좋고 집에서 참치회 등을 먹을 때도 집에 있는 좋은 기름으로 찍어먹는 편이 좋다.

상대적으로 좋은 지방에 비해 단백질은 밖에서 사 먹기는 쉽다. 요즘에는 식료품에도 단백질 열풍이 불어 편의점에서 단백질 음료를 만날 수도 있다. 그렇지만 공장에서 플라스틱 통에 라벨을 달고 식품으로 나오게 되면 가공 과정에서 좋은 성분들은 제거되고 칼로리만 남는 경우가 많다. 소화 과정에서 필요한 자연 효소, 미네랄 등이 없어지기 때문이다. 그래서 우리는 최선의 선택보다는 보다 덜 나쁜 선택을 하는 편이 좋다.

한의원에서 바쁘다 보면 식사를 제대로 챙겨먹기가 쉽지는 않다. 그렇지만 나는 일에 더욱 집중해야 하는 날에는 밖에서 사 먹는 식품첨가물, 조미료 등의 음식보다는 집에서 준비한 엄마표 음식, 혹은 간단한 가공식품을 즐긴다. 이날은 가족과 함께 거하게 이것저것 차려 먹지를 못하니 이때에 맞춰 전략을 짜는 것이다. 그래서 화목토 식단과 월수금 식단이 좀 많이 다르다.

점심에는 보통 간편하게 야채와 고기를 볶아서 먹는다. 주로 생선, 돼지, 양, 오리, 소, 닭고기를 돌려가며 200g가량 볶는다. 아침에 조금 일찍 일어날 때는 직접 볶기도 하지만 에어프라이어에 넣어놓고 출근 준비를 하면 매우 간편하다. 늘 좋아하는 소금, 후추, 레드페퍼, 로즈마리, 강

황가루, 생강가루 등을 돌아가며 뿌린다. 이렇게 고기와 함께 약간의 밥을 먹는다. 말 그대로 저탄고지 식단이다. 이것저것 시도는 해봤지만 이 식단이 낮에 포만감이 좋고 허기도 없다. 그리고 무엇보다 바쁘게 일할 때 능률이 너무 좋다. 그리고 고칼로리라 그런지 양이 그렇게 많지가 않아 먹는 데에 시간이 많이 안 걸리니 간편히 먹고 나서는 한의원 주변을 산책하기에도 안성맞춤이다

이렇게 점심을 먹고는 저녁이 되면 계란후라이 3개, 반숙란 2개, 단백질바 1-2개, 오징어채 등을 간단히 먹는다. 간혹 과일도 먹기도 한다. 그리고 유난히 피곤한 날에는 방탄커피를 마실 때도 있다. 중간에 허기가 지거나 입이 심심할 때는 다크초코렛을 몇 조각 먹기도 한다. 그리고 좀 더 한약을 챙겨 먹는다. 다이어트보약, 공진단, 경옥고 등 체력을 위해서 애를 쓴다. 아이 둘을 낳고 나이가 마흔이 되니 더욱 그렇다.

물론 이렇게 먹고 집에 와서 밤 11시 넘어서 간단한 야식을 먹을 때도 있지만 대체로 이 식단이 일할 때 하루 종일 최고의 컨디션을 유지하게 해준다. 나는 퇴근을 하자마자 육아 출근을 한다. 우리 아이들은 나의 퇴근이 밤 11시 즈음이 되다 보니 늦게 자는 버릇이 있다. 게다가 아직 어린 둘째는 나와 새벽 2시까지 함께하는 경우도 허다하다. 엄마랑 늦게까지 놀려고 그랬는지 낮잠을 2-3시간 자고 일어나서는 엄마와 새벽까지 노는 것이다. 그러면 거의 잠을 4시간밖에 못 자기도 한다. 그렇지만 이렇게 적절한 탄수화물, 단백질, 지방을 챙겨먹은 날에는 다음 날 체중도 잘

빠져 있거나 잘 유지된다. 오히려 몇 시간 자지 않아도 컨디션이 좋다. 그래서 나에게는 잘 먹는 것이 잘 빠지게 하기 위해서도, 나의 스케줄을 잘 소화하기 위해서도 더욱 중요하다.

모든 게 체력이다. 재테크계의 스토리텔러로 불리우는 5,000억 성공자이자 작가인 박홍기 씨는 『지중해 부자』에서 지금보다 3배 더 벌고 싶으면 먼저 체력부터 3배로 키우라고 말한다. 한의사의 입장에서 전적으로 공감한다. 잘 먹어야 잘 빠진다는 말도 불필요한 정크푸드, 칼로리뿐인 가공식품은 피하고 영양가 음식을 제대로 잘 챙겨먹어야 한다는 의미이다. 이와 함께 몸에 이로운 비타민 B, C, D군들, 오메가3, 마그네슘 등의 식품으로 섭취하기 부족한 영양제들을 챙기고 한약과 적절한 운동을 병행한다면 몸도 예뻐지고 체력도 길러져 더욱 부자의 길에 추월차선까지 오를 수 있을 것이다. 물질적 풍요와 미의 추구는 인간의 영원한 욕망이다. 그리고 이것들을 얻었을 때 우리는 보다 행복한 삶을 편하고 쉽게 영위할 수 있다.

4

안 먹는 것이 아닌 먹어도 좋은 것에 집중하자

사람의 심리는 참 신기하다. 실제 요즘 접하는 자기계발 서적 중에 '끌어당김의 법칙'이라는 개념이 있다. 나는 이 우주의 원리를 믿는다. 원리를 이해하고를 떠나서 정말 신기하게도 여태 간절히 혹은 막연히 생각했던 것들이 하나씩 이루어져 내 삶을 만들어왔다.

초등학교 3학년 때의 일화이다. 친하게 지냈던 옆집 언니가 있었다. 나보다 한 살 많은 언니였다. 그 당시 그 언니는 공부를 잘했고 나는 중간이었다. 엄마가 어릴 때는 별다른 사교육을 시키지 않았다. 초등 저학년때는 스스로 공부를 찾아서 하기보다는 엄마의 노력과 역할이 아이의 성적에 보다 지대한 영향을 미칠 때이다. 그런데 그 언니는 본인이 나보다 성적이 우수하다는 것을 곧잘 이야기했다. 대수롭지 않게 듣고 흘렸다. 아직 애였으니까 그랬던 것 같다. 그런데 어느 날엔가 그 언니가 또 성적, 등수 이야기를 하면서 나에게 "너는 공부를 못하잖아. 그러니까 모르겠지."라고 했다. 그때 나는 결심했다. '두고 봐라. 나도 언니보다 더 잘해볼 거다.' 정말 그랬다. 실제로 학년이 올라갈수록 나의 성적은 앞으로 올라갔고 심지어 중학생 때는 위로 위로 더 올라갔다. 그래서 고등학교 때는 전교 등수에 올랐고 한의대에 들어올 수 있었다.

막연하게 나의 미래를 그려준 영어학원 선생님이 계셨다. 그 선생님은 강남 대치동과 목동을 오가며 수업을 하시는 나름 소수 정예 고액 과외 선생님이셨다. 그 당시 새로 도입되었던 서울대학교의 텝스 영어 시험 교재와, 토플 교재로 수업을 했던 기억이 있다. 재미도 있었고 그런 책을 공부한다는 것에 자부심도 느껴졌다. 무엇보다 그 선생님은 아이들에게 폭풍 칭찬을 입이 닳도록 하셨다. 그러니 더욱 나는 잘한다, 잘하는 우수한 학생이다라는 생각을 했고 그것에 집중을 했다. 그러니 더욱 영어를 할 때 자신감이 붙고 영어 독해 부분에서는 정말 성적도 우수했다. 그 당시 선생님이 그려준 나의 미래상은 대학 시절에 미국에 가서 영어로 수업을 듣는 장면, 세계 각지에서 유학 온 친구들과 함께 영어로 토론을 하며 과학 실험을 하는 장면 그리고 더 먼 미래의 30대의 나는 정확치는 않지만 계속적으로 일을 하는 여성의 모습이었다.

공과대학에 진학해서 해외 유학을 가 미국 실리콘밸리에서 일을 하는 나를 상상했지만, 생각 외로 성적이 잘 나오다 보니 공대보다는 의대, 한의대 쪽을 선택하게 되었다. 따라서 앞의 두 가지 유학의 꿈은 멀리 사라졌다. 그렇지만 계속 일을 하고 커리어를 쌓으며 즐겁게 나의 꿈을 펼치는 나의 미래를 그려왔던 것은 지금도 현실화되고 있다.

고등학교 때 공부를 하다가 집중이 안 되거나 하기 싫을 때는 나의 미래를 상상했다. 한때는 내가 미국 NASA에 취직을 해서 실제 우주선을 타고 지구 밖으로 나가는 모습을 상상했다. 신기하게도 그렇게 우주선에 타고 있을 때의 느낌이 어떨지까지 상상하고 느꼈다. 고등학교 시절 그렇게 자주 읽었던 칼 세이건의 『코스모스』책의 영향이다. 그 책을 보며 그 장면을 상상하면 그렇게 가슴이 벅찼고 떨려왔다. 내가 그렇게 30대, 40대가 되어서도 즐겁게 일을 하는 모습을 생각하면 괜한 웃음이 나고 설레어왔다.

물론 방향이 많이 달라지긴 했지만 나는 한의사가 되어서 한시도 일을 쉬어본 적은 없다. 모르겠다. 늘 일을 하는 내 모습을 상상해와서 그런지 일이 참 재미있고 즐겁다. 아이들 때문에 엄마라는 역할을 수행하느라 억지로 화목토는 육아를 하고 있지만 솔직히 말해본다. 나는 집에서 아이들을 보는 것보다 일을 하러 한의원에 출근하는 발걸음이 가볍다. 환자분들과의 대화에서 힘을 얻는다. 다이어트 한약 상담을 통해 내가 20년 넘게 해온 다이어트 역사를 풀고, 해답을 제시하는 과정이 재미있다. 그리고 또 환자분들의 다이어트 역사에서 나름의 팁도 얻는다. 그리고 보약 상담을 오신 환자분들의 몸속에서 삶의 이야기를 듣는다. 그 장면들을 상상하는 즐거움이 있다. 그리고 우리 한의원 환자분들은 정말 다양한 직업을 가지고 계신다. 보약, 다이어트 한약, 갱년기 한약, 홍조 한약, 피부 두드러기 한약 상담 등을 통해서도 이러한 이야기들이 오간 다. 한의학에서도 심의, 즉 환자의 마음을 치료하는 의사를 상위 1%의 가 장 높은 수준의 의사라고 했다. 환자의 질병의 원인과 형태를 추적하다 보면 환자분의 직업, 가족 관계 등의 이야기를 듣게 된다. 신기하게도 환 자분들이 심적으로 힘들었던 시기에 본래 가지고 있던 증상들이 더 심해 진다. 그래서 이러한 이야기가 오갈 수밖에 없다. 이 과정이 나에게는 인 생의 간접 경험이다. 그래서 환자들은 나의 인생 선배이자 멘토이다. 일 하는 즐거움에 집중을 하니 일이 재미있다. 물론 힘들고 지칠 때도 있다. 집에서 마냥 뒹굴거리고 싶은 날도 있다. 그렇지만 즐거움에 집중을 하 니 전체적으로 즐겁게 느껴진다.

끌어당김의 법칙은, 우리가 생각하고 원하는 것을 끌어당긴다. '먹고 싶다'에 집중하면 먹고 싶은 것을 끌어당긴다. '안 먹어야지'를 생각하면 '먹어야지'를 끌어당기니 결국 먹게 된다. 건강하고 싶다에 집중을 하면 건강하고 싶다를 끌어당긴다. 아프면 어떡하지, 늙으면 어떡하지에 집중 을 하면 아프게 되고 늙어지게 된다. 긍정에 집중을 하면 그 긍정이 일어 나고 부정에 집중을 하면 그 부정이 일어난다.

육아, 일, 다이어트도 마찬가지다. 힘들고 하기 싫은 것에 집중을 하면 정말 그렇게 느껴진다. 그 기운을 끌어당기기 때문이다. 반대로 육아를 하면서 좋은 부분에 집중을 하면 그 부분만 드러난다. 누구나 아는 원효대사의 해골물도 마찬가지다. 잠결에는 그렇게 꿀맛 같던 해골물이 아침이 되어 그 실상을 보니 썩은 물이었다. 뭐든지 마음먹기에 달려 있다면, 이성적으로 생각해보자. 하기 싫은 마음보다 하고 싶은 긍정의 측면에 집중하는 것이 이득이다. 기분이 좋아지는 좋은 에너지를 주기 때문이다.

물론 개인의 선택이다. 그렇지만 나는 이왕 하는 걸 즐기고 싶다. 스무 살 시절 만났던, 나의 재수 시절을 전폭적으로 지지를 해줬던 훤칠한 키의 남자친구는 늘 내게 말했다. "피할 수 없으면 즐기자." 아마도 나의 긍정적인 끌어당김의 법칙이 무의식중에 이런 긍정 마인드를 가진 남자친구를 끌어당겼을지도 모른다. 그 당시는 내가 공부하느라 마음도 피폐해져 있었고 잘못된 무리한 다이어트를 하느라 몸마저 더욱 피폐해져 있었다. 그럼에도 그 남자친구는 나의 짜증과 예민함을 다 받아주었다. 내가 한의대 입학을 하고 지방으로 내려가게 되니 더 이상 너를 바라보고 기다리는 것에 지쳤다고 이별을 고했었다. 방어기제의 작동으로 표면적으로는 '흥. 그래 잘 가라.' 하고 말았지만 내가 너무 어렸다. 철이 없었다. 미안해서 부끄러울 지경이다. 만약 그때 그 남자친구가 우연이라도 이 책을 읽는다면 꼭 연락을 해주길 바란다. 너무 미안하고 고마운 마음에 맛있고 비싼 저녁이라도 한 끼 대접하고 싶다. 물론 우리 남편도 함께 말이다.

삶의 방식도 마찬가지다. 기분 나쁨보다는 기분 좋음에 집중을 하자. 우울함보다는 즐거움에 집중하자. 할 수 없을 것 같은 기분보다는 할 수 있을 것 같은 기분에 집중하자. 다이어트도 마찬가지다. 안 먹음에 집중하면 오히려 안 먹어야 하니 나중에 식욕 폭발이 되기 십상이다. 다만 다이어트를 하는 것 자체를 '안 먹어야 된다.'라는 생각보다는 불필요한 것들을 빼고 핵심만 짚어 골라먹는다 생각하면 된다. 마치 우리가 시험 앞두고 최대한 성적을 끌어올리기 위해 불필요한 잡생각, 일상 의무적인 것들이나 잡다한 내용은 빼고 핵심 공략을 하듯이 말이다.

대체로 사람들이 직접 정성껏 만든 것이 아닌 공장 생산을 통해 만든 음식들은 피하는 것이 이롭다. 흔하게 가공식품들, 트랜스 지방들이다. 대부분 공장에서 팔기 위한 목적으로 상품화된 식품들이다. 나를 위해서 내 몸을 위해 만들어진 것이 아닌 간편함, 편리함을 위해서 '판매'되기 위해 공장 시설에서 대량으로 만들어졌다. 그래도 그나마 천연의 좋은 재료를 건강상의 이점을 고려해 만든 음식은 괜찮다. 다만 이런 음식들을 주식으로 너무 자주 습관처럼 매일 매끼니에 먹지는 말자.

반대로 자연 그대로의 식재료들은 대체로 우리 몸에 이롭다. 영양이 골고루 함유된 선한 음식들은 우리의 몸을 건강하게 하니 그 결과로 예쁜 몸을 도와준다. 가공 과정을 최소화한 식재료들, 색이 다채로운 야채들은 가까이 하면 좋다. 기름으로 튀기거나 조리과정을 거치는 음식은 집에서 이왕이면 좋은 기름으로 준비해 먹는 것이 좋다. 물론, 현실적인 이유들로 바깥 음식을 자주 먹을 수 밖에 없는 경우에는 이에 상응하는 다른 좋은 행위와 의식을 병행하자. 나쁜 음식을 먹는다면 나쁜 음식이 충분히 쓰일 만큼의 공복 시간, 배출 시간을 가져주고 영양제, 한약, 소화효소 등을 챙겨먹자. 그리고 적절하게 땀을 빼고 운동도 하자. 무엇이든 적당히만 기억하면 다이어트도 쉬워지면서 잘하게 된다. 공부를 잘하는 것이 하루 이틀 열심히 한다고 될 것이 아니다. 좀 더 커다란 목적들은 어려운 방식으로 결코 되지 않는다. 즐겁게 기분 좋게 좋은 것에 집중해서 하나씩 나만의 리스트와 목록을 만들어가다 보면 어느 순간 그 지점, 목표하는 몸에 다다를 것이다.

5

내 몸이 보내는 메시지에 귀 기울이자

나는 환자분들과 대화를 참 즐긴다. 대학병원 수련의 시절에도 동기들이 신기하다고 할 정도로 환자분들의 정보를 다 꿰고 있었다. 환자의 직업, 좋아하는 음식, 취향, 가족 구성원 등등을 말이다. 사실 이런 부분이 꼭 의료 행위를 할 때에 필요한 것은 아니다. 그렇지만 이러한 정보를 활용해서 보다 깊게 환자를 이해하게 되면 무엇인가 침 치료에도, 한약 처방에도 도움이 된다.

올해 4월부터 한의원에 여드름 치료를 위해 내원한 친구가 있다. 이 친구는 신기하게도 한의대 입학이 꿈이라고 한다. 개인적으로도 반갑다. 작년부터 심해진 여드름이 지금 현재 너무 심각한 상황이라서 한의원에서 한약과 여드름 침 치료를 위해 내원을 하였다. 생각보다 많은 기기와 장비들이 없어도 여드름 치료는 손쉽게 된다. 일단 한약으로 여드름의 원인이 되는 체내 환경을 개선해주고, 침이나 MTS와 같은 미세침으로 여드름 화농과 흉터를 자극해주면 최고의 효과를 볼 수 있다.

대체로 현대 의학 체계가 그러하듯 환자분들 대체로는 어떠한 증상이 발생하면 우선적으로 한의원보다는 양방 병의원을 다녀오는 경우가 많다. 여드름 또한 마찬가지여서 이미 한의원에 내원하실 때쯤에는 피부과에서 소위 해볼 수 있는 치료와 약을 다하고 오는 경우가 많다. 그래서 한의원 치료가 더 오래 걸리는 측면도 있다. 조금 빨리 오셨으면 병리 기간이 짧으니 세포상의 개선 속도도 빠르다. 그러나 오랜된 증상들은 대체로 치료 기간도 길다. 마치 성적이 낮으면 상위권까지 올리는 데 더욱 시간이 걸리는 것과 같은 이치다.

내가 우스갯소리로 환자들한테 체중 성적, 근육 성적, 인대 성적 등으로 표현을 한다. "오랫동안 아파서 오신 거면 허리 근육 성적이 지금 같은 경우 20점이에요. 적어도 일상생활에서 통증이 없으려면 안정적으로 80점은 유지해야 되세요. 그러니 우리는 지금 함께 허리 근육 성적을 올리는 작업을 하고 있습니다. 그러니 무리하지 마세요. 아프다고 하면 몸이 쉬라는 신호이니 절대 그 이상으로 운동, 작업하지 마세요."라고 말이다. 정말 하루에도 몇십 번이나 하는 레퍼토리다.

이 친구 또한 처음 한의원에 내원했을 때에 피부 성적으로는 20점 대였다. 숱하게 많이 났던 결절성 여드름. 이와 함께 늘 동반되는 상열하한 증. 어릴 적 숱하게 들었듯 머리는 차갑고 배는 따뜻해야 건강하다. 이 말은 늘 진리이다. 대체로 여드름, 지루성 두피염 등의 얼안면부 피부 트러블은 머리가 뜨거워서 생긴다. 그래서 한약 또한 안면부를 시원하게 해주는 한약이 들어간다. 이와 함께 여드름 치료면 여드름 치료에 맞게 피지 분비량을 조절하고, 안면부에 염증이 덜 생기게 도와주는 약들도 들어간다.

　그리고 이 친구 또한 단순히 어릴 때부터 여드름이 심했던 친구는 아니다. 대체로 피지 분비량이 많은 경우에는 중고등학교 때부터 심해진다. 그러나 스무 살 때까지 여드름 하나 없던 말끔한 피부를 가진 친구가 어쩌다가 지금과 같이 피부 성적이 급하락했을까? 이 지점에서 이 친구의 생활을 추적해봐야 한다. 그러면 병에 대한 이해가 쉬워져서 한약을 쓰더라도 더욱 도움이 된다. 그리고 침을 놓더라도 위치가 미세하게 달라진다. 그리고 치료 예상 기간, 중간중간 점검할 사항들 등 치료 계획이 좀 더 친구에게 맞춤이 될 수 있다. MTS 치료를 위해 내원했을 때 또한 오가는 한두 마디도 달라진다.

　이 친구의 경우 재수 생활을 하면서 여드름이 심해졌다. 재수 생활이라는 즐겁지 않은 상황을 나도 경험을 해봐서 그때의 감정 상태가 공감이 된다. 무엇인가 나 혼자 뒤처지는 느낌에, 작년보다 시험을 오히려 더 못 보면 어쩔까 걱정이 된다. 부모님 또한 나를 믿고 계시지만 한편으로는 걱정하는 눈치다. 무엇인가 이 기간은 긍정적이고 자신감 넘치는 쪽보다 부정적, 자신 없어짐, 의기소침의 기간이 되기 더 쉽다. 그래서 이러한 심리기전이 분명 있을 것이다. 그리고 코로나 시기라서 무엇보다 공부를 집 혹은 외부해서 했던 것도 영향이 크다. 즉 장시간의 마스크 착용은 피부 상태에 변화를 주기에 더욱 고려해야 한다. 그리고 또한 아이의 소화력, 생리통, 부종, 상열증 등 기타 신체 상황에 대해서도 파악을 한다. 그렇지만 아이가 올해에 삼수로 공부를, 이번에는 집에서 준비할 예정이라는 상황도 내가 환자를 치료하는 데에 많은 참고가 된다.

아이의 한약에는 다른 기타 여드름, 상열증, 소화 관련 한약재 외에도 심리적 안정, 불안, 걱정 초조 등에 대한 한약재를 무엇보다 많이 처방했다. 그리고 평소 어떤 음식을 좋아하는지를 물어봐서 아이가 치료를 받으러 올 때마다 소위 엄마가 아이를 달래듯 좋아하는 음식에 이런 걸 먹으면 어떨까, 치킨이나 피자 대신 차라리 이렇게 먹으면 어떨까 등을 제안했다. 어느 날은 한참 여드름이 안 올라오고, 올라오더라도 화농 크기가 확연히 줄어갔던 시기인데 갑작스레 다시금 여기저기 커다란 농포 여드름이 올라온 것이다. 역시나 2-3일 전에 무엇을 먹었는지 물어봤더니 주말이라 피자를 먹었다고 했다. 이렇게 직접 확인을 하면 환자도 느낀다. 여드름이 고민되고 스트레스인 아이이기 때문에 직접 이렇게 깨달으면 아무래도 피자를 먹는 횟수가 줄어든다. 그렇다고 아예 안 먹고 살 수는 없다. 그렇지만 심해질 것을 예상하는 것과 모르고 당하는 것은 다르다. 장기적으로 봐서는 알면 대비를 하게 되고 아니까 덜 선택하게 되는 지속적인 효과가 있다.

이렇게 음식 하나에도 내 몸이 신호를 보내준다. 이 음식은 너에게 이롭지 않다고 여드름으로 신호를 보내준다. 참 고맙지 않나. 그 전부터 아마 계속 신호를 보내줬을 것이다. 단지 그것에 대해 인식을 못 하고 나타나는 현상에 대해서만 불평을 하니 개선이 안 된다. 나는 수많은 상담을 통해 이러한 몸에 나타난 증상에 대한 연결고리를 찾는 것이 습관이 되었다. 즐겁다. 환자의 몸과 생활에 답이 있다. 그래서 이 부분에 대해 인식을 시켜드린다. 이것에 같이 공감을 하고 몸이 보내주는 신호에 반응을 하는 분들은 좋아지고 개선된다. 체중도 감량되고 예뻐진다. 그리고 또 그런 만큼 자존감도 높아져서 삶 자체가 즐거워진다. 어쨌거나 한의원에 처음 내원하셨을 때보다 상태가 개선되어 나도, 환자분도 만족스러운 상황이 된다.

그렇지만 내가 알려드려서 '운동을 줄이세요. 허리가 아프시면 중단하고 쉬세요. 허리를 치료받으러 오시는 것도 중요하지만 그런 만큼 악화되지 않도록 노력도 하셔야 좋아진 상황이 유지가 됩니다.'라고 숱하게 말씀을 드려도 한 귀로 듣고 흘리시는 경우는 역시나 다음 번에도 비슷한 상황에 오신다. 허리가 아파 침 치료를 하셔도 아플 때만 잠깐 들렀다 가시니 그런 상황이 반복이다. 다이어트 처방을 해드려도 잠깐만 도움받고, 체중이 빠지면 바로 다시 한약을 그만두면서 식단도 이전으로 돌아가니 감량 기간은 잠깐이 되는 경우도 있다.

체중이 증가했다, 생리통이 생겼다, 다리가 붓는다, 소화가 안 된다, 두통이 생겼다, 아침에 일어나기가 힘들다 등의 흔한 우리의 증상들은 몸에서 보내주는 신호이다. 이 신호를 고마워할 수도 있고 짜증을 낼 수도 있다. 그렇지만 오랜 시간 환자분들을 보면서 느끼는 것은 이 신호에 긍정적인 반응을 하면 결과도 좋다. 부정적인 반응은 역시나 결과도 나쁘다. 여기에도 끌어당김의 법칙이 작용된다. 몸이 보내주는 생리통 신호에 생리통을 줄이기 위해 밀가루 줄이기, 찬 커피 줄이기, 퇴근 후 골반 스트레칭하기, 한약 복용하기 등의 행위들을 하면 그 행위에 보상하듯 우리의 생리통도 감소된다. 생리통의 신호에 적절하게 긍정 행위들을 했기 때문이다. 이러한 일련의 행위가 좋아질 것을 예상하고 했기에 결과는 좋아질 수밖에 없다. 좋아지는 상태를 끌어당기니 좋아지게 된다.

그렇지만 생리통이 짜증난다, 일과 공부에 방해가 된다, 예전에 한약 치료도 해봤는데 그때뿐이었다. 그래서 한약은 먹고 싶지 않다라고 하는 분들도 있다. 그럼 대신해서 침 치료라도 주 3-4회 이상은 나오시라 말씀드린다. 그리고 함께 식단도 조금은 위와 장이 편한 음식으로 선택하시고 커피도 줄여보시라 말씀드린다. 그렇지만 역시나 이런 분들은 침 치료도 오시지 않고, 식단에 대해서도 적극적으로 수정하지 않는다. 그러니 계속 생리통은 심해져서 진통제에만 의존하게 되신다. '치료해봤자 비슷하겠지 뭐.'라는 생각은 부정 생각을 끌어들여 결국 치료도 적극적으로 하지 않고 역시 그 결과가 안 좋다.

　나는 체중이 원래의 체중보다 2~3kg 더 감량된 요즘에는 확실히 몸의 신호에 더욱 민감해졌다. 이렇게 책까지 쓰게 되면서 나의 내면까지 더 돌봐서 그런지도 모르겠다. 행복하다. 음식 하나하나에 민감해져서 나에게 맞고 안 맞고에 대해 보다 명확해졌다. 말끔하다. 그래서 갈수록 소음인 체질에 맞는 음식이 편해지고 안 맞는 야채, 과일류에 민감해졌다. 예전 같았으면 이런 신호에 '내 몸은 왜 이래.'라는 부정 반응이었다. 그렇지만 요즘에는 긍정 사고, 내 몸 존중의 사고방식을 더욱 하게 된 이후로 감사하다. 이렇게 민감한 내 몸에 말이다. 무엇보다 몸의 신호를 존중해야 내가 편하다. 일에 능률도 오르고 감정 변화도 안정된다. 그래서 더욱 행복하다. 예전보다 적은 체중으로도 더 많은 에너지와 더 많은 예쁜 몸 라인 만들기에 힘을 가하고 있다. 그래서 나는 내 몸이 보내는 신호를 앞으로도 계속 존중해줄 것이다. 그게 행복과 예쁜 몸에 이르는 편한 길이다.

6

내 몸에 이로운 음식이 나를 예쁘게 만든다

　책 쓰기를 하면서 유튜브에도 조금씩 관심을 두고 있다. 올해부터 유튜브를 본격적으로 보게 되었다. 홈트레이닝, 즉 집에서 운동을 하게 되면서부터다. 무엇보다 영상으로 보고 따라 하는 게 장점이니 집중도 잘된다. 함께 운동하는 즐거움도 있다. 각자의 공간에 있고, 내가 지금 보는 영상은 지금 현재가 아닌 과거의 그녀들이지만 충분한 현실감을 제공한다. 무엇보다 내 입맛대로 골라 하는 즐거움이 있다. 그러니 즐겁고 오히려 운동을 돈 주고 다닐 때보다 더 열심히 하게 된다. 장소와 시간에 구애받지 않게 되니 내 맘대로가 가능하다. 워킹맘인 엄마들이 취미로 운동까지 한다는 일은 생각보다 고려해야 할 상황이 많다. 아이를 누군가 봐주어야 한다. 남편한테도 맡기고 가기도 한다. 그렇지만 마음이 편치 않다. 남편도 같이 일을 하는 상황이니 나 혼자만 챙기는 것 같아 미안하다. 심지어 나는 늘 퇴근도 늦게 하는 야근녀 아닌가. 그러니 더욱 홈트가 좋다. 편하고 재미있다.

유튜브를 찾아보면서 문득 나도 유튜버가 되고 싶다는 생각이 든다. 운동을 주로 하는 유튜버들 중에서 운동 영상과 함께 일상 영상들도 함께 올리면서 수다도 떨고 하는 방식이 친근하다. 막상 운동을 하러 다니면서 트레이너, 선생님들과 친해져도 쉬이 나눌 수 없는 이야기들인데 그런 일상, 속이야기도 같이 해주니 더욱 친근하게 느껴진다. 그래서 힘들어도 운동을 따라 하게 된다. 그녀들이 출판한 책들도 사서 읽고 나의 서재에 어여쁘게 꽂아도 놓는다. 나름의 팬질이다. 나보다 어린 그녀들이지만 열심히 멋지게 사는 모습을 함께 응원하는 의미이다.

나도 유튜브를 찍어보고자 해서 유튜브 촬영에 대한 책들도 몇 권 사서 읽어도 봤지만 도무지 엄두가 나지 않는다. 그들은 이미 구독자 수가 몇만, 몇십만이다. 이런저런 영상적 기술과 영상미까지 예쁘게 조화된 그들의 영상을 따라할 엄두조차 나지 않는다. 그렇지만 계속 생각만 하고 있다가는 죽을 때까지 못할 것 같아서 유튜브 관련 수업을 들었다. 책 쓰기 하는 과정 중에 있어서 더욱 쉽게 접근을 했다. 평소 멘토이신 권마담님이 실제 유튜버 활동도 열심히 즐겁게 하시고 계셔서 더욱 자극이 되었다. 그리고 무엇보다 잘할 수 있다는 폭풍 칭찬과 격려에 용기를 얻었다. 그래서 찍게 되었다.

　그런데 웬걸. 처음 영상은 유튜브 수업이 있던 첫날 숙제였기에 수업하러 분당에 도착해서 찍었다. 그것도 그 전날까지 진료가 너무나도 바빴기에 더욱이 혼자 영상을 찍을 틈도 없었다. 그리고 또 막상 찍으려 생각했더니 어디서 어떻게 찍나 걱정이 되기도 했다. 그렇지만 한편으로는 일단 일찍 도착해서 시간이 나면 찍어보자 하고 일단 일찌감치 출발을 했다. 30분 정도의 여유 시간이 있었다. 코로나로 인해 어디 가서 마스크 벗고 유튜브를 찍기에도 애매해서 차 안 운전석에 앉은 채로 핸드폰 카메라를 켰다. 날이 좋았던 토요일 낮이라 차의 선루프도 열어놨다. 그랬더니 소위 얼굴이 예쁘게 나오는 자연광 모드가 저절로 되면서 생각보다 너무 괜찮은 화면이 나왔다. 그리고 나 또한 너무나 혼자서도 말을 술술 잘하는 것이다. 한 번 두 번 찍을수록 점점 재미가 있다. 3분짜리 숙제였지만 시간 가는 줄도 모르고 7개는 찍었나 보다.

　그렇게 초보 유튜버가 되었다. 그때를 시작으로 나의 일상 모습을 찍고 있다. 무엇보다 나는 한약을 하루에 2-3번은 마신다. 다이어트 목적으로 마시고, 한의원 출근해서 한참 일하다가 피곤하고 힘들 때 마신다. 요즘 같은 환절기에는 아침마다 맑은 콧물이 살짝 나올 때가 많으니 소청룡탕을 마신다. 한의원에 환자들이 많아 바쁘게 돌아갔던 날에는 내 방에 있는 경옥고, 공진단 등을 들고 나와 한의원 선생님들께도 한두 개씩 돌린다. 그리고 커피가 생각날 때는 대신해서 쌍화탕도 마신다. 소화가 안 되어 속이 더부룩할 때도 소화제 한약을 먹는다. 생리통이 있는 날에는 한의원에 있는 당귀수산 어혈탕을 마신다. 집에서도 마찬가지다. 우리 친정 부모님, 남편, 아이들 모두 한약이 워낙 익숙하다. 웬만한 소화불량, 감기, 두통 등에도 한약을 마신다. 평소에는 각자의 몸에 맞는 보약을 먹는다. 특히 어른들은 다이어트 한약은 꼭 함께 곁들여준다. 살이 찌기 쉬운 환경이기 때문이다.

워낙 한약이 생활화되어 있다 보니 이런 모습을 찍어 올리는 것이 자연스럽다. 환자분들 중에 한약은 꼭 데워서 마셔야 한다고 생각해서 외출할 때 못 마시는 경우도 많아서 정말 깜짝 놀랐다. 한의사인 나조차 귀찮아서 한약을 그릇에 따라 전자레인지에 돌리는 정성으로까지 한약을 마시지는 않는다. 간단한 방법이 있지만 무엇인가 기존의 관습 때문인지 한약은 물에 타서 마시면 안 되고, 꿀을 섞어 먹어도 안 된다고 생각을 하시나 보다.

의외로 한약은 마치 우리 커피의 에스프레소와 같은 농축액이라서 물에 희석해 마시면 차 같아서 오히려 맛이 좋아진다. 일부러 그릇에 따라 데우고 할 필요 없이 파우치를 뜯어서 뜨거운 물을 80ml가량만 넣어도 충분히 따뜻해진다. 그러면 적당히 따뜻하고 맛도 연해서 마시기도 좋다. 요즘 유튜브를 찍느라 이렇게 물을 타서 마시다 보니 한약 마시기가 더욱 기다려질 정도다. 훨씬 목 넘김이 편하고 맛도 좋아진다. 특히 아이들에게 소청룡탕과 같은 콧물 한약을 먹일 때는 물과 꿀을 섞어 마시게 하면 따뜻한 오미자차 같아 좋다. 실제 소청룡탕에 오미자가 많이 들어가기도 한다. 우리 아홉 살 아들은 내가 퇴근해서 오면 "엄마, 꿀타서 소청룡탕 따뜻하게 마시고 싶어요."라고 주문을 하기도 한다.

30대부터 한의원을 운영했으니 한약을 본격적으로 생활화했다. 한약생활을 한 뒤로 나는 좀 덜 피곤해졌고 조금 덜 체중에 신경을 쓰게 되었다. 무엇보다 늘 있었던 수족냉증, 생리통이 사라졌다. 하체 부종도 예전에 비하면 제법 덜하다. 소음인이라 늘 소화불량, 변비, 하체 부종, 수족냉증을 달고 살았지만 오히려 채식만 했던 20대에 이 증상이 가장 심했다. 오히려 30대부터 한의원을 운영하면서 데일리 한약 생활을 하면서부터 이런 부분은 많이 개선이 되었다.

그리고 육아와 한의원을 병행하다 보니 무엇보다 체력 관리가 필수로 요구되었다. 내 스스로가 이 둘을 현명하고 우아하게 하고 싶다는 생각을 했다. 그래서 예전보다 더욱 열심히 한약을 지어 먹고 공진단도 먹는다. 특히나 아침잠이 많은 나는 아침에 일어나기 너무 힘들 때는 바로 공진단을 입에 넣어 쪽쪽 빨아 먹으면서 점차 눈을 뜬다. 그리고 일련의 아침 루틴들을 하면서 아침을 맞이한다. 컨디션에 따라 조절은 하지만 방탄커피, 반신욕, 간단 스트레칭, 한약 등이다. 그러면 언제 그랬냐는 듯 정상 궤도에 오른다.

어떠한 음식이 몸에 좋다는 이론적인 부분보다는 이제는 내가 먹었을때 내 몸에 이로운지, 속이 편한지 등을 생각한다. 물론 기본 전제는 요즘 같은 시대에 가공 음식, 당질 가득 탄수화물을 너무 쉽게 섭취하게 되니 이 부분은 가급적 적게 먹으려 노력한다. 그렇지만 나는 개인적으로 원래도 한식보다는 빵이나 간편식을 선호한다. 한식과 스파게티를 선택하라고 하면 스파게티이다. 가짓수가 많게 배불리 먹는 것보다 한 두가지를 맛있게 배불리 먹는 편을 더 선호한다. 그리고 메인으로 무슨 요리를 먹으러 가면 그 메인에 집중한다. 다이어트 상담 때도 자주 말씀드리는 부분이다. 회를 먹으면 회, 삼겹살을 먹으면 삼겹살로 배를 채운다. 그러면 적어도 불필요한 살이 찌지 않는다.

예를 들어 무한 리필 참치회를 먹으러 간다고 하자. 대체로 메인인 참치와 곁들인 사이드 음식이 1:1 비율로 나온다. 참치는 대표적인 단백질 음식이다. 여기에 살짝 지방도 함께 있다. 그리고 이 코스와 함께 나오는 음식들을 살펴보자. 죽, 옥수수구이, 야채 튀김, 알밥 혹은 마끼, 후식으로 나오는 아이스크림 등이다. 사이드로 나오는 음식들은 대체로 탄수화물이 메인이다. 그래서 나는 차라리 메인으로 배를 채우고 사이드 음식들은 내가 먹고 싶은 것만 조금 골라 먹고 만다. 맛만 보고 말거나 참치가 너무 맛있는 날에는 차라리 참치로만 배를 채운다. 차라리 소주를 1-2잔 마시고 만다. 그러면 늦은 저녁이라도 생각보다 먹은 양에 비해 체중이 증가가 안 되어 있다. 오히려 사이드 음식을 함께 먹고 나면 1kg는 증가된다. 고단백, 고지방 음식과 함께 탄수화물을 많이 먹으면 함께 먹은 고단백, 고지방 메인 음식까지 에너지로 쓰여질 시간이 없어진다.

그래서 참치를 먹고 참치가 바로 우리 몸에서 에너지로 쓰일 수 있게 하려면 탄수화물은 디저트처럼 조금만 먹는 편이 살이 안 찐다. 고칼로리 음식 먹을 때의 노하우다. 만약 참치회와 사이드 음식을 다 먹고(고탄수화물과 고단백질) 이후 식사 시간을 약 8시간 이후로 길게 하면 물론 그 에너지는 다 쓰여 살이 안 찐다. 그러나 우리는 대체로 3-4시간 이후 식사를 하게 되기에 하루 3식 혹은 2식을 하는 편이면 전략을 다르게 짜야 한다.

다이어트를 하는 과정에서 각자에게 이로운 음식을 하나씩 찾아가길 바란다. 기본 전제는 나쁜 탄수화물(단당류, 옥수수시럽, 과당으로 만들어진 공장 생산 식품들)은 멀리하고 단순 탄수화물(밥, 빵, 면)은 하루에 2회 정도로만 먹자. 나머지는 좋은 단백질과 좋은 지방으로 채우는 것이다. 그리고 한 끼니에 탄수화물로만 배를 채우지 않는 이 조건만 지키면 점점 체중이 감소되는 기적이 일어날 것이다. 다만 가급적이면 가공식품보다는 자연 음식들을 먹는 편이 좋다. 대체로 무슨 음식이든 자연이 주는 음식들은 인간의 몸에 이롭다. 다만 그 형태와 양만 적절하게 나에게 맞게 찾는다면 더욱 그 음식들로 나날이 예쁜 몸이 되는 자신을 발견할 것이다.

7

다이어트의 핵심은 꾸준함이다

완연한 가을 날씨인 요즘이다. 나는 예전부터 가을을 타는 여자다. 그런데 가을을 탄다고 해서 우울하거나 슬퍼하는 다운되는 느낌이 아니다. 오히려 반대다. 행복하고 감동을 한다. 가을이 되면 지나간 여름이 아쉬우면서도 또렷하고 건조하고 차가운 대기에 막연히 행복감을 느낀다. 운전을 하고 송도로 출근하는 길에 보이는 파란 하늘과 흰 구름에도 감동을 한다. 기분이 너무 좋다. 하늘이 영화의 한 장면 같기도 하다. 모네, 르누아르와 같은 인상파 화가들의 그림이 떠오른다. 빛의 화가라고도 불리우는 인상파 화가들도 이러한 자연의 모습에 감동을 받아서 그렇게도 대단하고 멋진 그림들을 표현했다.

목동에서 송도까지의 출근길은 생각보다 다양한 풍경을 연출해준다. 시흥 쪽의 국도를 지나가면 양 옆에는 갑자기 시골에 온 듯하다. 드넓게 펼쳐진 노오랗게 익은 논이 양옆에 펼쳐지는 풍경에도 감동이 온다. 빈센트 반 고흐의 밀밭 그림이 떠올라 마치 내가 고흐와 함께 있는 듯한 느낌이다.

문득 20대에 반 고흐의 '별이 빛나는 밤에' 그림에 심취했던 시절이 떠오른다. 대학교 때, 학교에서 자취방으로 오는 길에 강이 있었다. 밤에 강 위의 다리를 건너노라면 강가에 켜진 가로등과 그 등이 강물에 비친 모습이 흡사 고흐의 그림 같았다. 그래서 이때부터 밤마다 강가라는 강가는 다 쏘다니며 그림의 풍경에 감동하고, 현실의 풍경에 감동했다. 서울에 와서도 데이트를 할 때도 가을이면 한강변에서 그 풍경을 한껏 즐겼다.

그림을 보고 즐기는 것을 좋아하다 보니 비슷하게나마 흉내를 내보고자 바쁜 와중에도 취미 미술을 배워보기도 했다. 그렇지만 내가 보는 역대급 세계의 화가들의 그림에 비해 나의 그림은 너무 보잘 것 없었다. 비교할 것도 아니지만 무엇이든 잘하고자 하는 욕망이 강한 나는 오히려 그림을 배우면서 결과물에 실망을 하는 일이 잦았다. 문득 이 화가들이 재능이 뛰어난 것도 있지만 얼마나 많은 그림들을 그리고 연습하기를 반복했을지 생각이 들었다. 그 외에 현실적인 이유들도 나의 취미 미술은 짧게 끝났다. 수련의 생활, 결혼 등의 큼직한 사건들이 있었기 때문이다.

그렇지만 몇 가지 교훈을 얻을 수 있었다. 처음부터 잘하는 사람은 없다. 물론 재능이 뛰어난 소수가 있다. 그렇지만 기본적으로 그림 그리는 것 자체를 즐거워하면 꾸준히 계속하게 된다. 이것을 반복하면 시간이 누적된다. 그러니 그 전에 비해 잘할 수밖에 없다. 따라서 남다른 실력을 가진 사람들을 보고 그것을 잘하기까지 얼마나 많은 시간과 노력을 투자했는지를 생각하게 되었다. 그리고 나는 이런 그림들을 그리는 것은 엄두도 못 내지만 그림을 보고 감동을 할 줄 안다. 그리고 하늘을 보고 그 그림들을 떠올리며 더욱 하늘의 모습에 감동은 할 줄 안다. 그런 나의 모습을 있는 그대로 인정하고 그림을 보러 다니고 즐기는 것에 집중하기로 했다.

환자분들 중에는 열심히 10kg 이상을 감량을 해서 이 체중을 꾸준하게 유지하는 분들이 계신다. 물론 어떤 분들은 한약과 상담 프로그램이 끝나는 동시에 이전 체중과 유사하게 돌아가는 분들도 계신다. 너무나도 안타까운 상황이다. 못생겨지고 뚱뚱해지고를 떠나서 열심히 맛없는 한약 드시고 운동도 하시고 했던 시간을 물거품으로 만든 것 같아 속상하다. 체중이야 다시 빼면 된다. 하지만 그래도 시간을 들인 것에 대한 보상은 유지를 했으면 좋겠다. 나는 늘 인풋 대비 아웃풋을 생각하는 편이다. 이것이 좋은 부분도 있기는 하지만 나쁜 부분도 있을 것이다. 그러나 환자들이 한의원에서 비용을 지불해서 한약을 복용하고, 한의원에서 다이어트 침도 맞고 또 개인적으로 운동도 하시고 식단도 조절하셨던 일련의 노력들이 물거품 되어버리면 그게 그렇게 내 일처럼 속상하다. 비용, 시간, 노력을 들였다는 것은 그것을 그만큼 소중하게 생각하는 것이다. 그 사람한테는 가치가 있으니 생각도 하고 행동도 한 것이다. 그러면 이 것을 좋은 상태, 원하는 상태로 만들어놨으면 유지를 하기 위한 노력도 필요하다.

특히나, 환경과 신체상의 변화로 체중 증가가 단기간에 급격하게 된 경우에는 빨리 체중을 빼는 편이 안전하다. 우리 몸에서 기억하는 체중 도 올라간 체중의 기간이 오래될수록 그에 맞춰져 음식의 양, 종류, 시간 이 습관이 되어버린다. 습관의 힘은 생각보다 공고하다. 좋은 면에서는 편하지만 나쁜 면에서는 무서울 지경이다.

대표적인 예로, 아내가 임신을 해서 음식의 양이 늘고, 평소보다 야식 의 횟수가 늘었던 경우에는 산모도 표준 체중 이상의 증가가 되지만 남 편도 덩달아 체중 증가가 되는 경우가 있다. 임신 기간은 공식적으로 많 이, 자주, 늦게 먹는 자유가 허용되는 시기다. 물론 입덧 등으로 체중이 감소하는 경우도 있다. 그렇지만 대체로 10개월이라는 단기간 동안 10kg 이상의 체중이 늘어나는 게 다반수다.

나 또한 두 번의 임신을 겪으면서 임산부니까 잘 먹어야 한다는 사회 적인 관념을 따르게 되었다. 그리고 신체적으로도 아이를 키우려는 임신 호르몬에 의해서 쉽게 음식의 양이 늘어난다. 그래서 야식도 안 먹고, 군 것질을 안 해도 마법같이 계속 체중이 늘어나는 정말 억울한 시기이기도 하다. 게다가 임신 전에 혹독하게 식욕을 억누르는 다이어트를 했을 경우에는 더욱 임신 기간에 식욕 조절이 안 되어 20kg 이상 늘어나는 경우도 많다.

이러한 체중 증가 기간을 임신 때만 허용을 하고는 출산 이후 다시 임신 전 모드로 돌아가면 체중 감량은 쉽다. 임신 전의 음식의 양과 식단으로 빠르게 돌아가서 모유 수유만 열심히 해도 정말 말 그대로 체중이 쏙쏙 빠진다. 임신 기간 동안 저장된 지방이 아이한테 젖만 물려도 활활 태워져 나간다. 생각만 해도 시원하지 않은가. 다만, 조건이 임신 전 식단이다. 산후 기간에는 바깥 활동이 적기 때문에 밥, 빵, 면과 같은 탄수화물의 섭취는 최소로 한다. 그리고 단백질, 좋은 지방 위주의 신체 구성 성분을 만들어주는 음식을 섭취하면 산후의 허증이 보강이 된다. 그리고 불필요한 지방이 모유 수유로 저절로 태워지는 기간이 된다.

나는 모유 수유가 잘되는 체질이었다. 임신 기간에 가슴 사이즈가, 컵 기준으로 한두 단계 증가하는 산모는 제법 유선이 발달한 징조다. 즉 별다른 외부 상황에 대한 방해가 없으면 모유가 잘 만들어질 조건이 된다. 그러니 모유 수유는 가급적 시도를 해보길 바란다. 예쁜 몸을 위한 조건에도 안성맞춤이다. 임신 기간에 찐 등살, 둔부살 등 우리가 열심히 운동을 하고 식단 조절을 해도 안 빠질 것 같은 그러한 숨은 살들이 다 태워져나갈 기회다.

산후 보약을 상담하는 환자분들 중 안타까운 경우가 너무 완모 혹은 단유 이렇게 생각을 하니 적절하게 모유가 나와도 끊어버리는 경우다. 100% 모유를 먹일 필요는 없다. 내 양에 맞춰서, 내 컨디션에 맞춰서 조절하면 된다. 우리가 밥만 먹는 게 아니라 빵도 먹고 고기도 먹고 살 듯이 아이도 분유도 먹고 모유도 먹으면 된다. 밤늦게 새벽에 내가 자고 싶을 때는 분유를 먹이고 낮에만 모유를 먹여도 좋다. 모유가 적어서 아이가 보채면 먼저 모유 수유 후 분유로 보충을 해줘도 좋다. 좀 더 유연한 사고를 하길 바란다. 모유 수유는 산모의 예쁜 몸 만들기에도 이롭고 아이에게 분유로는 절대 재현할 수 없는 불포화지방산, 항체 등을 말 그대로 신선한 상태에서 즉석 제공하는 것이 가능하다. 이 소중한 행위를 이분법적 사고로 중단하지는 말자. 아이가 심하게 모유를 거부하면 유축기를 이용해서 짜내서 분유와 믹스를 해서 주는 것도 좋다. 즉 생각과 의도만 있으면 얼마든지 가능하니 적어도 백일 혹은 산후 1년까지는 적절한 방식의 모유 수유를 권한다. 그러면 특별하게 산후 다이어트를 의지력으로 실행하지 않아도 자연스럽게 예쁜 엄마 몸이 된다. 유지하기도 쉽다.

　체중 감량으로 원하는 몸을 만들기로 결심을 했고 그것을 위한 현실적인 노력을 했으면 이것을 지키기 위한 노력도 함께 하자. 열심히 하다가 갑자기 그만두면 당연히 관성의 법칙에 의해 그 전으로 돌아가기 너무 쉽다. 다이어트 한약으로 열심히 감량에 성공했다가 바로 그만두시고는 "한약은 너무 요요가 금방 와요."라고들 하신다. 이것을 조금만 생각해보

자. 한약이 그만큼 잘 빠졌다는 이야기다. 한약으로 체중이 빠르게 빠졌으면 유지하는 기간도 생각을 하고 그 기간에도 일정 수준의 노력을 꾸준히 해야 내 것이 된다. 공부를 열심히 해서 상위권으로 진입을 했으면 그것을 유지하기 위해서라도 그 성적에 맞는 전략과 노력이 필요하듯이 말이다. 체중도 마찬가지다. 감량에 노력을 들였으면 그 감량을 유지하기 위한 노력의 시간과 비용도 생각해야 한다. 그래야 온전히 내 것이 된다. 그래도 다행인 것은 그것을 유지하려는 노력은 처음과 비교해서 훨씬 덜 수고롭다. 3개월 기간 동안 감량을 했으면 이후 3개월 혹은 6개월 기간을 잡자. 이 기간은 유지를 하기 위한 소중한 기간이다. 이 기간이야말로 예쁜 몸을 다지는 기간이다. 이왕 시작한 것, 조금만 더 여유를 가지고 다지면 그 노력이 더욱 빛을 발할 것이다.

8

예쁜 몸을 위한 운동은 따로 있다

우리 남편은 키가 187cm이다. 내가 여태 만났던 남자, 아니 사람 중 가장 키가 크다. 10년 전 처음 만날 당시만 해도 체중이 85kg가량이었으니 큰 키에 다부진 근육질 몸이 정말 멋졌다. 사랑의 콩깍지 좀 쓴 눈으로, 미켈란젤로의 '다비드 상'에 버금갈 만한 피지컬이었다. 말 그대로 남성미가 넘쳤다. 출산을 두 번 하고도 미스 때 체중 유지하려고 애를 쓰는 나에 비해, 매사에 마음이 여유로운 스타일이라 그런지 지금은 배 볼록 나온 여느 중년 남성으로 돌변했다. 그래서 열심히 보약 다이어트 한약을 지어드리고 식단 관리와 잔소리도 해드린다. 그 결과로 80kg대로 내려오는 중이다. 가혹하다 하지 말아달라. 난 아직도 남편을 보면 남자의 키와 근육 몸매에 설레고 싶다. 남편의 털털한 웃음과 너그러움이 좋아 만난 지 1년도 안 되어 결혼을 하긴 했지만, 가슴에 손을 얹고 생각을 해 본다. 나는 남편의 키와 몸에 반해 결혼한 것 같다. 친구가 해준 말이다. 너의 유전자의 명령이었을 거라고. 내가 아무리 노력해도 가질 수 없는, 작고 아담한 여성과는 180도의 다른 매력의 남자의 몸인 것은 맞다.

남편은 학창 시절은 한마디로 운동으로 시작해 운동으로 끝났다. 워낙 키도 크고 덩치도 있는 편이다 보니 운동도 잘했다. 그래서 야구선수로 키워준다는 체육 선생님들의 러브콜도 많이 받았다고 한다. 10대 때 길러 놓은 다부진 근육 덕분인지 남편은 지금 살이 쪘어도 체지방률이 20% 초반이다. 지금은 육아에 올인한다고 운동을 1%도 안 하고 있는데 말이다. 지금 함께 40대에 들어섰지만 오히려 운동을 더 많이 하는 것은 나다. 그렇지만 절대적인 근육량의 차이 때문인지 남편과 나의 기초 대사량 차이는 어마하다. 그리고 나는 조금만 살이 쪄도 말랑 물렁해 보이지만, 남편은 어딘지 지금 체중도 옷 입고 있으면 다부진 근육질로 보인다. 운동을 많이 해놓은 10대 시절의 소중한 자산이다. 부럽다.

운동을 전공으로 하는 학생들은 한의원에 많이 온다. 아무래도 앉아서 공부만 하는 친구들에 비해서는 외상이 잦아서 어깨, 허리, 발목 등의 염좌로 인해 침 치료를 자주 받는다. 물론 키 크는 보약이나 체력 보약으로 오기도 하지만, 운동하다 다쳐서 오는 경우가 훨씬 잦다. 그만큼 스포츠 손상은 반복적으로 자주 나타난다. 또한 30대 남성들 중에서도 운동을 많이 하는, '헬스보이' 혹은 '헬스맨'이라고 애칭하는 분들도 스포츠 손상으로 자주 오시는 단골분들이다. 이분들은 전공 친구들 레벨 이상으로 '장시간 운동하기', '근육 만들기'에 열심이어서 아파도 운동을 지속하신다. 대단한 열정이다. 통증 있는 기간 동안만은 해당 근육을 쉬어줘야 그 근육의 염증이 가장 빨리 낫는다. 그래서 늘 나는 "아프시면 운동은 쉬는 게 가장 빨리 나으세요, 이게 아프실 때는 쉬시는 게 운동을 오래하실 수 있는 비결입니다."라고 말씀드려도 절대 안 들으신다. 이건 정말 즐기기에 가능한 레벨이다.

이런 분들에게 운동의 목적은 거의 대부분은 체중 감량이 아니다. 과거 우리 남편의 10대 시절처럼, 반복적인 운동을 통한 신체 단련, 목표 근육 성장으로 인한 만족감, 운동을 해서 땀을 흘리는 개운함 등일 것이다. 그리고 꾸준한 연습을 통해 운동력, 기술의 향상에서 오는 만족도도 매우 클 것이다. 이들은 신진대사의 활성화 과정에서 나오는 세로토닌이라는 행복 호르몬의 마법으로 계속 즐기며 하게 된다. 그러니 운동할 때는 통증도 모르다가 운동이 끝난 후에야 통증을 자각한다.

운동을 즐기며 하는 분들은 보통 체형이 날씬하고 마른 편은 아니다. 반복적으로 같은 운동을 하다 보니 특정 근육이 비대해져 있다. 그래서 우리가 생각하는 예쁜 몸보다는 건강한 몸, 튼튼한 몸의 느낌에 가깝다. 테니스를 취미 이상의 레벨로 사랑하시는 단골 환자분이 계신다. 이분은 전형적인 소음인 여성 체형으로 상체는 마르고 하체는 상체에 비해서는 조금 발달된 편이셨다. 테니스를 매일 2시간 이상 하시면서 '테니스 엘보' 증상이 생겨 통증 치료를 위해 오셨다. 정형외과에서 물리치료, 체외충격파 치료에도 별 다른 효과를 보지 못해 내원하셨다. 한의원에서 꾸준하게 침, 부항, 봉침 치료로 정말 많이 호전되신 케이스다. 이로 인해 우리 한의원에 신뢰가 두터워지셔서 남편, 아이들 보약은 물론, 멀리 타지역에 사시는 친정어머니, 언니, 조카 등 온 가족분들까지 소개해주시고 꾸준히 보약, 공진단까지 드셨던 분이다. 어느 덧 처음 내원 이후 4-5년이 흘렀다. 테니스 엘보 증상이 많이 좋아지시니 더욱 테니스에 올인하고 계신다. 그런데, 체중은 비슷하지만 너무 열심히 운동을 하시다 보니 허벅지와 종아리의 근육이 더욱 발달되셨다. 건강하고 탄력미가 넘치신다. 그렇지만 오실 때마다 이전에 맞던 청바지, 레깅스가 안 맞는다고 불평 아닌 불평을 하신다.

실제로 운동을 전공하는 친구들은 전공 운동에 따라 체형이 천차만별이다. 여학생들 중에서 발레하는 친구들은 대체로 마르고 꼿꼿하다. 배드민턴, 양궁, 핸드볼을 전공하는 친구들은 키와 덩치가 나의 1.5배가량은 되는 다부진 체격이다. 또한 남학생들 중 대체로 축구를 하는 친구들은 마르고 키도 아담한 편이고, 야구 선수들은 대체로 덩치와 키도 크다. 즉 어떤 운동을 하느냐에 따라 요구되는 근육량 및 근육의 저항 강도가 다르다. 이를 반대로 생각해보면 무슨 운동을 하느냐에 따라 나의 체형이 날씬해지거나 오히려 벌크업될 수 있는 것이다.

특히 발레를 전공하는 친구들은, 대체로 살을 빼야 하는 목적으로 한의원에 내원을 한다. 대강 보기에도 나보다 크고 마른 친구들임에도 레오타드를 입고도 뼈가 드러나야 한다. 그렇기에 대체로 미용 체중보다도 5kg가량 감량이 요구되는 상황에 내원을 한다. 물론 한약을 통해서 이런 친구들에게 도움을 줄 수 있는 부분은 많다. 이 친구들은 말랐는데 더 말라야 하고, 그 와중에 키는 클 수 있는 만큼 커야 한다. 그리고 하루에 3-4시간 이상의 운동을 해야 하기에 체력적 강화도 필요하다. 이러한 요구 사항에 맞는 한약을 구성하면 생각보다 효과가 참 좋다. 나도 한의원 초창기에 처방해보고 그 결과에 놀랐으니까 말이다. 키 성장 한약과 함께 적게 먹어도 배가 안 고프게 도와주는 한약을 배합한다. 그리고 대체로 부종, 수족냉증(저염식 하는 친구들이 많아서 필요하다), 생리통 등의 처방이 구성된다.

2시간가량 연달아 운동을 해본 분들은 알 것이다. 고강도의 오랜 시간 운동은 식욕을 증가시킨다. 그리고 억울한 것은 그렇게 힘들게 헉헉거리고 땀 흘려 운동을 해도 생각보다 소모되는 칼로리가 얼마 안 된다. 체중이 50kg인 사람이 시속 8km로 30분을 달렸을 때 소비한 칼로리는 겨우 200kcal이다. 얼굴이 빨개지고 땀이 비 오듯 흐른다. 터질 듯한 심장의 펌프질에 몸 안에 있는 체지방이 활활 타 들어가는 듯하다. 그렇지만 그렇게 운동하고 나면 심한 갈증과 허기짐에 밀려온다. 이렇게 열심히 운동했으니 맛있는 음식을 잔뜩 먹어도 될 듯한 착각에 빠지기도 한다. 시원함으로 맥주 한 캔이나 고칼로리의 음식이 떠올라 그렇게 마시고 먹으면 물거품이다. 체중 감량의 입장에서 오히려 반작용이다. 시간을 늘려 설사 2시간 내내 이렇게 뛰었다고 하더라도, 고작 500kcal 소모됐을 뿐이기 때문이다.

근력 운동을 해서 근육량을 늘리면 기초 대사량이 늘어나 살이 안 찐다는 속설이 있다. 그러나 생각보다 그 근육 증가의 기여도가 크지는 않다. 즉, 근육이 1kg 늘어도, 그에 따라 늘어나는 기초 대사량은 15-45kcal가량이다. 그렇다고 근육이 10kg가 늘어나면, 기초 대사량이 2-300kcal 늘어나겠지만 그런 만큼 몸 또한 거대해져 있는 모습을 상상하면 된다. 즉 보통 운동 자체만으로 얻어지는 효과는 체력 증진과 근육량의 증가이지 체지방의 감소 부분에서는 미미하다고 생각하면 된다.

운동으로 체중 감량을 한다는 것은 그 선행 조건이 엄격한 식단 관리다. 즉 체지방을 감소시키려면 당연하게도 덜 먹는 식단관리가 함께 진행되어야 한다. 일본의 유명 헬스 트레이너인 모리 다쿠로 씨는『운동 없이 요요 없이 100% 다이어트』,『다이어트는 운동 1할, 식사 9할』,『근력 운동으로는 뱃살이 들어가지 않는다』등의 저서에서 공통으로 "나는 스포츠를 전공한 스포츠 지도자이지만 운동 없이 식단만으로 체중 감량을 해야 한다."라고 주장한다.

운동을 절대로 반대하는 것은 아니다. 나도 운동을 즐겨 한다. 그렇다고 체중 감량을 위해서 운동을 하지는 않는다. 몸에 알맞은 적절한 운동은 오히려 도움이 될 수 있다. 신진대사 증진을 해줘서 체지방을 잘 태워 줄 수 있는 조건을 만들어주기 때문이다. 다만, 운동을 무작정 열심히 한다고 날씬한 여리여리한 몸이 되지는 않는다는 것을 알아야 한다. 다이어트를 한다고 비싼 비용을 치러 헬스장이나 필라테스를 등록하기 전에 진지하게 본인에게 질문을 하자. 내가 원하는 몸은 어떤 몸인가. 내가 그 몸이 되기 위해서 난 무엇부터 먼저 해야 하는가. 간단한 팁 하나는 그 운동을 등록하러 상담을 갔을 때, 트레이너들의 몸이 그 운동의 결과라고 생각하면 된다. 다만, 그분들은 아마도 엄격한 식단 관리를 기본으로 그 운동을 하기에 가능한 몸일 것이다. 조금만 생각해보면 답이 나온다.

곧게 뻗은 각선미, 늘씬한 허벅지, 잘록한 허리, 탄탄한 엉덩이. 이 정도는 누구나 바라는 예쁜 몸이다. 이런 몸을 만들기 위해서는 전략이 필요하다. 일단 음식으로 부피를 줄여 체지방을 없애야 한다. 그와 함께 특정 근육들의 근력운동을 병행을 한다. 집에서 하루에 20분 정도로 원하는 부위의 근력을 키우는 것으로도 충분하다. 그리고 습관의 변화까지 함께 해야 하는데 앉은 자세, 호흡법, 걷는 자세다. 여기에 매일매일의 스트레칭도 함께 했을 때 예쁜 몸이 완성된다. 자세 교정, 골반 교정, 걸음걸이 교정 등은 관련된 책이나 유튜브 등의 활용으로도 누구나 손쉽게 따라 할 수 있다. 다만 너무 시시할 정도로 기본적인 것들이라 실천을 안

하게 되는 게 문제다. 늘 그렇듯 진리는 가까이에 있다. 매일매일 꾸준히, 조금씩 내게 익숙하게 습관들이기는 어디나 통하는 기본 원칙이다. 예쁜 몸의 조건에는 헬스장 등록보다는 평소 자세나 걸음걸이, 호흡 방법 등 일상적인 습관과 행동의 교정이 더 효과적이다. 따라서 운동에 대한 부담과 집착은 과감히 버리고 오히려 우리가 일상에서 할 수 있는 예쁜 몸 만드는 습관적인 행위들에 좀 더 집중을 해보길 바란다. 그러면 호흡법, 바른 자세, 올바른 걸음도 운동하는 이상으로 힘이 든다는 것을 느낄 것이다. 나 또한 마찬가지다. 늘 그렇듯 매일, 실천하고 노력하는 게 가장 힘들다. 다만 살짝의 보상을 주면서 습관을 들이다 보면 즐기게 된다. 그래서 난 요즘에도 거울 앞에 서서 골반과 어깨선의 좌우 높이를 비교해보고 허벅지와 종아리의 비율을 눈으로 살피는 게 하루의 일과가 됐다. 그래도 이러한 매일의 노력이 조금은 더 예쁜 나를 만들어주는 것 같아 즐겁다.

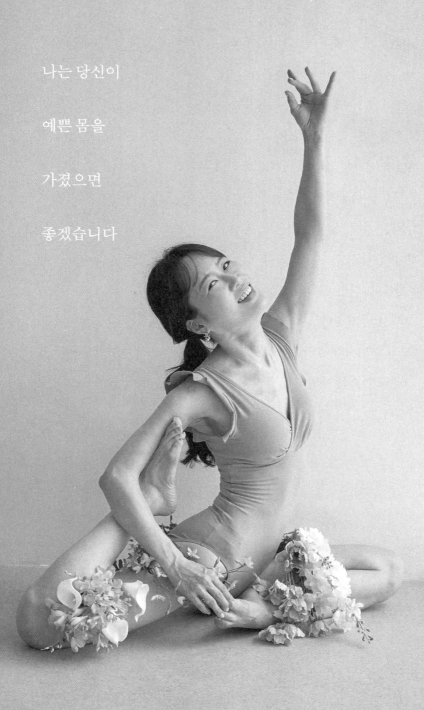

나는 당신이

예쁜 몸을

가졌으면

좋겠습니다

3
장

먹어도
살 안 찌는
예쁜 몸
만드는 비밀

1

예쁜 몸은 더하기보다 빼기가 우선돼야 한다

오늘은 대체 공휴일이다. 이런 날에는 대체로 시간을 단축해서 짧고 굵게 진료를 한다. 늘 일을 중시하고 살아왔다. 그래서인지 흔히 말하는 '워커홀릭'까지 된 듯하다. 추석이나 설 연휴에는 보통 연달아 3일가량 한의원을 쉬게 된다. 연휴 마지막 날 쯤이 되면 손이 근질근질하다. 환자분들의 뭉친 근육 사이로 침이 들어갈 때의 그 시원한 느낌이 너무 오래전 일 같다. 한약재들을 담으면서 예쁘고 빠삭하게 잘 말려진 대추를 한 움큼 집어 먹는 즐거움도 너무 오래 전 일 같다. 한약이 다 끓여져 포장기로 넘어갈 때 한의원 전체에 퍼지는 한약의 향도 너무 오래 전 일 같다. 그리고 환자분들도 새록새록 보고 싶어진다. 한의원 선생님들과도 수다를 떨고 싶다. 환자분들이 한의원에 오셔서 내게 에너지를 얻어 가신다고 한다. 나 또한 환자분들과의 소통에서 에너지를 얻는다. 늘 한의원에 가면 명랑하고 즐거워진다.

지금 운영하는 한의원은 육아와 함께 시작됐다. 남편과 우스갯소리로 우리한테 둘째는 한의원이라고 늘상 말해왔다. 그럴 정도로 한의원은 내게 소중한 공간이다. 그러는 사이에 예상치 못하게 늦은 나이에 갑작스럽게 둘째가 생겼다. 처음에는 한의원을 어쩌나 싶은 생각도 많이 들었다. 그러나 늘 상황에 맞춰 결국에 더 좋은 일들이 생긴다.

감사하게도 개원 초기부터 7년이 넘은 지금까지 한의원을 사랑해주시는 단골 환자분들이 많이 계신다. 환자분들은 나를 보시며 둘째를 낳고 더욱 씩씩하고 젊어졌다는 말씀을 자주 해주신다. 정말 그렇다. 나에게는 세 명의 아이가 있는 셈이다. 그러니 난 더욱 체력을 기르고, 정신을 제대로 차려야 한다. 나는 더욱 열심히 살아야 한다. 그래서 더욱 즐겁고 신나게 살려고 애를 쓴다. 그런 나에게 한약, 건강한 식단, 적절한 운동은 필수 3요소다. 특히 한약으로 덜 힘들고 덜 피곤한 조건을 만들어주면서 잘 먹는 식단은 나에게 목숨과도 같다.

한때는 안 먹는 것만이 날씬해지고, 젖살 붙은 얼굴이 작아지고, 퉁퉁하게 부어오른 허벅지가 늘씬해지는 길이라고 생각했다. 내가 한의학이라는 의학이자 인문학, 심리학, 자기계발 분야를 만나기 전이다. 나는 단

순하고 명료한 사고를 했던 이과생이었다. 살이 빠지려면 당연히 칼로리 제한이 되어야만 한다고 생각을 했다. 실제 내가 자아를 형성했던 1990년대, 2000년대만 해도 칼로리 제한 다이어트가 유행이었다. 인기 연예인들의 다이어트 방법 또한 극단적인 칼로리 제한으로 "이렇게만 먹어도 살 수 있구나"를 다시금 깨닫게 했으니 말이다. 대한민국 국민의 영원한 아이돌 걸그룹 '소녀시대' 다이어트는 하루 800kal 미만의 초절제식이었다. 내 사랑 아이유 씨의 물 다이어트 또한 2–3일 간 물만 먹는 다이어트다. 그 외에도 김연아, 김사랑 등 유명인이나 유명 여배우들이 한다는 다이어트 대부분이 닭가슴살, 고구마, 샐러드, 현미밥 등으로 하루를 채우는 대체로 총 1,000kal 이내인 것은 흔히 찾아볼 수 있다.

일부는 맞다. 다이어트, 즉 식단 조절을 통한 체중 감량이라는 것은 어쨌든 적게 먹는 것이 기본이 되어야 한다. 그러나 포인트는 먹는 것을 조절한다, 먹는 것을 줄인다는 의미가 맞다. 좀 더 생각해보자. 우리 인간은 생명체이자 동물이다. 동물과 식물의 가장 큰 차이는 영양 공급 형태이다. 식물은 스스로 영양분을 만든다. 식물과 달리 동물은 스스로 영양분을 만들 수가 없다. 그러니 외부로부터 영양분을 획득해야 한다. 그래서 동물은 움직일 수 있다.

인간은 외부로부터 영양분을 공급받아야만 살 수 있다. 안 먹고는 못 산다. 안 먹는다는 것은 생명력의 저하, 죽음에 가까워지는 행위이다. 물론, 건강 및 신념 상의 이유로 단식이라는 음식을 안 먹는 행위를 일정

기간 유지를 하기도 한다. 그러나 반대로 생각해보면 안 먹는다는 것으로 의지와 신념을 표현하는 것 자체가 인간은 먹어야만 살 수 있다는 의미다.

다만 그 '음식'은 우리 신체에 영양을 공급한다는 임무를 충실히 해야한다. 단순히 입으로 들어간다고 영양이 공급되는 것이 아니다. 입으로 들어간 음식이 우리 몸에서 제대로 쓰여야만 의미가 있다. '제대로 된' 영양 공급이 가능한 형태의 음식이 아니라서 우리 몸에서 못 쓰는 경우가 있다. 또한 제대로 된 음식이지만 우리 몸의 문제로 영양으로 못 만들어서 못 쓰이는 경우가 있다. 지금은 전자의 경우를 먼저 이야기하고 싶다.

나는 한의원에서 수많은 다이어트 실패담을 반복해서 듣고는 문득 궁금했다. 현대인들은 과거의 우리 조상과 달리 식욕만이 폭발적으로 발달해서 혹은 게을러져서 비만율이 높은 것일까? 우리의 조상님들. 조선시대, 고려시대에 한반도 이 땅에 살았던 분들도 스트레스를 받으면 폭식을 하고, 다이어트를 한다고 굶고 몇 시간 동안 땀을 내며 힘겹게 운동을 하고 살았을까? 아닐 것이다. 우리 시대의 음식은 과거 조상님들의 음식과는 확연히 다르다. 그때와는 달리 지금은 산업과 기술의 발전으로 어마어마하게 많은 양의 음식을 생산하고 가공하는 것이 가능해졌다. 그때에는 없어서 못 먹었다면 지금은 다이어트를 하느라 못 먹는다.

지금의 우리는 제대로 된 음식을 올바르게 먹지 못하고 있다. 과거 조상님들이 주식으로 삼았던 밀 쌀 등의 곡식은 지금의 곡식과 다르다. 그 때의 고기, 계란은 지금의 것들과 다르다. 사육 환경이 너무나 다르다. 무엇보다 빠르게 살찌운 가축들의 고기와 2차 생산물들은 자연스럽기보다는 인위적이다. 항생제, 성장촉진제 등의 화학 물질들로 빨리 크고, 많은 젖, 계란, 새끼들을 생산해야 한다. 그러니 이런 가축들이 과연 정상일까? 이런 가축들을 먹고 사는 우리 인간들 또한 정상일까? 과일과 곡식도 마찬가지다. 예전에 비해 비정상적으로 많이 그리고 빨리 결과물들이 나와야 한다. 판매와 소비의 목적이기에 최소한의 시간과 돈으로 최대한의 열매와 씨앗들을 내놓아야 한다.

빠름빠름이 최우선인 지금의 시스템에서 나온 음식들 또한 마찬가지다. 그런 음식들은 그 어느 때보다 빠르게 혈당 수치를 높인다. 나 또한 얼마나 많은 통곡물, 옥수수, 고구마, 오트밀을 먹었던가. 건강에 좋다고 해서 말이다. 다만 탄수화물은 특징상 배가 불러도 들어간다. 딱 반개만 먹는다고 약속한 것이 친구와, 엄마와 수다를 떨다 보면 어느 순간 옥수수도 2-3개는 금방 까먹는다. 그러니 금방 혈당이 높아져 우리의 저장 호르몬인 인슐린을 자극한다. 이제는 갑자기 혈당이 쭉 내려가 배가 고프다. 고작 두어 시간 후인데 무언가 출출하니 간식이 당긴다. 다시 또 시럽 가득한 커피 혹은 책상 서랍 옆 과자에 손을 댄다. 이 과정은 흔히 '탄수화물 중독증'이라는 중년의 여성, 젊은 여성들에게 많은 현상이다. 나는 단 것을 먹지도 않고 밥을 세끼 잘 차려 먹을 뿐인데 살이 계속 찐다고 호소한다. 심층적으로 식단을 분석하면 과하게 탄수화물 비율이 높다.

지방 또한 마찬가지로 인간과 공장의 손을 거치며 본래의 부들부들하고 불안정한 성질과는 정반대가 된다. 흔히 들어본 트랜스 지방이라는 형태는 쉽게 산화되어 변화되는 지방의 성격을 아예 움직일 수 없게, 변화하지 않게끔 만들어놓은 것이다. 그러니 안정적이다. 여러 번의 가공 과정을 거쳐도 끄떡없다. 그러니 보기에도 예쁘다. 흔히 동물성 생크림이라고 하는 우유 100%로 만든 생크림 케이크는 모양이 너무 흐트러져 오랜 기간 냉장고에 있을 수 없고 예쁜 모양도 낼 수가 없다. 주문 제작 케이크들은 그래서 만들고 바로 소비되고, 그것을 집으로 가져가는 과정도 늘 조심조심이다. 흐트러지기 일쑤다. 그렇지만 흔하게 프랜차이즈 빵집에서 아이들의 눈을 사로잡는 뽀로로, 펭수 등의 캐릭터 모양이 장식된 케이크들은 이렇게 경화된 크림으로 만들어졌다. 그래서 며칠이고 고정적으로 그 귀여운 모양을 유지할 수 있다. 그러나 이런 딱딱한 지방은 우리 몸에서 절대 못 쓰인다. 유통, 가격의 이유로 변화할 수 없도록 가공시켜놨기에 우리 몸에서도 마찬가지다. 체내에 들어와도 에너지 대사 과정에서 소외가 된다. 그 결과 우리의 체지방으로 차곡차곡 쌓이는 것이다.

여기에서 바로 지방의 누명이 시작된 것이다. 나 또한 30년 넘게 지방을 터부시해왔다. 날씬해지기 위해서는 지방은 절대 먹으면 안 되는, 피해야 하는 것으로만 알고 살아왔다. 여자들이 보통 산후에 왜 아줌마 몸이 쉽게 될까? 여자들이 남자들보다 의지력이 약해 그럴까? 왜 유난히 여자들은 남자들에 비해 피부가 푸석하고 변비가 많고 자주 붓고 몸이 찰까? 물론 신체적으로 절대적인 크기의 차이가 있다. 그렇지만 월경을 통해 정기적으로 혈액을 배출하는 시스템, 아이를 만드는 일 등 여자들은 인체의 구성 물질들을 사용하는 일들이 많다. 정기적으로 피도 흘리고 아이도 만든다. 이것들은 무엇으로 만들어질까? 3대 영양소인 탄수화물, 단백질, 지방 중 아이를 만들면서 무엇이 가장 부족해지기 쉬울까?

한의대 시절에 생리학, 조직학 시간이 가장 즐거웠다. 현미경 상으로 예쁜 보라색으로 염색된 세포들을 관찰하면 가슴이 두근거리고 즐거웠다. 내 몸 안에 이러한 세포들이 모여 있다는 사실이 뿌듯했다. 그 세포들은 단백질과 지질로 구성돼 있다. 그들이 활동하는 과정에서 탄수화물이라는 에너지 대사가 필요하다. 물론 단백질 대사, 지질 대사도 있다. 그렇지만 탄수화물 대사가 가장 손쉽다. 탄수화물은 쓰이고 나머지가 지방으로 저장된다. 즉 한의학적으로 생각해보면 형태를 만들어주는 단백질과 지방은 음(陰), 그 형태가 잘 기능하도록 해주는 탄수화물이 양(陽)이다. 너무 극단적인 대입이기는 하지만 이렇게 생각하면 심플하다. 머리에 쏙쏙 박힌다.

나는 우리가 '안' 먹어야 하는 것은 몸에 해로운 음식이지 칼로리 제한

이 아니다. 공장에서 영리 목적으로 저렴한 재료들로 만들어진 가공식품들, 트랜스 지방들은 피할수록 좋다. 이런 음식들은 빼고 선택하는 것이 건강상에 이롭다. 그래서 예쁜 몸에도 이런 음식은 빼는 게 좋다. 물론, 아예 피하고는 못 산다. 나도 마찬가지다. 그러나 적어도 인식은 하자. 음식을 선택할 때 '뭐가 맛있을까?'보다는 '이 음식은 내 몸에 이로울까'를 한 번쯤은 생각해보자.

대신에 우리 몸에 필요하고 이로운 영양가 풍부한, 리얼 음식들은 잘 먹어줘야 한다. 그래서 저런 '안' 먹어야 좋은 음식들로 불필요한 허기를 채우게 되지 않는다. 이 전제를 바탕으로 하면 칼로리 제한은 버리는 게 맞다. 가급적이면 자연 그대로의 재료를 최소한의 가공을 한 음식을 먹자. 그리고 이왕이면 탄수화물은 조금 적게, 좋은 단백질과 좋은 지방을 잘 먹어서 우리의 세포를 허기지게 하지 말자. 불필요하게 인슐린이 작동되어 쓸데없는 탄수화물을 지방으로 저장시키게 하지 말자. 우리는 나를 위해 보다 나은 선택을 할 권리와 의무가 있다.

2

음식에도 먹는 순서가 있다

오늘은 초등학교 2학년 아들이 수학경시대회를 다녀왔다. 성균관대학교에서 주최하는 수학, 영어 과목의 시험이다. 이 시험은 나름 공부 좀 잘한다는 아이들이 준비해서 나간다. 아이가 워낙 수학을 좋아하다 보니 학원 선생님도 추천을 해주셨기 때문에 경험상 나가보는 것도 좋을 것 같아서 접수를 했다.

이렇게 특별한 일이 있을 때는 가족끼리 외식을 하는 편이다. 집 가까이 호텔 뷔페에 가서 가족들이 각각의 먹고 싶은 것을 맘껏 먹고 오는 기회이기도 하다. 늘 아이들, 어른들 입맛이 다르다 보니 외식 메뉴를 정하는 것도 일이긴 하다. 그래서 오늘은 나도 아이 경시대회를 핑계로 맘껏 과식을 해보는 날이다.

많이 먹는 것은 좋지만 살은 찌고 싶지 않다. 즐겁게 다양한 음식을 천천히 먹으며 가족들과 편안한 대화를 하고 싶은 욕구가 더 크다. 누구나 원하는 것은 그것이다. 다만, 그동안의 이 식욕을 잘못 다뤄놔서 그게 잘 조절이 안 되는 것이다. 오히려 다이어트를 별다르게 해본 적 없는 아이들, 친정 엄마, 남편은 적당히 먹고 조절하는 것이 자연스러워 보인다. 하지만 나는 그간 잘못된 다이어트로 식욕을 억눌러 와서인지 아직까지 뷔페는 살짝 고난이도다. 은근 좋으면서도 긴장되는 곳이다.

그렇지만, 숱한 방법을 경험하고 또한 책으로 이론을 공부한 것이 이럴 때 도움이 된다. 뷔페에서도 먹는 순서가 있다. 처음부터 탄수화물, 즉 밥, 빵, 면으로는 채우지 않는다. 어차피 뷔페에서는 무엇을 먹든 다음 날 체중은 쉬이 증가되어 있다. 다만 건강의 측면에서 보다 평소의 나의 범주를 벗어나고 싶지 않다. 나의 혈당 조절 시스템이 힘들어하지 않았으면 좋겠다. 그리고 나의 컨디션의 신호인 하체 부종과 변비가 나타나지 않았으면 좋겠다.

보통 뷔페를 가기 전에는 가급적 간단한 식사를 한다. 식사라기보다는 요기가 더 맞다. 오전에는 보통 방탄커피를 마시고 12시 이후에 삶은 계란 2-3개가량을 먹는다. 가급적 나는 점심 뷔페를 선호한다. 점심 뷔페 때 듬뿍 먹고 저녁은 차 한잔으로 가볍게 하는 것이 속도 편하다. 그리고 다음 날까지 효소나 차 정도를 마셔서 속을 비워준다. 앞서 언급한 대로,

많이 먹었으면 이것들이 충분히 쓰일 시간을 주는 것이다. 그러면 큰 틀에서 지장은 없다. 점심 과식 후 쇼핑몰, 아이들 키즈카페, 공원 산책 등의 활동을 하고도 밤늦게까지 배가 크게 고프지 않은 장점도 있다. 그리고 다음 날 아침에 방탄커피를 마시고는 점심을 12시 이후에 먹으면 오히려 매우 긴 간헐적 단식이 되는 셈이다. 몸에서 해독 배출 작용이 일어나니 오히려 과식 후 몸이 더 좋아지는 케이스이다

그러나 오늘처럼 저녁에 뷔페를 가는 날에는 다소 긴장이 된다. 점심은 간단히 단백질 바와 아메리카노로 때웠다. 물론 열심히 열정적으로 일하고 나니 배가 고파 다이어트 한약도 마시고 힘도 낼 겸 이런 타임에 경옥고도 쭈욱 짜먹는다. 그리고 한의원에서 한약재로 쓰는 대추 과자도 먹으면서 돌아왔다.

음식을 먹을 때에 살이 찌지 않게 먹는 나만의 노하우는 메인 메뉴에 집중하고, 곁들여 먹는 음식은 칼로리를 최대한 낮춰서 먹는 것이다. 그리고 탄수화물은 가장 나중에 먹는다. 마치 우리가 메인 요리 이후에 디저트로 과일, 케이크를 한두 조각 먹듯, 그렇게 탄수화물인 밥, 빵, 면 등을 살짝 먹는다. 그러면 적어도 혈당이 요동치지 않고, 메인 메뉴가 고칼로리의 단백질과 지방으로 구성되어 있어도 이것들이 몸에서 에너지로 쓰일 조건이 된다.

호텔 뷔페를 가면 각종 해산물, 중식, 이탈리아식, 한식 등 다양한 메뉴가 있다. 역시나 샐러드 코너에도 귀한 몸값의 다양하고 고급스러운

야채들이 싱싱하고 다채로운 색을 자랑하며 놓여 있다. 소스로 준비된 올리브 오일과 발사믹 소스도 1병에 3~5만 원가량의 비싼 유명 브랜드들로 준비되어 있다. 그래서 나는 이런 건강하고 값비싼 샐러드를 공략한다. 음식 재료들의 원가와 희소성으로 따지면 호텔 뷔페에서만 맛볼 수 있는 요리를 먹는 게 최고다. 여기에 안성맞춤인 게 샐러드 쪽이다. 그러면 다른 메인 요리를 먹으면서 한두 번씩 곁들어 먹기 너무 좋다. 대체로 호텔 측에서 유기농 야채를 제공하다 보니 샐러드가 참 맛있다. 이것만 몇 접시 먹어도 성인 1인에 10만원가량 하는 호텔 뷔페 금액이 아깝지가 않다. 가성비 최고다. 호텔 뷔페 가면 꼭 샐러드에 집중 공략하길 바란다. 그리고 나서 해산물, 고기류를 먹고 싶은 것들을 조금씩 담아 맛본다. 따뜻한 아메리카노도 곁들인다. 회 코너에서는 설사 초밥을 함께 담아와도 초밥 아래에 밥은 1/3 정도, 와사비만 묻어 있는 그 부분 정도만 밥을 허용한다. 쌀이 무슨 죄인가. 다만 저기 디저트 코너에서 본 미각을 자극하는 케이크들을 맛볼 칼로리를 슬쩍 고려한 예방책이다.

나처럼 한 번에 많이 먹으면 소화가 안 되어 메슥거려 구토까지 하는 경우(실제 소음인은 과식하면 토하기 쉽다. 갓난아기들 중에 유난히 잘 게우는 아이들은 소음인이다)는 한 번에 과식하는 행위는 조심해야 한다. 그래서 소음인들 중에는 미식가가 많다. 많은 음식을 다 못 먹으니 맛없는 음식으로 배를 채우면 화가 난다. 그래서 나는 가족들과 뷔페를 가도 주로 신기하고 다양한 음식을 많이, 자주 담아오는 편이다. 다람쥐가 도토리를 모으듯 말이다. 그러면 태음인인 친정 엄마와 남편은 이것들을 주로 먹어주는 편이다. 나는 한두 번 맛보고 맛없으면 과감히 안 먹고 마는 데 비해, 두 태음인들은 이것을 참 아까워한다. 그래도 태음인들은 과식을 해도 소음인들만큼 힘들어하지 않는다.

호텔 뷔페에서 피자, 우동, 쌀국수, 볶음밥 등 밥, 빵, 면을 메인으로 하는 음식은 패스한다. 평소에도 자주 먹을 수 있는 음식이고, 더 고가의 재료로 호텔에서만 맛볼 수 있는 음식들이 있는데 굳이 여기서는 먹을 필요는 없다. 평소에 내가 집에서 준비하기 힘든 고기류, 해산물 구이 등을 와인 한잔과 곁들이면 최고의 만찬이다.

집에서 식사를 할 때에 메인 메뉴가 있다고 하자. 삼겹살구이면 삼겹살구이와 칼로리 없는 야채를 함께 볶거나 준비해서 먹으면서 배를 채우고 밥은 마지막에 한두 숟가락만 먹어도 좋다. 고등어구이, 삼치구이, 소고기구이 등 육류나 해산물을 메인으로 먹는다면 이러한 메인 요리 하나와 야채 곁들이기. 그리고 마지막에 배가 좀 출출하면 그때 밥 조금 먹기 정도를 원칙으로 하면 생각보다 많은 음식들을 즐기고 먹고 할 수 있다. 그리고 이런 원칙으로 먹으면 밤10시에 늦은 식사를 하더라도 생각보다 다음 날 체중이 안 올라가 있는 경우가 많다.

가장 피해야 할 원칙은 아침에 일어나서 바로 탄수화물 섭취하기다. 오전 시간은 주로 배출시간으로, 항간에 '아침부터 탄수화물을 먹으면 하루 종일 탄수화물이 당긴다, 과식하게 된다.'는 말들이 있다. 과학적으로도 근거가 있는 말이다. 실제 이른 아침부터 탄수화물을 섭취하면 인슐린 호르몬을 자극해, 우리 몸의 에너지 대사 측면에서도 '저장' 모드를 작동시킨다. 아침은 주로 바쁘고 에너지를 방출해야 할 시간이다. 우리 몸을 편안하게 이완시켜주는 부교감신경보다는 우리 몸을 잠에서 일깨워 어디론가 향하게 도와주는 교감신경이 필요한 시간이다. 이런 시간에 인슐린 저장 모드는 적절하지 않다.

한때는 아침 식사를 꼭 해야 한다는 학설이 우세했다. 그렇지만 최근의 식사법, 건강 서적, 다이어트 서적들에서 공통적으로 하는 이야기는 아침을 먹되 단당류의 탄수화물은 피해라, 가급적 아침을 이용해 간헐적 단식을 해라 등이다. 즉 적어도 아침을 먹고 싶으면 간단한 자연 식품 위주의 계란, 낫또, 연두부 등의 소화에 부담 없는 단백질 종류를 선택하는 것이 좋다.

나는 개인적으로는 방탄커피를 이용한 간헐적 단식을 권한다. 여성의 경우 변비와 하체 부종의 효과와 함께 지방대사의 스위치를 켜주는 큰 효과를 볼 수도 있다. 게다가 나처럼 임신 출산을 한 여성들은 대체로 이전에 비해 신진대사가 떨어져 있다. 여기에 체중까지 더욱 늘어나 있으면 그만큼 지방 대사가 되지 않는다는 것이다. 그러니 오전에 방탄커피는 매우 좋은 지방대사 연습시키기다.

다이어트 상담을 7년간 수천 명은 해온 것 같다. 그 외에 보약 상담분들도 많았으니 시간의 누적이 참 신기하다. 그런 만큼 환자분들께 "아침 식사를 하세요? 하신다면 아침 식사를 뭐로 드세요?"를 못 해도 7천 명 이상에게 여쭤본 것 같다. 대체로 학창 시절부터 아침 식사를 안 해오신 분들이 60%가량은 된다. 요즘처럼 야식 생활을 하는 경우에는 아침을 거르는 편이 건강에 이롭다.

그러나 늦은 밤까지 식사, 술, 야식을 먹고도 아침 7시에 일어나 그냥 출근하면 안 된다는 생각에 간단히 빵, 샌드위치, 김밥, 사과, 바나나, 시리얼 등을 먹는 경우가 생각보다 너무 많다. 시리얼이야말로 그냥 과자이다. 다만 건강한 느낌을 주는 과자일 뿐이다. 그것도 시리얼을 우유에 말아 먹으면 생각보다 불필요한 칼로리 섭취가 많다. 아침에 배가 고파 먹는다면 그나마 억울하지 않다. 그렇지만 배가 안 고픈데 아침을 먹어야 건강하다고 하니 '의무감'에 간단한 것을 섭취한다. 차라리 내가 먹고 싶을 때, 배가 고플 때에 먹되 의무감 때문에 아침 식사를 하지는 말자. 적어도 우리가 전날 밤 마지막 음식을 먹고 나서 12시간은 지난 후에 아침 식사를 시작하자. 아침에 따뜻한 물, 허브티, 아메리카노 등으로 우아하게 한두 잔 마시면서 보내는 것도 좋다.

생각보다 우리는 선조들에 비해 굶는 시간이 너무 적다. 그래서 요즘 같은 생활 패턴에서는 이른 아침의 식사는 거르는 편이 건강상에도, 예쁜 몸에도 좋다. 보다 예쁜 몸을 만들고 싶고 체중 감량을 계획하는 분이면 아침 공복시간에 가벼운 운동, 반신욕, 햇볕 아래에서 산책 등으로 체내의 노폐물을 배설해보자.

음식이 넘쳐나는 요즘 시대다. 그런 만큼 어떤 음식이 내게 이로운지 해로운지도 판단해서 선택해야 한다. 나에게 맞는 선택은 오히려 나를 즐겁게도 한다. 내 몸에 이로운 식단은 먹고 나서도 몸이 편하고 일하기에도 좋다. 그렇지만 먹고 나서 졸리거나, 나른하거나 소화가 안 된다면 이 식단은 맞지 않는 것이니 수정을 할 필요가 있다. 그리고 음식을 먹는 습관 또한 메인 메뉴를 주로 공략하고, 그래서 메인 메뉴 위주로 칼로리 섭취를 하자. 이것과 함께 칼로리 없는 야채를 곁들여 배를 채우고 밥, 면류와 같은 탄수화물은 디저트처럼 조금만 먹어보자. 식사 후 큰 육체 활동이 없는 경우(ex. 저녁 식사)에는 탄수화물을 더 줄여도 좋다. 이러한 비율과 균형이 혈당 조절, 체중 조절 그리고 예쁜 몸의 과정에도 도움 되니 꼭 참고해보길 바란다.

작은 습관의 변화가 우선이다

코로나가 장기화되면서 우리의 삶이 참 많이 달라졌다. 나 또한 운동 학원이 문 닫으면서 홈트를 시작하게 된 계기가 되었다. 인기 유튜버들과 유명 채널 조회수를 보면 요즘 트렌드를 파악할 수 있는데 요즘 다이어트계의 대세는 '습관 성형'인 듯하다.

인기 유튜브 채널인 다노, 힙으뜸, 지은다이어트 분들의 운동을 좋아하고 자주 따라 하는데, 이분들의 저서와 브이로그를 봐도 다이어트 습관을 바꾸는 것을 자주 얘기한다. 특히 유튜브 채널 중 나와 신체 사이즈가 비슷하고 운동 습관이 비슷해서 1순위로 즐겨 보는 에이핏 채널의 황라희 씨도 결국 폭식하는 습관, 몸을 차게 하는 습관을 바꿔 성공적으로 다이어트해서 유지하는 케이스다.

습관 과학 분야의 최고의 전문가인 웬디우드의 『해빗』의 거대한 영향으로 심리학, 자기계발, 성공학 등에서도 '습관'을 바꾸는 것이 트렌드이니 일맥상통하는 격이다. 나 또한 환자분들에게 '먹는 습관' 바꾸기, '운동 습관' 바꾸기를 자주 말씀드린다. 결국 빠진 체중을 요요 없이 유지하기 위해서는 세트 포인트를 낮춰놓는 습관이 관건인 것이다. 습관을 바꾸지 않으면 이전 상태로 돌아가고 그러면 결국 다시 체중이 증가할 수밖에 없는 구조다. 그래서 결국 우리 몸의 습관을 조금씩 조금씩 바꿔 그것에 길들이는 게 최선이다. 단, 그 과정이 즐거워야 한다.

이는 인간이 행동을 결정하고 반복하는 데에는 의식 영역인 의지력보다는 무의식 영역인 습관이 훨씬 크게 작용하기 때문이다. 습관은 우리의 모든 행동을 자동화하고 단순화한다. 의지는 고갈되고 어느 순간 사라지만 습관은 영원하다. 굳이 심리학과 뇌과학의 힘을 빌리지 않아도 우리 선조들은 이미 알고 있었다. "세 살 버릇 여든까지 간다.", "사람은 고쳐쓰는 게 아니다." 등의 속담인데, 이를 반대로 생각하면 습관이 공고한 만큼 그 습관을 조금씩 조금씩 바꿔나가면 우리의 삶이 바뀐다는 매우 희망적이고도 가슴 떨리는 일이다.

한의원에서 다이어트 상담을 많이 하다 보니 확실히 느낀다. 결혼하고 출산하고도 40kg 대를 유지하는 환자분들의 식생활 습관과, 20대의 체중에서 10-20kg까지 멀어진 환자분들의 식생활 습관은 확연히 다르다. 전자의 환자분들은 임신 출산 이후와 동시에 이전 습관으로 '빠르게' 돌아간 것이고, 후자의 환자분들은 출산을 하고도 임신 때의 음식을 먹던 습관이 계속 남아 있는 단순한 차이다.

해결책은 심플하다. 살이 찌는 습관에서 살이 빠지는 습관으로 바꾸면 된다. 습관 형성의 처음 약 3주간이 고비다. 이 사이에는 저항이 있을 수 있지만 이 시기만 지나면 어느덧 '나도 모르게' 익숙해진다. 그래서 작은 변화부터 시작하면 좋다. 그래야 뇌(의지)가 저항하지 않고 무의식 속으로 녹여 들어간다. 그래야 지속 가능하다. 그러면 더욱이 예쁜 몸이 오랫동안 유지가 된다.

먼저 고칠 습관부터 점검을 해보자. 롤러코스터의 '습관'이라는 노래를 아는 분들은 아마도 나와 같은 세대일 것 같다. 나도 한때 참 많이 들었던 노래다. 마지막에 "bye bye"라는 가사가 인상적인데, 무심코 먹는 습관을 점검하고 그 습관들과 바이바이 해야 한다.

올해 4월쯤에 처음 한의원에 내원하셔서 지금까지 다이어트 한약 프로그램을 하는 환자분이 계신다. 이분은 식사 접시를 하나 정해놓고 그 양만 드시는 걸 습관화하셨다. 그리고 그 식사 접시 사진을 너무나도 예쁘게 찍어놓으시는 습관도 함께 만드셨다. 물론 1년 사이에 10kg 이상이 증가하신 케이스이기에 음식의 섭취량을 적게 먹을 수 있도록 도와주는 한약 처방도 함께 되었다.

다이어트 한약은 어떻게 구성하느냐에 따라 다른 증상들도 치료하는 보약이 되기도 한다. 이분의 경우, 심한 아토피, 생리통, 하체 부종이 있으셔서 이 부분에 대한 치료 한약도 함께 처방되었다. 역시나 살도 빠지면서 생리통, 아토피, 부종도 함께 호전이 되었다. 이런 경우 예쁜 몸으로의 여정이 건강까지 함께 찾아온 경과가 좋은 케이스였다.

지금까지 5개월 간 약 12kg 감량을 하셨고, 한 달 전 쯤 이미 목표 체중이 되셨다. 그래서 지금은 20대 생애의 가장 최저 체중을 달성하셨다. 그리하여 앞으로는 세트 포인트를 조금씩 더 낮춰가는 목적으로 한약과 식단 조절을 세팅해드렸다. 약 5개월이라는 기간 동안 한약으로 덜 먹는 습관, 접시 하나로 양을 채우는 습관, 그것을 예쁘게 차려서 사진을 찍는 습관, 위장 또한 그 정도의 양으로 포만감을 느끼는 습관이 형성되었다. 대체로 이러한 케이스는 유지도 잘해가신다. 분석하자면, 행동 습관을 형성하는 과정에서 자기암시(난 이 접시만큼만 먹으면 배가 부르다), 성공의 느낌 주기(내가 먹은 음식을 예쁘게 차려, 사진을 찍어 간직한다) 등의 긍정적인 행동 형성 과정을 실행하셨기에 저항감 없이 편하게 잘 진행되었다. 그래서 이분이 오실 때마다 난 더욱 폭풍 칭찬과 지지를 아끼지 않는다. 그러니 더욱 즐겁게 다이어트 과정 자체를 즐기신다.

이렇듯 '접시 하나에만 먹자.'라는 작은 습관의 변화가 이분께는 약 6

개월이라는 시간 동안 긴 습관으로 자리 잡았고, 이것은 생애 최저 체중으로의 큰 변화를 일으켰다. 습관의 변화는 이렇게 혁명적이고도 위대하다. 그리고 이러한 습관의 변화에는 작은 변화부터가 시작이고, 그에 따른 스스로의 즐거운 보상도 함께 따라야 한다.

코로나로 인해 우울하게 집콕으로만 보냈던 어느 날이었다. 평소 다니던 운동 학원들도 문을 닫았고, 옷장 정리를 하다가 한참 사 모았던 필라테스 레깅스들이 보였다. '이걸 언제나 다시 입으려나.' 막연히 생각했다가 갑자기 '그래. 잠옷 대신 집에서 입으면 되겠구나.'라는 생각이 떠올랐다. 그래서 그 옷들이 아까워 집에서 입는 습관을 들였다. 처음 의도는 단지 그뿐이었다. 그런데 이게 무슨 일? 레깅스를 집에서 입고 있으니 자연히 거울을 좀 더 자주 보게 되고, 운동이 하고 싶어지는 것이다. 그래서 시작하게 된 게 홈트레이닝이다. 정말 작은 습관의 변화가 내게 나이 마흔에, 20대에나 잠깐 있었던 43kg의 체중을 만들어준 것이다.

물론, 단순히 홈트레이닝을 한다고 체중이 빠지는 것은 아니다. 혼자 집에서 홈트하다 체중이 하나도 안 빠져서 내원하시는 환자분들이 너무나도 많다. 주변 친구들도 '혼자 홈트하다가 포기했어요.'라고 많이 하지 않는가. 많은 연구 서적들과 논문에서도 보지만 체중 감량 다이어트에 운동 자체만의 효과는 미미하다. 식단 80-90%, 운동 20-10% 비율이 내가 내린 결론이다. 운동을 안 하는 것보다는 낫다. 나도 운동이 좋다. 그렇다고 운동을 많이 한다고 목표 체중에 도달하는 것은 아니다. 식단 조절 안 하고 운동하면 나의 경우 오히려 증량이 된다. 즉 체중 감량은 운동과 함께 식단 조절을 할 때가 가능하다.

　나 또한, 홈트를 하면서 식단을 관리하게 됐다. 이게 바로 습관들의 변화다. 마치 도미노처럼 하나씩 하나씩 연속적으로 변해가는 것이다. 아침을 배가 부르게 먹으면 몸이 처지는 느낌이 반복되니 이참에 아침을 먹지 말아보자 하게 됐다. 그래서 아침 대신 마시게 된 게 방탄커피다. 평생을 변비로 살아온 내게 방탄커피는 신의 한 수였다. 그렇게 많은 야채와 섬유질, 프로바이오틱스와 프리바이오틱스, 사하제 등으로도 해결 안 되는 변비에는 오히려 지방이 해답이라는 것을 생각도 못 했다. 한약으로는 도인, 행인, 마자인, 괄루인 등의 지방이 함유된 씨앗류의 한약재를 변비 한약으로 쓸 줄은 알았어도 왜 오일을 단독으로 변비 해결 목적으로 시도해볼 생각은 못 했던 걸까. 아무튼 내게 MCT OIL과 초지방목 버터가 들어간 방탄커피는 이름 그대로 나의 대장 기능에 방탄과 같은 힘을 주었다.

　작은 습관의 변화가 커다란 변화를 일으킨 환자분들 사례는 너무 많다. 간단히는 식사 전 한약을 하루 3번 챙겨 먹는 단순한 습관으로 다이어트에도 많은 도움을 받으신다. 또한 한의원에 체지방 분해 침을 맞으러 주 1-2회 오시는 습관으로 다이어트에 더욱 탄력을 받으신다. 나와 습관 성형 상담을 받으시고는 집에서 레깅스를 입기 시작하신 환자분도 밤에 레깅스를 입으시니 습관적으로 먹던 야식을 안 먹고 유튜브와 함께 홈트를 하시게 되었다. 육퇴 후 힘들다는 핑계로 냉장고에서 맥주를 꺼내 마셨던 습관을 제로 콜라와 탄산수로 바꾸신 환자분도 계신다. 밤마다 과자를 드시던 습관을 살짝 껌 씹기로 바꾸시라고 조언 드리고서는 실제 그것만으로도 한 달 만에 3kg 감량이 되신 분도 계신다.

이렇듯 저항 없는 작은 습관의 변화가 큰 결과를 보인다. 그리고 그 결과가 보다 긍정의 변화이니 좋아서 계속하게 된다. 나는 이렇게 환자분들과 상담 중에 일상생활에서 습관 변화의 팁을 하나씩 드린다. 실제로 환자분들이 실행에 옮기셔서 예뻐지시는 노력을 도와드리는 일이 너무 즐겁다. 한약 처방과는 또 다른 다이어트 코칭의 즐거움이다.

다이어트 환자분들께 식단 코칭을 해드릴 때 자주 조언해 드리는 몇 가지가 있다.

- 식사할 때 꼭 밥을 먹는 습관을 점검해보세요.
- 야식을 먹고 난 다음 날 아침에 습관적으로 아침을 먹지 않는지 점검해보세요.

– 육아하면서 아이가 남긴 음식 아깝다고 먹는 습관은 꼭 버리세요.

– 늦은 밤에 혼자 있을 때 심리적 허기를 맥주나 과자로 채우지 마세요.

– 낮 동안 굶거나 대강 때우고 자기 전 혹은 늦은 밤에 폭식하지 않나요.

4

누구에게나 쉽고 간단한 기적의 다이어트란 없다

며칠 전이다. 아침에 일어났더니 장문의 카카오톡 메시지가 와 있다. 고등학교 동창이다. 평소에도 자주 연락을 하는 친구인데 뜬금없이 새벽에 사랑 고백이라니. '역시 너는 나의 멘토야. 한의원 원장으로, 두 아이 엄마로, 그 와중에 책 쓰기에 몸매 관리까지. 대단해 정말! 10대부터 지금까지 너 보면서 많이 배워. 나도 너 보며 앞으로 더욱 열심히 살게. 멋지다 친구. 고마워.' 읽는 나조차도 마음 찡한 내용들이다. 선물을 받은 느낌이다. 나름대로 열심히 즐겁게 살아온 친구에게 외친다. '괜찮아. 잘하고 있어. 계속 이렇게 가자. 친구야, 나도 고마워. 나 또한 앞으로도 계속 지금 이상으로 열심히 즐겁고 행복하게 지내는 모습 보여줄게.'

3장   먹어도 살 안찌는 예쁜 몸 만드는 비밀   **175**

친구는 나의 인스타그램을 보고는 감동을 받았다고 한다. 올해 3월부터 인스타그램을 시작했다. 한의원 이야기, 육아 이야기 그리고 개인 생각들을 소소하게 담는 즐거움이 있다. 블로그와는 달리 사진 한 두 개와 짧은 문구로 끝내니 부담이 없다. 잠깐의 순간을 기록하는 재미가 있다. 무엇보다 부담이 없다. 그러다 보니 한 개, 두 개 피드를 올리게 된다. 그게 쌓여서 어느 순간에는 한 권의 책, 스토리가 되었다. 다시금 느낀다. 무엇이든 나를 기분 좋게 하는 것이 있으면, 그것을 지속하는 것이 맞다. 그것이 남에게 피해를 주는 행동과 생각이 아니라면 말이다. 그것이 나를 빛나게 해준다.

이 친구는 우리 한의원 개원 초기부터 지금까지 단골 환자이기도 하다. 고맙게도 나 이상으로 한약에 마니아인 친구다. 한약의 도움으로 이전보다 체중을 15kg 감량했다. 실제로 다이어트 한약에 많은 치료 한약과 보약을 넣어 먹고 있다. 살도 빠지고 체력 유지도 되니 세상에 이것보다 더 좋은 게 있냐고 나에게 무조건 최고라고 해주는 정말 고마운 친구다.

생각해보니 늘 고등학교 때부터 나의 단짝이 되어주었다. 시험을 잘 보면 진심으로 대견하다고 칭찬과 축하를 아낌없이 해줬다. 내가 시험에서 하나라도 틀려 망했다고 슬퍼하고 힘들어 할 때도 짜증 한 번 안 내고 엄마와 같은 위로를 보냈던 친구다. 나의 공부에 무한 지지를 해주었던 친구는 그 누구보다 나의 공부 방법을 자주 들어왔다. 지금은 수학 선생님으로 열심히 수학을 가르치고 있는데, 고등학교 시절 나의 공부 방법을 지켜봤던 것이 많은 도움이 된다고 한다. 나는 기억나지도 않는 내용까지도 상세히 말이다. 이 친구는 내가 그 당시 만들었던 오답 노트를 십년 전에 나에게 받아가서는 그것을 아직도 아이들에게 침이 마르도록 칭찬을 한다고 한다.

나는 그렇게 오답 노트를 열심히 만들었다. 공부를 할 때 글씨를 써가는 대로, 내용 그대로 머릿속에 척척 쌓일 때가 있다. 흔치 않는 능률 최고조의 최상의 순간이다. 이와는 반대로 손으로 쓰고는 있지만 무슨 말인지도 알아먹지도 못하는 때가 있다. 뇌가 피곤하다는 신호이다. 이럴 때는 뇌의 컨디션에 맞게 항복을 해야 한다. 굳이 머리에 새로운 내용을 넣기보다는 손으로 쓰는 동작에 집중해서 그 행위를 열심히 하는 게 더 낫다. 난 이런 순간에는 오답 노트를 썼다. 그것도 핑크, 보라, 연두, 노랑, 빨강 등의 호화찬란한 형광펜과 펜 색깔들로 말이다. 내 스타일에 맞는 알록달록하고 보기에도 예쁜 색으로 말이다. 그러니 즐거워서 스스로 하게 된다. 심지어 친구한테 해보라고 권유하기도 했다.

별 다른 의도를 했던 것도 아니다. 공부가 안 되는 순간을 활용한 것뿐이다. 그런데 이게 반에서 그렇게 화제가 됐었다. 수학 선생님이었던 담임 선생님이 극찬을 하셨다. 친구들 또한 나를 따라 오답 노트를 만드는 붐이 일기도 했다.

오답 노트는 세상에 하나뿐인 각자만의 노트이다. 100% 똑같은 오답 노트는 있을 수 없다. 지금보다 높은 점수를 받는 방법은, 내가 틀려 왔던 문제들을 하나씩 맞혀가면 된다. 오답 노트를 만들다 보면, 반복해서 틀리는 문제들을 보게 된다. 이게 좀 쌓이면 내가 어떤 원리를 헷갈려 하는지를 쉽게 파악할 수 있다. 그래서 성적을 올리고자 노력할 때는 내가 반복해서 틀리는 문제들을 점차 줄여가면 된다. 계속해서 맞는 문제는, 연습으로 실수만 안 하도록 주의만 하면 된다.

이 방법은 비단 성적뿐 아니다. 성공, 주식, 투자, 건강 관리, 육아 등 인생의 모든 부분에서 마찬가지다. 각자만의 노하우와 방법을 찾아서, 부족한 부분을 점차 채워가고 잘하는 부분은 지속하면 된다. 우리의 주제인 예쁜 몸 만들기, 다이어트도 마찬가지인 것이다. 부족한 부분은 채우고 잘하는 부분은 계속하자. 다만, 그 부족한 부분이 누구나 같을 수 없다는 걸 알고 접근하자. 누구에게나 다 맞는, 그런 기적의 방법은 없다. 따라서 체중 감량에도 나만의 오답 노트처럼, 예쁜 몸 만들기에 대한 기록을 해보자. 일기처럼 말이다. 그래서 나에게는 어떤 방법으로 어떤 식단을 할 때가 잘 빠지고 몸도 편한지 하나씩 알아가면 된다.

물론 체중 감량을 할 때 누구나 아는 좋은 방법들이 있다. 흔히 상식적으로 알고 있는 것들이다. 덜 먹기, 설탕이나 흰쌀밥, 밀가루 줄이기 혹은 안 먹기, 술 안 마시기, 밤늦게 먹지 않기, 소식하기, 과식하지 않기 등이다. 그렇지만 막상 현실적으로 지키기가 참 힘든 내용들이다. 이것들만 지켜도 지구상에 비만환자와 숱한 다이어트 프로그램은 없을 것이다.

중국 고대 의학 서적이자, 한의학의 가장 기본적인 고전인『황제내경』
에서도 이러한 내용이 나온다. "옛날 사람들은 모두 양생의 도리를 잘 알
고 있었고, 천지의 변화를 본받아 그대로 따랐고, 정기를 조절하고 기르
는 법도 잘 이해하고 있었습니다. 음식을 섭취할 때는 반드시 절제했고,
일상생활에서도 일정한 규율을 지켜서 지나치게 무리해서 힘을 쓰지 않
았습니다. 지금 사람들은 그렇지가 않습니다. 그들은 술을 음료를 마시
듯 무절제하게 마시고, 편한 것만 좋아하고, 힘든 것은 싫어합니다. 마침
내 정기가 모두 고갈되고 진기가 소모되고 맙니다. … 일시적인 쾌락만
을 추구해서 양생의 법칙을 거스르고 마음 내키는 대로 향락을 즐기기만
합니다. 생활이 무절제해서 오십 세만 넘으면 늙고 쇠약해지고 맙니다."

공부를 잘하기가 안 하기보다, 못하기보다 어렵다. 체중을 늘리는 것
보다는 줄이는 것이 어렵다. 돈을 많이 벌기가 조금 벌기보다 어렵다. 하
루 종일 힘들게 일하고 와서는 운동을 하고 땀을 흘리는 것이 소파에 누
워 TV를 보는 것보다 어렵다. 밥을 많이 배부르게 먹는 것보다 적게 먹
는 것이 어렵다. 출산 후에 빠르고 건강하게 이전의 몸으로 돌아가는 것
이 퉁퉁한 몸으로 남는 것보다 어렵다. 책을 쓰는 것이 책을 읽는 것보다
어렵다. 즉 세상에서 좀 더 가치 있는 것들은 쉽기보다는 어렵다. 그리고
공통적으로 단 한 번 두 번으로 완성되는 것이 아닌 '꾸준함'이 필수인 것
들이다. 그래서 오답 노트처럼, 나를 잘 알고 나에게 잘 맞는, 즐거운 방
법을 택하면 된다.

그렇지만 이 과정들이 절대로 고난과 인내의 과정이 아니다. 일시적인 쾌락과 귀찮음의 유혹만 살짝 벗어나면 된다. 실제로 공부하기 싫은 마음을 살짝 달래서 공부하는 과정을 즐기다 보면 흡족한 결과가 나온다. 체중 감량도 마찬가지다. 임신 동안 찐 살이 출산 후에도 그대로 남아 임신 전 입었던 옷이 안 맞다가 조금의 노력으로 체중 감량을 해서 옷이 들어갈 때의 뿌듯함과 기쁨은 이루 말할 수가 없다. 마음마저 젊어진 느낌이다. 좀 더 나은 내가 되기 위해, 스스로가 멋지고 예쁘다고 생각한 그 이상에 다가가기 위한 노력은 멋지다. 안 하고 미루는 것보다 가치 있다. 적어도 '절제'를 하면서 보다 나은 미래를 '추구'하기 때문이다. 그래서 그 과정을 나만의 '오답 노트'를 만들어서 나에게 맞는 방법, 나에게 안 맞는 방법을 판단해서 선택하면 된다. 우리의 경험이 재산이다. 실수 또한 성공의 과정인 것이다.

　다이어트 한약이 체중 감량과 예쁜 몸만들기에 도움이 된 사람은 이것을 쭉 함께 할 방법을 고민하면 된다. 감량을 하면서 하루에 3번 복용을 했다고 가정하자. 한약을 먹고 식사량을 줄이는 데 도움이 됐을 때가 아침, 점심, 저녁 식사 중 언제였는지 스스로를 관찰해보면 답이 나온다. 대체로 직장 생활을 하고, 아이를 키우는 우리의 생활은 낮보다는 밤에 함께 모여 식사를 한다. 그래서 늘 저녁 식사는 늦거나, 과식이 되기 쉽다. 따라서 한약의 도움으로 식사량을 줄이길 원하면 저녁 식사 전은 필수로 하고 그 외의 타임은 건너뛰어도 된다. 더욱 의존도를 줄이고 싶으

면 여성의 경우 생리 전 식욕이 당길 때나 중요한 집안 행사가 있은 후
등 과식할 일이 있을 때만 간헐적으로 도움을 받아도 된다.

　오랜 기간의 한약 복용이 간에 무리가 갈까 봐 걱정이 된다면 간 기능
검사를 해보자. 생각보다 장기 한약 복용은 안전하다. 이상이 있으면 초
기에 간이 힘들다고 아우성을 친다. 누군가에게는 '쌀밥'을 덜 먹는 게 너
무나도 쉬울 수 있지만 누군가에겐 고기는 안 먹어도 흰쌀밥의 유혹을
끊기가 어렵다. 그렇다면 '어떻게' 하면 좀 더 줄일 수 있을까를 고민하면
된다. 쌀밥을 좋아하는 이유는 무엇 때문인가, 식감 때문인가 습관 때문
인가. 이런 걸 분석해서 식감이 중요하면 단백질이나 야채 등의 밥이 아
닌 반찬을 먼저 먹고 어느 정도 배가 부른 다음 쌀밥을 먹는 것도 쌀밥을
줄이는 하나의 방법이다. 쌀밥을 100g을 먹든 200g을 먹든 나의 뇌는 모
르기 때문이다. 이렇게 하나씩 습관을 고쳐가며, 나의 체중의 방향이 제
대로 가고 있는지 기록을 하며 하루하루의 시간을 경험으로 남기자. 이
게 쌓이면 어느덧 나만의 노하우가 되고 나를 잘 아는 하나의 방법이 된
다. 적어도 스트레스 받거나 기분이 안 좋아서 식욕을 채우게 되는 횟수
가 줄어들 것이다. 그런 만큼 당신이 원하는 몸에 좀 더 가까이 다가간
셈이다.

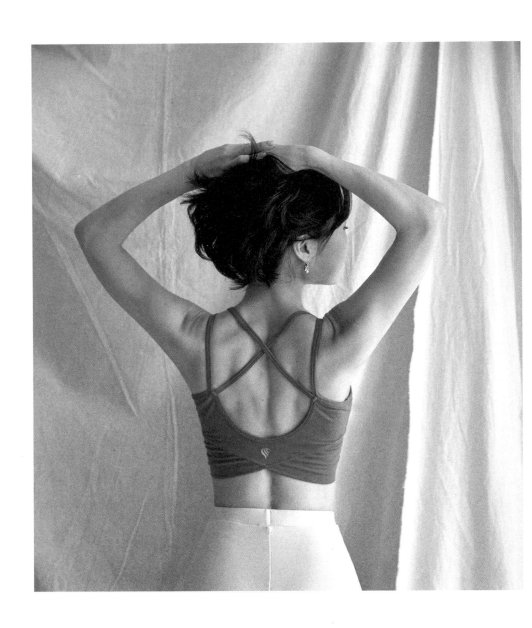

나는 당신이 예쁜 몸을 가졌으면 좋겠습니다

5

천천히 세트 포인트를 낮춰가자

"네가 언젠가 오후 4시에 와 준다면,
 나는 3시부터 벌써 행복해지기 시작할 거야.

만약 네가 나를 길들여준다면,
너의 발소리를 알게 되어, 너의 발자국 소리를 들으면
나는 음악이라도 듣는 듯한 기분이 되어 굴 밖으로 뛰어나올 거야.

나는 빵을 먹지 않으니까 밀밭 따위는 내게 아무런 소용이 없어.
그러나 머리카락이 황금빛으로 빛나는 예쁜 네가 나를 길들인다면 황금빛으로 익은 밀밭을 보며 네가 생각나게 될 거야.

그리고, 밀밭을 스쳐가는 바람 소리도 기쁘게 들리겠지."

너무나도 사랑받는 동서양의 고전. 나 또한 지금까지 소장하고 한 번씩 읽곤 하는 생택쥐베리 『어린 왕자』 중 한 구절이다. 아마도 가장 많이 인용되는 구절일 것이다. 어린 왕자와 사막 여우와의 우정. 서로를 길들이기 과정.

체중 또한 길들이기 과정이 필요하다. 내가 원하는 체형과 체중이 내 것이 되도록, 그걸 만들기 위해 정성과 노력을 쏟아부은 만큼, 그 이후도 내 것이 되도록 길들이기 과정이 필요한 것이다. 그래야 소위 '요요현상'이 없다. 어린왕자와 여우가 길들이기 과정을 통해 친구가 된 것처럼, 나에게 익숙한 체중 구간을 만들어서 체중과 친해지도록 '노력'의 과정이 필요하다.

그래서 '다이어트는 평생이다.'라는 말도 있는 것이다. 그렇지만 반대로 생각해보자. 다이어트가 힘들고 어렵다고 느껴지면 평생 다이어트는 싫다고 생각된다. 다이어트는 나의 예쁜 몸을 유지하기 위한 활동이고 나의 루틴이다. '나는 한 번에 배가 터질 만큼 먹는 것은 위장도 힘들고 컨디션도 안 좋아져서 싫어. 나는 차라리 관리하는 편이 좋아.'라고 생각하면 그렇게 길들이자. 어찌 보면 다이어트는 우리가 운전할 때 일정 속도를 적절히 유지하며 달리는 것과 비슷하다. 수면도 인간의 3대 욕구이지만 성인 중에 매일매일 10시간 이상 자는 사람은 없지 않은가. 식욕도 마찬가지다. 잘 충족해주면 누구나 적정선에서 더 이상 먹고 싶지 않아진다.

'세트 포인트를 낮춘다'는 뜻은 내 몸이 예쁘고 편한 체중 구간을 설정해서 그 구간에 익숙해지게 만드는 것이다. 우리 몸은 기계가 아니다. 체중이라는 녀석은 예측 불가능할 때가 많다. 아침과 저녁에도 1~2kg 차이가 난다. 엄청 열심히 식단을 지키고 운동을 해도 다음 날 아침 오히려 1kg 증가할 때도 있다. 또, 하루 종일 앉아서 일만 하고 이것저것 군것질도 했는데도 1kg가 빠져 있기도 한다. 어차피 체중은 나만 안다. 어느 정도 바운더리 안에서 왔다 갔다 하는 구간을 설정해야 숫자에 일희일비하지 않고 즐겁게 할 수 있다. 우리는 긴 여정을 가고 있다. 그 과정에서 작은 잡음으로 좋은 여정을 포기해서는 안 된다.

나도 체중만 놓고 보면 뒷자리 소수점 하나로 하루 종일 기분이 좌지우지된다. 어쨌든 이유 없이 체중이 올라간 건 기분이 좋지가 않으니까! 그치만 한편으로는 재미있다. 아침 공복에 쟀던 체중이 물 한 컵 마셨다고 갑자기 0.5kg가 증가하고, 시원하게 대변을 보고 나오면 1kg 감량이 돼 있을 때도 있다. 또 어떨 때는 반신욕을 하고 나서 0.5kg 감소가 돼 있는데 그만큼 체중에는 음식 무게, 부종, 대변 무게 등의 변수가 많다. 그래서 참고를 하면 된다. 체중은 절대적이지 않다.

그렇다고 눈 바디만 믿고 있다가는 갑자기 3-4kg가 증가할 때도 있다. 즉 세트 포인트의 상승인 것이다. 그래서 체중을 감량하고는 유지하는 기간을 감량기 이상의 기간만큼 설정해줘야 세트 포인트의 안정적인 하향이 가능하다. 정답은 없다. 다만 3개월가량 감량을 했으면 적어도 3개월 정도의 유지기간을 통해 세트 포인트를 낮추길 권한다. 1달가량 감량이면 1달 정도의 유지기가 필요하다. 무엇이든 적절하게 균형 있게 조화롭게 접근하는 게 세상사인 듯하다. 다이어트에는 인간 세상의 모든 이치와 진리가 적용된다!

감량을 시작할 때는 매일 체중을 재기를 권한다. 그래야 나의 식단, 운동 등의 방향이 제대로 잘 가고 있는지를 확인할 수 있다. 그리고 나의 소소한 활동의 변화, 생리 전후, 컨디션이 좋을 때, 컨디션이 나쁠 때 등에 따라 내 체중이 어떻게 오르락내리락하는지 패턴을 파악할 수 있다. 즉 나의 몸의 변화를 알아가는 데이터로 참고하는 것이다. 그래서 2-3달간의 데이터가 쌓이면 그것을 바탕으로 분석을 하고 예측을 할 수가 있다. 그래서 유지어터 기간을 지나 어느 정도 안정적인 궤도에 오른 분들은 체중계를 갖다 버리거나, 아니면 정말 가끔 한 달에 한두 번 정도 체크하는 정도다.

정답이란 없다. 그렇지만 다이어트를 '감량 목적'으로 하고 있음에도 체중계에 올라가기가 무섭다는 이유로 계속 회피를 하는 행동은 좋지 않다. 우리의 건강과 행복이 먼저다. 정신적으로도 만족스러워야 지속 가능할 수 있다. 그러니 체중 재는 것을 두려워하지는 말자. 잘 하고 싶은 마음이 더 앞서 그런다. 나도 그랬으니까. 이제는 즐기자. 몸과 대화를 하자. 그리고 괜찮아 잘하고 있다고 스스로 위로하고 다독이자. 체중이 좀 오르면 어떻고 내리면 어떠하리.

다만 세트 포인트를 내리는 과정에서 체중이 참고는 돼야 한다. 내가 어느 방향으로 가고 있는지 정도는 알아야 한다. 체중이 안 내려갔으면 다시 점검하면 된다. 그래야 좀 더 내가 원하는 목표와 구간으로 갈 수가 있다.

나 또한 한동안은 체중 재기가 무서웠던 시절이 있다. 스무 살에 했던 잘못된 다이어트로 42kg에 생리불순까지 왔던 시절. 체중의 노예가 되었던 흑역사가 있다. 운동하기 전에 체중을 재서 목표 체중이 될 때까지 소위 2-3시간 동안 먹지도 않고 미친 듯이 러닝머신에서 뛰고 자전거 타고 했던 시절. 아, 무모했다. 지금은 하라고 해도 절대 못 한다. 하고 싶지도 않다. 내 몸을 소중히 할 줄 몰랐던 시절 이야기다.

우리의 몸은 원래 살이 안 찌게끔 프로그램화되어 있다. 우리 몸은 세포들이 기능과 활동을 하는 데 필요한 영양이 제대로 공급되면 호르몬들도 안정적이어서 불필요한 식욕이 당기지 않게 설계되어 있다. 그렇지만 많은 스트레스, 잘못된 식사 등으로 세포들이 기아 상태에 빠졌을 때 먹어도 먹어도 배가 고프고, 자꾸 식욕이 당기는 등의 이상 현상이 발생하는 것이다. 그래서 어떤 책은 제목조차 『비만은 중독이다』, 『비만은 질병이다』 등이다. 세포가 필요로 하는, 내 몸이 정말 원하는 음식을 적절하게 먹으면, 먹은 음식이 잘 쓰이니 생존에 필요한 지방만 머물고, 나머지는 다 쓰고 버리게 만들어져 있다. 즉 우리의 유전자는 진실로 우리가 예쁜 몸을 갖기를 바라고 있는 것이다.

따라서 모든 다이어트 과정은 인슐린 호르몬, 즉 저장호르몬을 자극하지 않은 선에서 탄수화물을 적게 섭취하고 활용 가능한 좋은 지방과, 양질의 단백질을 섭취하는 게 핵심 전략이다. 꼭 미용을 위한 다이어트가 아니라 현대인들이 건강하고 활기차게 생활하기 위한 조건이다. 인간 신체를 구성하는 50조의 세포들이 싱싱 탱글하게 잘 기능하기 위한 영양학인 셈이다.

그래서 유행하는 게 키토제닉, 저탄고지이고 간헐적 단식이다. 물론 정답은 없지만 기본 원리는 같다. 하루가 멀다 하고 쏟아지는 다이어트 방법들과, 소비자의 오감을 유혹하는 매력적인 식품 산업들은 워낙 고도의 전략을 쓰고 있기 때문에 우리 소비자들이 똑똑해지고 따져봐야 한다. 식품을 사기 전에도 나의 건강에 도움이 되는지 판단을 하고, 이 식품에 당류가 얼마나 있는지, 싸구려 식재료로 단지 팔기 위해 만든 나쁜 식품이 아닌지 판단하자. 이왕이면 내 몸에 이로운 식품을 선택하자. 그래야 우리가 원하는 예쁜 몸이 가능하고, 다시 또 죽기 살기로 이를 악물고 살을 빼야 하는 소모적인 다이어트에서 벗어날 수 있다. 이것이 돈도 절약하는 지름길이다. 나쁜 식품을 사 먹고 그것 때문에 호르몬의 교란으로 불필요한 살이 쪄서, 그것을 빼는 데에 더 많은 돈을 쓰는 그 사슬이 억울하다.

다시 한 번 명심하자. 우리 몸은 원래 예쁜 몸이 되게끔 되어 있다. 다만 주변 환경, 특히나 현대인의 환경이 그것을 심하게 방해하고 있다. 그래서 우리는 똑똑하게 따지고 공부해서 내 몸을 위한 식품을 사고, 내 몸을 위한 음식을 우리의 소중한 위장에 넣고, 그렇게 내가 원하는 몸을 만들어가자. 건강한 몸에 건강한 정신이 깃든다 했다. 우리의 소중한 자본과 시간을 좀 더 긍정적으로 가는 방향에 쓰도록 하자. 그래야 우리 모두 보다 행복한 몸과 마음으로 충만한 인생이 가능하다. 우리의 의무이자 권리이다.

$$\boxed{6}$$

나이별로 예쁜 몸만들기에 전략이 필요하다

코로나 시대가 2년째다. 처음에는 잠깐 이러다 말겠지 했다. 그렇지만 생각보다 오랫동안, 굳건하게 우리의 일상을 크게 변화시켰다. 아이들이 학교에 가지 않게 되고, 남편이 회사에 출근을 안 하게 되었다. 사상 초유의 사태다. 학교를 가지 않는 것을 상상도 못 하고 살아왔다. 일제시대, 6.25 전쟁까지 다 겪고 살아오신 80세 넘으신 외할머니도 여태 이렇게까지 학교를 안 가는 상황은 처음이라고 하신다. 태풍이 와도 굳건하게 가던 학교와 회사였다. 그런데 눈에 보이지 않은 코로나 바이러스 하나로 흔들리지 않던 우리의 일상이 송두리째 바뀌었다.

작년에 우리 첫째는 초등학교 입학을 했다. 대체로 워킹 맘들이 휴직을 하거나 퇴사하는 시기가 아이들이 초등학교 들어갈 때다. 나는 한의원을 운영하고 있으니 그만둔다는 것은 상상도 하지 못했다. 일하는 것이 중요한 엄마이다. 나의 일을 접고 아이의 엄마로만 산다는 것 자체가 그려온 나의 미래가 아니다. 나를 전적으로 뒷바라지해주고 살았던 엄마를 보며 자라온 세대라 그런가 보다. 내 안에도 82년생 김지영의 피가 흐르나 보다. 일을 안 하는 30대, 40대는 그려본 적이 없다. 언제나 나는 하이힐을 신고 예쁘게 차려입은 엄마의 모습이다. 이것저것 현실적인 계산을 떠나서 한의원이 내게는 운명 이상의 '당연한' 것이다. 그런 각오로 처음부터 지금까지 달려왔다.

다행히도 남편이 재택근무를 하게 되니 가정 보육, 온라인 수업 기간에도 케어가 가능했다. 애초부터 육아와 살림 때문에 친정과 함께 살고 있는 도움도 컸다. 여태 휴가나 연휴가 아니면 네 식구 모두가 함께 집에서 보내는 일은 거의 없었다. 그러나 코로나 시대가 되어 집콕 생활이 일상이 되었다. 처음에는 신기했다. 평일에 집에서 노트북 켜고 일을 한다. 평일에 아이가 교육기관에 가는 대신 줌으로 수업을 대신한다. 그러니 집에 있는 기간이 길어졌다. 마스크를 끼고 불안하게 밖에 오래 머물 바에 집에서 마스크 벗고 편하게 있는 편이 낫다. 적어도 불안감은 없으니 말이다.

집이 가장 안전한 공간이다. 밖에서는 마스크가 나의 수호천사가 된다. 너무나도 달라진 모습이다. 불과 2019년에 찍은 사진들이 아주아주

머나먼 옛날처럼 느껴진다. 세상에나. 마스크를 벗고 저렇게 많은 사람들이 모여 있었단 말이야? 신기할 지경이다. 처음에는 불편하기만 했던 마스크가 이제는 필수 액세서리가 되었다. 지금은 마스크를 쓰고 진료하는 것이 오히려 더 편해졌다.

아이들과 함께하는 시간이, 그것도 집이라는 작은 공간에서 길어지다 보니 아이들을 또 다른 시각에서 관찰을 하게 된다. 무엇보다 아이들은 정말 끊임없이 움직인다. 반면에 남편은 하루 종일 서재에 앉아 노트북과 한 몸이 되어 하루 종일 저렇게 안 움직이다가 얼어버릴 것 같다. 초등 1학년 아들은 TV를 보면서도 소파 위를 뛰고, 냉장고로 가서 아이스크림을 꺼내 돌아오면서도 뛴다. 불필요하게 방방 뛰고 일부러 넘어졌다 일어난다. 그리고 다시 또 뛰어다닌다. 에너지 소비의 관점에서도 남편은 너무 안 움직여서 에너지가 필요 없어 보인다. 아이들은 저렇게 뛰고 움직이니 과자를 그렇게 달고 살아도 살이 안 찌는 것 같다.

대체로 고등학교 때까지도 아무리 먹어도 살이 안 쪄 살찌는 보약에 총명탕을 달고 살았던 늘씬한 남자들도 취업을 하고 나서부터 갑작스레 체중 증가로 한의원에 다이어트 상담을 많이 오신다. 불과 군대에 갈 때만 해도 주변에서 그렇게 많이 먹는 데도 어떻게 살이 안 찌냐는 소리를 들었다는데 말이다. 취업 1년 이후, 결혼 후 신혼, 와이프 임신 등 특정 기간에 갑작스레 증가해서 많이 오신다. 물론 주로 술자리를 주되게 사업을 하는 중년 남성분들도 많이 오신다.

대체로 여학생, 남학생들도 초등 저학년까지는 주로 놀이터에서 뛰어놀고, 축구, 인라인, 농구, 발레 등의 생활 체육시간으로 많은 신체 활동을 한다. 그러다가 조금 더 본격적인 학업 위주의 학년이 되는 초등 고학년만 되어도 현저하게 앉아서 공부하는 시간이 늘어나고 운동하는 비율이 줄어들면서 체중이 증가한다.

어른이 되면 더욱 그렇다. 그렇게 운동을 좋아해서 고등학교 시절 운동선수 제안까지 받았던 우리 남편도 농구와 야구로 불태웠다. 하지만 지금 40대 초반이 되어서는 운동을 거의 하지 않는다. 물론, 한의원에 환자로 오시는 많은 30-40대 남성분들은 운동을 취미로 즐기셔서 스포츠 외상으로 내원하시는 경우가 많다. 그렇지만 대체로 취미로 운동을 하는 것과 체중 감량은 다른 영역이다. 취미로 운동을 하시는 분 중에서도 일부러 바디 프로필을 찍는 등의 계획이 있는 분들은 식단 관리를 하시니 몸매가 놀라울 정도로 예쁘다. 정돈되고 말끔한 근육이 너무 예쁘다. 그렇지만 그저 주말에 취미로 축구, 골프, 야구, 테니스 등을 즐기시는 분들은 체중과는 전혀 관계없다. 오히려 그런 운동 후 지인들과의 식사, 술자리 등으로 계속 체중이 증가한다고 다이어트 한약을 지으시는 경우도 많다.

어른들은 아이들에 비해 전반적으로 신체 활동의 양이 적다. 기초 대사량은 당연하게도 몸이 크고 체중이 많이 나가니 더 클지라도, 그런 만큼 식사량이 많다. 그리고 어른이 되면 함께 식사나 술자리로 친목 도모 및 경제 활동을 하는 경우도 많다. 그런 만큼 어른이 되면 좀 다른 전략이 필요하다.

나는 아이들의 다이어트와 성장 한약에 대해 자주 상담을 한다. 실제 성장 한약은 효과가 너무 좋아서 놀라울 정도로 키 성장에 도움을 주는 케이스도 많다. 그렇지만 아이들은 성장이라는 큰 에너지 대사가 동시에 작용하고 있기 때문에 적절하게 식사량이나 간식 조절만 하면 살을 빼고 키를 키우는 것이 그렇게 어렵지 않다. 세끼 식사 외에 불필요한 단당류 위주의 음료수, 과자 등의 군것질만 조절하면 쉽다.

그렇지만 어른들은 아무래도 일부러 운동하지 않고서는 신체 활동지수가 낮다. 집안일을 한다고 해도, 많이 움직이는 듯하지만 생각보다 집안일로 소모되는 칼로리는 높지 않다. 아이들은 노는 것만으로도 땀을 하루에도 3-4번은 흘리지만 어른들이 신체 활동으로 여름이 아니고서는 땀을 흘릴 일이 생각보다 많지 않다. 일부러 운동으로 빼지 않는 한은 말이다. 어릴 때는 친구들과 뛰놀지만 어른이 되면 친구들과 식사를 하거나 이야기를 한다. 특히 여자들이 친구와 만나서 땀을 빼고 노는 일은 손에 꼽을 정도이다.

이런 원칙을 세워두면 편리하다. 탄수화물은 땀을 흘릴 때만 편하게 먹는 것이다. 요즘처럼 코로나 시대에는 땀을 흘려 바깥 활동을 할 일 자체가 드물다. 헬스장조차 코로나로 인해 운영이 제한된다. 그리고 마스크를 끼고 땀을 흘려 운동하는 일은 너무 고되다. 자칫하면 피부 트러블만 올라오기 쉽다. 그리고 반복해서 이야기하지만 운동은 체중 감량의 메인 활동은 아니다. 좀 더 예쁜 몸을 만드는 데 도와줄 뿐이다.

식단을 조금 변형해야 한다. 우리가 흔히 먹는 한식 식단, 밥, 국 혹은 찌개, 반찬 4-5가지를 기준으로 생각해보자. 특별하게 신체 활동을 많이 하는 시간대가 아닌 저녁에는 탄수화물 양을 무조건 줄이는 것이 이득이다. 어차피 나머지의 반찬, 국 혹은 찌개에도 숨은 탄수화물들이 있다. 그렇기에 밥, 빵, 면과 같은 탄수화물인 음식들은 저녁 때는 가급적 빼거나 평소 먹던 양의 1/3 정도만 먹는 것이 좋다. 밥 대신에 계란이나 두부로 좀 더 채워도 좋다. 아니면, 제철 야채들을 큰 접시에 자르거나 올리브유 혹은 들기름 등의 좋은 기름과 볶아서 반찬들과 함께 먹어도 훌륭하다. 점심 또한 평소 먹는 밥 양에서 1/2가량으로 줄이면 체중 감량을 위해 더욱 좋다. 그렇지만 앞서 제안한 저녁 식사 방법만으로도 충분하다. 딱 14일만 해봐도 체중이 2-3kg는 감량될 것이다.

2019년쯤부터 일본뿐 아니라 한국에서도 지방의 누명, 기적의 식단, 키토제닉 다이어트 등과 같은 탄수화물은 최소로 섭취하고 좋은 지방 섭취 위주의 식단이 열풍이었다. 실제 일본과 한국은 쌀, 면 위주의 탄수화물 위주의 식단이다. 막연하게 생각해도 이미 반찬, 찌개 등 다른 음식이 있는데도 꼭 밥을 따로 먹는다. 나는 워낙 반찬이나 다양한 음식을 먹는 것을 좋아해서 밥은 최소한으로 먹는 습관이 있었다. 그래도 어른이 되고 한의원에서만 주로 활동을 하다 보니 살이 쪄왔다.

요즘같이 주로 실내 활동을 하는 경우, 탄수화물 섭취는 적을수록 좋다. 게다가 우리가 쉽게 접하는 탄수화물류는 당질 위주의 가공식품이 많다. 통곡물이나 껍질 등이 함께 있는 복합 탄수화물은 그래도 혈당을 올리는 속도가 느리다. 소화되는 데 시간이 짧은 음식은 쉽게 에너지화가 되는 만큼 우리가 땀 흘려 고강도의 운동을 하지 않는 한은 지방으로 저장이 된다. 반대로 소화하기에 긴 시간이 걸리는 단백질과 지방의 경우에는 에너지화가 오래 걸리긴 해도 포만감 유지에 좋다. 여기에 탄수화물을 적게 섭취했을 경우에는 혈당의 영향 없이 안정적인 에너지 대사가 가능하다.

갱년기 다이어트 상담으로 오신 많은 어머님들, 산후 다이어트로 오신 많은 육아 동지분들께서 한의원에 오셔서 하나같이 예전보다 허기지는 횟수와 정도가 잦다고 하신다. 예전에는 굶고 다이어트도 가능했고, 한두 끼 적게 먹어도 안 힘들고 살도 금방 빠졌는데 지금은 그게 힘들다고 하신다. 식단의 문제다. 이런 분들은 대체로 탄수화물 위주의 식단이다. 나이가 들면서 점점 필요한 것은 단백질과 좋은 지방이다. 몸에서는 이러한 음식을 좀 먹으라고 요구하는데 우리가 주로 먹는 것은 당질 위주의 탄수화물이다. 그러니 자꾸 배가 고프고 허기지고, 살만 찔 뿐 피곤한 건 매한가지다.

무엇인가 시도를 해봐서 원하는 대로 되지 않는다면 방법이 잘못된 것이다. 그 방향을 수정해야 한다. 나이가 들어가면 점차 신체 활동을 일부러 해야 한다. 그리고 지금은 코로나 시대다. 바깥 활동보다는 실내 활동 위주다. 과거에 농사 시대였다면 지금은 산업화, 디지털 시대이다. 신체의 땀나는 활동보다는 앉아서 머리를 쓰는 일이 위주다. 심지어 아이들은 성장이라도 한다. 그리고 아이들은 한 시도 쉬지 않고 움직이고 뛰어다닌다. 가만히 있지를 않는다. 그러나 어른은 다르다. 나이 들어 갈수록 땀 내서 신체 활동을 할 일이 없게 된다. 그리고 갱년기 시기와 같이 노화가 진행되는 시기, 여성의 임신 시기, 산후 시기 등 신체적인 물질들이 쓰이는 시기에는 더욱이 단백질, 지방 등의 식단을 좀 더 넣는 것이 맞다. 이래저래 요즘 시대에 나쁜 탄수화물은 먹기 쉽기에 더욱 이것을 의식해서 피하려 노력하는 게 이득이다.

7

예쁜 근육을 위한 운동을 하자

40년을 살아오니 그동안 이것저것 시도해본 운동이 꽤나 많다. 초등학교 때 100미터 달리기 반 선수로도 나가는 운동녀였다. 더 어릴 때에는 친구들과 놀이터에서 미끄럼틀, 그네 타기, 고무줄놀이로 쉴 틈 없이 땀흘리고 뛰어다녔다. 오죽하면 옆 집 아주머니는 나를 보며 "맨날 뛰어 다니니?" 할 정도셨으니 말이다. 대부분의 여학생들은 초등학교 때까지 열심히 뛰고 운동을 하다가 중학생이 되면 이제는 주로 친구들과 앉아서 수다를 떨며 논다. 동적인 아이에서 정적인 소녀가 되는 것이다.

나 또한 초등학교 때까지 사진을 보면 마른 몸에, 여리한 허벅지에도 다부진 체형이다. 마르긴 했지만 지금의 초등학교 2학년 아들의 몸과 같다. 일부러 근육을 만들려고 키운 것은 아니지만 끊임없는 몸의 활동으로 적절하게 자리 잡힌 그러한 자연스러운 근육 말이다. 이런 근육들이 자연스럽고 참 예쁘다.

그렇지만 대체로 여학생들이 초경을 시작하고부터는 운동을 안 하게 된다. 학업적인 비중이 높아지는 것도 있지만, 대체로 생리라는 것을 함으로써 예전만큼 뛰거나 철퍼덕 놀이터에 앉아 놀거나 하지 않게 된다. 그럼으로써 신체 활동도 매우 많이 줄어든다. 그에 반해 남학생들은 운동장에서 주로 농구를 하고 논다. 반면에 여학생들은 일주일에 2~3번 있는 체육시간마저도 점점 귀찮고 하기 싫어진다.

그래서일까? 불과 중학교 때와 고등학교 때의 내 체중은 크게 차이도 없지만 사진 속 얼굴과 다리 모양새는 왜 그리 볼품없이 부어 있는 것일까? 나름 160cm의 키에 48kg 정도의 체중을 고3 때도 유지를 했다. 그럼에도 얼굴과 눈은 늘 퉁퉁 부어 있으며 다리 또한 비슷하다. 아무래도 늘 앉아서 공부를 하다 보니, 뛰어다녔던 초등학교 시절에 비해 몸이 냉해져 더욱 그랬던 것 같다. 돌이켜 보니 심한 변비 증상도 고등학교 시절에 더 많이 생겼다.

최근에도 마찬가지다. 올해 3월부터 시작된 새로운 다이어트로 한참 체중을 43kg까지 감량하고 많게는 45kg 정도의 구간을 유지하고 있다. 운동을 좋아도 했지만 코로나로 인해 바깥 운동에 제한이 생기니 한참 동안 안 해왔다. 더 이상 코로나로 미루기도 지겨워졌다.

바깥 조건만 탓하고 지내기에는 나의 인생, 나의 시간이 너무 아까웠다. 그래서 집에서 열혈 홈트레이닝을 시작했다. 생각보다 너무 재미있고 무엇보다 단조로운 생활에 활력이 되었다. 무엇보다 아이들이 뛰놀 시간에 나는 운동을 한다. 같이 뛰어 노는 셈이 되니 육아가 즐거워졌다. 스트레스 해소에도 그만이었다.

땀을 흘리는 과정이 너무 개운했다. 그리고 내가 원하는 대로 적절히 운동을 선택해 하는 것도 재미있었다. 나는 늘 하체에 신경을 써왔기에, 주로 종아리 매끈하게 하는 운동, 허벅지, 대둔근과 같은 큰 근육을 단련하는 운동, 엉덩이를 업시키는 운동, 복근 운동 그리고 전신 폼롤러 등이다. 적절히 땀 흘리는 유산소 운동, 큰 근육들을 반복 동작으로 단련시키는 근력 운동, 그리고 근육과 부종을 정돈해 부종을 막아주는 마사지 겸 스트레칭 이렇게 3가지 영역으로 나눴다. 컨디션이나 시간 상황에 따라 적절히 조절해서 운동을 했다. 거의 매일 근육을 단련시키니 어느덧 근육들이 가만히 있어도 도드라져 보이는 레벨까지 되었다. 그 전에 비해 근육들이 좀 더 예쁘고 단단해 보였다.

그러나 이 원고 쓰기, 책 쓰기가 위기가 되었다. 한의원 일, 육아는 그대로 하면서 책을 쓰게 되니 시간이 절대적으로 부족하다. 그러니 주로 시간이 날 때 해온 운동을 점차 줄이게 되었다. 처음 며칠간은 괜찮았다. 그런데 점차 티가 난다. 하체가 점차 무겁다. 특히 한의원에서 퇴근하는 저녁 때 종아리 모양새를 보니 점점 부어온다. 생각해보니 집에서 운동을 안 한 게 3주 이상은 된 듯하다. 그러니 점차 못생겨진다. 체질적인 단점들이 점점 드러난다. 동무 이제마 선생은 정말 천재다. 소음인은 가만히 앉아 있는 것을 좋아하니 하체가 발달한다. 가만히 앉아 있는 시간이 늘어나니 확실히 하체가 점점 붓는다. 그러다 보니 대변도 시원찮다. 한동안 거의 없었던 냉대하도 늘어났다.

잠을 3~4시간 자고 한의원 일, 새벽 육아에 책까지 쓰느라 녹용 한약, 공진단을 먹고 버텨왔다. 그렇게 버티는 것이 문득 대단하다. 나는 한약이 없으면 정말 이 많은 스케줄을 소화해내지 못할 것이다. 그래서 한의사가 된 게 아닌 가싶을 정도다. 내가 살기 위해서 말이다. 이 책을 쓰는 동안, 한 꼭지당 사향공진단을 평균 1~2개는 먹었다. 공진단과 녹용 보약 덕분에 탄생한 책이다. 너무나도 감사하다.

그렇지만 체질적 한계는 어쩔 수 없다. 내가 이미 저체중에, 최상의 컨디션에 있어봐서 그런지 금방 티가 난다. 물론 나의 이 상태를 남들은 눈치도 못챈다. 나만이 아는 그런 민감도다. 책 쓰는 속도를 좀 늦추더라도 좀 더 관리를 한 상태로 되돌아가고 싶다. 운동을 하면서 땀을 흘리는 그 개운함을 다시 느끼고 싶다. 확실히 운동을 적절히 해서 땀을 빼고 난 다음 날의 하체 부종 상태가 다르다.

소음인은 실내의 운동 정도의 움직임을 주는 운동이 좋다. 과격하게 힘쓰는 운동을 하면 컨디션이 너무 떨어져 일하는 데에 지장을 준다. 그렇지만 댄스, 흔들기, 스트레칭 등의 기혈 순환을 촉진시켜서 땀이 살짝 나는 정도의 운동은 좋다. 그러면 오히려 냉기가 없어져 몸도 덜 춥다. 그러니 덜 붓고, 배변 활동도 원활해진다. 영락없이 소음인 여자다. 신기한 것은 어떻게 이렇게 전형적으로 소음인 특징에 다 들어맞는지 모르겠다.

태음인은 상대적으로 힘이 좋아서 골프, 수영, 테니스 등과 같은 운동과 일부러 땀을 많이 빼주는 운동이 체중 감량에도 좋고 신진대사에도 좋다. 그렇지만 나와 같은 소음인들은 순환이 메인이다. 적절하게 맨손체조나 실내에서 줄넘기 살짝, 골반 하체 흔들기 등의 흔들어주기와 뻗쳐주기 등의 운동이 좋다. 반대로 양인들인 소양인, 태양인들은 하체를 단련시키는 운동이 좋다. 주로 기운이 위로 올라가서 하체가 약하기 때문이다. 스쿼트나 하체 근육 키우는 운동을 추천한다.

반대로 나와 같은 소음인들은 하체를 단련시키는 스쿼트를 과다하게 할 경우, 하체 부종이 있는 상태라면 근육이 펌핑되니 더욱 하체가 커지는 경험을 할 것이다. 아마도 대부분의 소음인 여자들은 하체가 지금 상태보다 더 커지는 것을 원치 않을 것이다. 나 또한 줄자로 재보면 절대적으로 두꺼운 허벅지, 종아리는 아니다. 이미 체중이 40킬로대 초반이니까 말이다. 그런데 이놈의 비율과 모양새 때문에 늘 하체를 신경 쓰게 된다. 결국 체중이 답이 아니다. 원하는 몸의 쉐이프는 체질에 맞는 음식을 먹고, 운동을 하고 자세를 잘 갖추려 노력했을 때 그 몸이 나온다.

그래서 운동을 해도 내 몸을 알고, 그에 맞는 운동을 취사선택해야 한다. 수많은 식단의 방법, 다이어트의 방법이 있듯이 말이다. 운동도 나에게 맞는, 내가 원하고 몸에 도움이 되는 운동을 선택하자. 무작정 다이어트해야 하니까 헬스클럽에 등록한다고 원하는 몸이 되지 않으니 말이다. 오히려 하체 부종이 있는 상태에서, 식단은 그대로인 채로, 운동을 하루 2~3시간 이상 했다가는 하체만 더 비대해질 것이다. 오히려 체형으로 보면 더 만족스럽지 못한 상황이 될 수 있다.

어른이 되고서는 신체 움직임이 어린 시절에 비해 월등히 줄어든다. 거기에 출퇴근으로 운전을 하면 하루 종일 보행량이 3,000보도 안 넘을 것이다. 이런 상황에서는 매일이 아니더라도 일주일에 3~4회는 땀나는 활동을 하는 것이 건강에 이롭다. 결국 건강에 이로우면 우리 몸이 덩달아 날씬해지고 예뻐진다. 즉 적절한 균형이 잡혀서 보기가 좋아진다는 뜻이다. 상식적으로 상체는 44사이즈인데 하체는 66사이즈인 몸보다는 적절하게 상체와 하체의 비율이 맞는 것이 보기에도 좋다. 하체가 많이 큰 경우에는 좀 더 따뜻한 음식을 먹고, 찬 음료를 멀리하고 하체의 붓기를 제거하는 한약, 반신욕, 하체 스트레칭을 해주면 예쁜 몸이 된다. 정말 하체는, 근력운동을 한다고 될 일은 아니다. 물론 튼실한 허벅지를 원한다면 해도 좋다. 그렇지만 나는 개인적으로 미니스커트를 입고, 청반바지를 입었을 때도 가녀린, 부드러운 모양의 하체를 원한다. TV 속의 연예인들까지는 아니더라도, 적어도 길가다 우연히 내 다리를 보았을 때 적당한 근육과 여리함이 공존하길 바라는 여자다. 그래서 나는 나와 같이 하체가 고민인 환자분들께도 늘 '하체는 꾸준함이 이긴다. 하체에 좋은 것보다 하체 부종을 일으키는 나쁜 주범을 찾아서 먼저 그것부터 제거해야 예뻐진다.'라고 말씀드린다.

나도 몸소 체험 중이다. 체중에는 그렇게 차이가 없을지라도 퇴근 후 집에 와서 반신욕으로 하체를 따뜻하게 하고, 하체를 폼롤러로 쭉쭉 펴주는 스트레칭을 10분씩만 매일 해도 하체의 무게감이 다르다. 피곤할 때의 쉐이프가 다르다.

그리고 한 가지 더 중요한 팁, 시간 내서 운동을 못한다면 꼭, 내가 마치 발레리나가 된 듯 모델이라도 된 듯 골반-허벅지-무릎 내측 사이에 힘이 들어간 채로 발바닥 내측에 아치가 살아 있도록 힘을 주고 서자. 그리고 앉아 있을 때도 엉덩이가 바닥에 닿는 그 지점에 힘을 주고 하복근에 힘을 주고 앉자. 그런 다음 날개뼈가 있음을 인식하고 날개뼈를 비롯한 등에 힘을 주고 승모근을 아래로 내려보자. 그러면 좀 더 가슴이 펴지면서 등 전반에 힘이 들어가는 것을 느낄 것이다. 이러한 큰 근육들에 평소에 힘을 주고 서고, 앉는 연습만 해도 골반의 틀어짐, 오자 다리, 흉곽 들림, 승모 솟음 등이 교정되어 몸 전체가 더욱 예뻐 보인다. 그러면 확실히 같은 체중이라도 훨씬 우아함과 예쁨이 돋보인다.

예쁜 몸은 결코, 체중, 식단, 운동 중 한 가지로만 완성되지 않는다. 이 3가지가 적절히 조화롭게 세팅되면서 예쁜 표정과 예쁜 자세까지 갖춰야 비로소 완성된다. 그리고 이런 조합은 신기하게도 자신 있는 목소리, 밝은 표정도 함께 가져오니 삶의 전반적인 인식과 행동에도 긍정적인 영향을 미치는 마법과 같다.

8

예쁜 몸은 균형이 우선이다

일요일에 일을 한 지도 어느 덧 7년째이다. 한방병원에서 전문의 과정을 거치면서 주말에도 안 쉬고 일한 덕분인 듯하다. 주말에도 근무하는 것이 자연스럽게 생각이 되니 말이다. 처음 한의원을 오픈하는 날을 3월 16일 월요일부터 시작하려 했었다. 그래서 그 전날인 일요일에 남편과 친정어머니, 시어머니와 함께 가서 오픈 준비를 하고 있었다. 설레는 마음으로 한의원이 이미 오픈한 것처럼 차트 등록 등 시범을 했다. 그런데 신기하게도 일요일부터 보약을 지으시러 환자분들이 오신 것이다! 다행히 오픈 멤버로 채용한 직원도 정리를 하느라 나와 있었다. 어찌 어찌 몇 분이 보약 상담을 하고 생리통, 보약, 다이어트 한약도 상담하시고 가셨다. 나에게는 일요일 진료가 운명인가라는 생각이 들었다. 그렇게 일요일 진료는 시작되었다.

평일 10시간 근무가 평화롭고 매끄럽게 지나간다면, 일요일의 5시간은 시간과의 싸움이다. 병원 근무할 때에 한방 응급실에서 근무했던 기억도 난다. 새로운 환자분들이 긴급한 증상들로 찾으신다. '목이 안돌아가요, 발목이 삐끗했어요, 소화불량이 심해요, 허리가 아파서 걸을 수가 없어요.' 등이다. 그리고 평일에 바빠서 치료를 받을 시간이 없는 분들도 많이 오신다. 대체로 직장인, 육아 맘들, 학생들이다. 좀 더 긴급하게 필요한 시점에 치료를 해드리니 이분들과는 더욱 긴밀한 관계가 된다. 실제로 지금까지 단골이신 환자분들 중에 일요일에 첫 내원하신 분들이 꽤 많으시다. 내가 더욱 세상에 필요한 존재가 된 것 같아 기분이 좋다. 인정받는 느낌도 든다. 그리고 요즘에는 일부러 멀리서도 일요일에 찾아와주시는 분들도 많다. 한참 코로나가 전국에 확산되어 긴장이 고조되었던 2020년 4월 즈음에도 저 멀리 청주, 대전에서도 다이어트 한약을 지으러 오셨다. 이런 분들이 계시니 더욱 일요일 진료를 할 수밖에 없다. 내가 세상을 위해 좀 더 기여하는 느낌이라 즐겁고 뿌듯하다.

그렇지만 한편으로는 가족들을 생각하면 미안하다. 특히나 아이들이 한참 엄마 손이 필요한 나이다. 주말여행이 드문 일이니 아이들에게 엄마 아빠와 여행하는 추억을 많이 못 만들어준 것 같아 미안하다. 일요일 진료 때문에 주말 동안 1박 2일 여행을 가는 일이 드물다. 일 년에 한두 번 있을까 말까이다. 진료 원장님께 양해를 구해야 한다. 게다가 일부러 멀리서 오시는 환자분들께도 미리 양해를 구해야 한다. 그래서 특별한 일정이 아니고서는 아이들과는 토요일에 집중을 한다.

처음에는 막연히 미안했다. 그리고 2박 3일 혹은 휴가를 붙여서 길게 여행을 다녀오는 친구네가 부럽기도 했다. 그래서 점점 서울 주변부에서, 토요일 하루를 1박 2일 느낌으로 빡세게 놀게 되었다. 그러다 보니 점차 서울 주변의 좋은 명소들이 하나둘씩 눈에 들어오기 시작했다. 서울은 역시 서울이다. 서울 내에서도 갈 곳이 너무 많다. 경기도만 해도 아이들 데리고 체험할 농물 농장, 숲 등의 장소들이 많다. 나 또한 내가 아이가 된 것 마냥 너무 즐겁게 놀다 보니 신이 난다. 그리고 워낙 다양한 곳으로 루트를 짜고, 야간까지 활동을 하니 집에 들어오면 밤 10시가 넘는 일이 많다. 1박 2일 여행 다녀온 기분이다.

오늘도 토요일이다. 보통 오전에는 첫째가 학원을 간다. 아이를 학원에 들여보내고는 나는 근처 카페로 간다. 커피 한잔을 시키고는 노트북을 켠다. 그리고는 한의원의 밀린 업무들, 진료 시간에는 못다 한 일들을 처리한다. 요즘에는 글을 쓴다. 책도 읽는다. 이러한 나만의 시간이 한 주를 버티는 자양분이 되기도 한다. 그러고는 오후가 되면 아이들과 외출을 한다.

오늘은 아이들과 실내 동물원에 다녀왔다. 여러 번 가는 곳인데도 아이들은 마냥 즐겁다. 가까이서 새, 기니피그, 라쿤 등에게 먹이를 주니 나도 덩달아 너무 재미있다. 무뚝뚝한 남편도 펭귄이 정어리를 먹는 장면을 동영상 촬영까지 하는 것을 보니 아이들 덕분에 어른이 힐링을 받는 기분이다. 문득 어른들이 잊고 지내는 내면의 아이, 아이다운 삶에 대한 호기심을 다시금 아이들을 통해 재발견한다.

남편도 나도 출근하지 않는 날이면 아이들에게 집중을 한다. 우리 부부는 이러한 큼직한 부분들이 잘 맞는다. 둘 다 작은 것이라도 함께 하는 것을 좋아한다. 장을 보러 마트도 손을 잡고 함께 간다. 집 앞 문구점마저도 같이 간다. 때로는 남편이 너무 사소한 곳까지도 나를 데려가는 것 같아 귀찮을 때도 있다. 그렇지만 이러한 가족과의 일상이 주는 안정감이 크다. 어느 덧 지나 보니 내가 그려왔던 일과 삶의 균형이 맞는 인생을 살고 있다. 일을 할 때는 일에 집중, 가족과 함께할 때는 가족에게 집중 말이다.

우리의 삶에는 균형이 중요하다. 중요하지만 생각보다 어려운 것이 '균형'이다. 한의학에서도 늘 음과 양의 조화, 균형을 말한다. 한의과대학에 입학을 해서 설레는 마음으로 첫 수업을 하고서는 멘붕이 왔었다. 교수님이 아무렇지도 않게 한자로 칠판을 한 가득 채워 수업을 하시는 것이다. 모두들 정신없게 노트에 한자를 그렸다. 도통 무슨 말인지도 모른 채 말이다. 단 한 가지 기억나는 것이 바로 '음양의 조화'이다.

신체적으로 음은 물질, 물, 기질, 혈액, 진액 등의 성질이다. 양은 기운, 기력, 보이지 않는 에너지 등이다. 음이 과하면 양이 부족한데, 이런 상황은 덩치는 큰데 기력은 하나도 없는 상태다. 반대로 음이 부족하면 양이 과한데 음식을 너무 먹지 않아 삐쩍 마른 상황이다. 빈혈 증상 중에는 어지러움과 함께 빈맥, 가슴 두근거림 등이 있다. 이 또한 한의학적으로 혈허 증상으로 음의 성질인 혈이 부족해 나타나는 양의 증상이다(맥상이 빨리 뛰고 가슴이 두근두근 하는 증상의 원인은 음허/혈허이지만 그 나타나는 모양새는 마치 양증 같다).

그리고 물의 많은 성질을 가진 소음인의 경우도, 음이 많고 양이 부족하기 쉬운 체질이다. 반대로 소양인, 태양인 등의 양인들은 양이 넘치고 음이 부족한 체질이다. 그래서 병은 음이 많아서, 양이 부족해서, 양이 많아서, 음이 부족해서 생기는 상황들이 각각 있다.

그래서 늘 음양의 조화가 중요하다. 그래야 병이 안 생긴다. 이것은 『황제내경』, 『상한론』, 『동의보감』 등 한의학의 굵직한 원서들에 공통적인 대전제다.

다이어트를 할 때도 이러한 음양의 조화는 필요하다. 여러 가지로 해석은 얼마든지 가능하다. 우리의 삶 곳곳에 균형을 생각하면 매우 좋은 지표가 된다. 식단을 짤 때에도 채식, 육식의 적당한 조화가 중요하다. 운동도 마찬가지로 땀을 흘리는 유산소와 근육을 강화시키는 근력운동의 적당한 조화가 중요하다. 하체가 발달한 분들은 하체는 유산소, 스트레칭 위주로, 상체는 근력 위주로 하는 것이 좋다. 운동의 결과로 조금은 단단한 근육이 은근히 드러나게끔 하려면, 즉 운동을 한 티가 나게 하려면 절대 운동만으로는 안 된다. 식단 조절도 필수이다. 이 또한 운동과 식단의 음양의 조화다. 시험을 잘 보는 것도 그렇다. 공부를 열심히 해서 실력을 쌓는 것도 중요하지만, 담대하게 시험 날에 긴장을 안 하고 보는 훈련도 중요하다. 실력을 잘 쌓았어도 이러한 상황에 대응하는 심리적 능력이 떨어지면 컨디션에 따라 긴장을 너무 해서 시험에 실패하는 경우도 허다하다.

점심을 과하게 먹었으면 물질이 많이 섭취된 것이다. 즉 음이 많아졌다. 그러면 음이 많아졌으니 양의 기운을 보태야 한다. 다음 끼니는 거르거나 식사 간격을 길게 해서 음이 더 많아지지 않도록 해주는 것이다. 음이 쓰이면서 양이 되기 때문이다. 그래서 많이 먹고 나서 소화를 시키고 운동을 하면 체중 증가 예방에 좋다. 그래서 보통들 오전 공복에 운동을 다이어트 방법으로 추천하는 것이다.

또한 점심을 냉면, 회와 같이 차가운 음식으로 먹었다면 저녁은 그래도 따뜻한 온도의 음식을 먹어주는 것이 좋다. 이것은 꼭 다이어트에 해당되는 것이 아니다. 좀 더 건강한 삶을 위한 기준으로 생각하면 된다. 조금만 더 생각해보자. 건강하게 균형이 잡힌 몸은 결국 예쁜 몸이다. 예쁘다는 것에는 좀 더 여성적인 의미가 들어 있기는 하지만 말이다.

내가 추구하는 인생도 결국 조화로운 삶이다. 바쁘게 일하는 삶과 쉼이 있는 일상. 물론 아이들을 키우는 요즘은 가족과의 일상도 내겐 일하는 것과 다름이 없긴 하다. 그렇다면 엄마들은 더욱이 혼자만의 시간이 필요하다. 육아와 일로부터 나의 에너지가 모두 소진되었으니 어디선가 그것을 채워줘야 할 시간이 필요하다.

버지니아 울프가 자전적인 소설인『자기만의 방』에서도 여성들이 자기만의 방과, 자기만의 시간 그리고 자기만의 돈이 필요하다고 했다. 대학 시절 나는 이 책의 이 구절이 그렇게도 와 닿았다. 생각해보면 여자들에게도 혼자만의 시간, 독립적인 생활을 위한 경제적 바탕이 필요하다는 얘기다. 결국에는 열심히 일한 당신, 혼자만의 시간이 필요하다는 것이다. 그것이 돈을 버는 일이든, 돈을 벌지 않은 일이든지 간에 남을 위해 시간을 썼으면 나를 위한 시간도 필요하다. 그래야 전체가 조화롭게 자기만의 생을 온전히 누릴 수 있다. 평화가 찾아온다. 그 결과 모두 행복해진다. 가족들에게 소모된 삶과 본인을 충전해주는 삶의 조화 말이다.

나 또한 진료를 쉬는 날 오전에는 나만의 시간을 가진다. 출근을 하는 날에는 밤 11시, 12시까지 한의원에서 열심히 달린다. 퇴근하고 와도 아이들이 엄마를 기다린다. 그래서 신나게 놀아주고 새벽 1시는 돼야 잠이 드는 일상이다. 그런 만큼 쉬는 날 오전에는 나의 에너지를 채운다. 그것들이 별것 아닌 일상이기도 하지만 내게는 너무 소중하다. 소위 '힐링 타임'이다. 길어 봤자 2시간도 채 안 되는 시간이다. 대체로 친정 엄마와의 공원 산책, 카페 투어, 네일아트, 마사지, 친구와의 수다, 피부과 가기, 한의원 가기 등이다. 그렇지만 이런 시간은 일과 육아로 인해 소진된 정신적인 음의 기운을 충전하는 시간이다. 신기한 것은 이런 시간을 가졌을 때 오히려 식단도, 체중도, 운동도 모두 균형적이고 안정적으로 잘된다. 좀 더 예쁜 몸으로 가고 있다. 결국 좀 더 균형잡힌 생활은 예쁜 몸에 필수 요소이다.

나는 당신이

예쁜 몸을

가졌으면

좋겠습니다

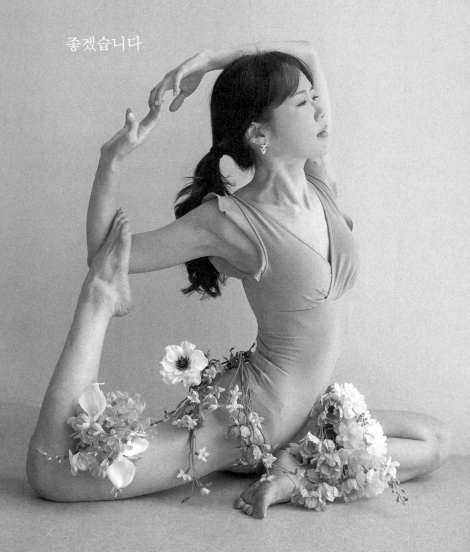

평생 예쁜 몸

유지하는

8가지

생활 습관

1

지금, 습관을 바꿔야 예쁜 몸을 유지할 수 있다

책 쓰기가 한창인 요즘이다. 나는 어릴 적부터 글쓰기를 좋아했다. 그렇다고 국어 과목을 잘한 것은 아니다. 오히려 나는 수학, 과학을 좋아하는 이과생이었다. 국어 점수 때문에 울고 웃던 나였다. 그렇지만 역시나 학교 교육은 현실적인 쓰임과 동떨어져 있다. 물론 공부를 열심히 한 것에 후회는 없다. 지금의 나의 일을 할 수 있는 것도 대한민국에서 우등생이었기에 가능했다. 공부해서 남 준다는 말을 몸소 체험했다. 공부만큼 인풋 대비 아웃풋이 유리한 투자는 없는 것 같다. 대한민국은 20년 전이나 지금이나 공부 잘하는, 잘했던 학생이면 잘 해준다. 좀 더 인정해주고 대접해준다. 어딜 가도 그렇다. 사실 이런 현실이 아직도 놀랍기도 하다.

국어 성적은 올리기 힘들었지만 나는 개인적 글쓰기는 좋아했다. 중학생 때는 '태지 오빠'(서태지와 아이들의 서태지 씨)한테 그렇게도 많이 일기를 썼다. 편지 형식의 일기였다. 하루하루 있었던 일을, 전혀 궁금해하지도 않을 태지 오빠한테 열심히도 썼다. 아직도 몇 권씩이나 소장하고 있다. 이제는 나의 추억으로 말이다.

중2 무렵에는 친구들과 '교환일기' 쓰기가 유행이었다. 친한 친구와 예쁜 공책을 함께 고른다. 친구와 함께 쓰는 교환일기로 정한다. 내가 친구에게 편지 형식의 일기를 쓴다. 다음 날이 되면 학교에 가서 친구에게 건네준다. 그러면 그 친구가 다음 차례로 답장 일기를 써서 내게 다시 건네준다. 그렇게 서로 교환하면서 채워가는 편지 일기이다. 그 친구와 교환일기를 얼마나 빠르고, 많이, 오래도록 썼느냐가 얼마나 친하냐의 평가 기준이 되었다. "우리 이제 교환일기 그만 쓰자"는 곧 결별을 의미하는 것이었다. 그리고 한 친구하고만 교환일기를 쓰지는 않는다. 대체로 동시에 여러 친구들과 진행을 한다. 그러니 하루에도 4~5개의 편지를 쓰게 된다. 지금 생각해보면 참 열심히도 썼다. 아마도 여중생의 사춘기를 그렇게 풀며 보냈던 것 같다.

대학생이 되어 홀로 경주에서 자취를 했던 기간에도 나는 열심히 일기를 썼다. 자취방에 오면 혼자 있었기 때문이다. 책을 읽고 좋은 구절을 쓰고, 음악을 듣다가 감동이 와도 썼다. 전시회, 음악회를 다녀온 티켓들을 오려 붙이며 느낌도 덧붙여 써서 보관을 했다. 연애를 했던 남자친구들, 친한 스님들, 책의 저자, 모임에서 만난 여러 사람들과의 생각의 교류를 하면서도 이메일도 참 많이도 주고받았다.

난 늘 그렇게 무언가를 쓰면서 지내온 것이다. 30대가 되어서는 또 다른 형식으로 글을 계속 썼다. 첫아이 임신을 해서는 태교 일기를 썼다. 첫 임신의 설렘과 기쁨을 열 달간 빼곡하게 적어왔다. '초록이'라는 아이 태명을 매번 부르면서 소중하게 써놨던 그 기록들을 아직도 보관하고 있다. 임신 도중에 학위 논문도 썼다. 첫 논문 쓰기는 여태껏 써왔던 쓰기와는 완전 다른 차원의 글쓰기였다. 물론 논문은 다소 힘들고 재미없었지만 그 대장정을 끝내고 나니 너무 뿌듯했다. 뱃속의 아이와 함께 써나간 것과 다름없어 그런지 너무 소중한 나의 논문이다. 첫아이를 출산하고는 한의원을 운영하면서 열심히 블로그를 써왔다. 학생 때부터 소소하게 일기식으로 블로그를 써온 경험이 있어 그런지 어렵지 않았다. 아이의 육아, 한의원 스토리, 쇼핑 이야기 등 나만의 색깔들로 바쁜 와중에서도 열심히 채워 왔다.

그리고 한의원의 보약, 다이어트 한약 등의 한약 환자들께도 늘 편지를 써왔다. 복약지의 형식으로 말이다. 일괄적으로 환자분 이름만 써서 똑같이 나가는 것은 어딘지 성에 안 찼다. 한약에 대한 이야기, 내가 처방한 약재들의 이야기가 하고 싶었다. 한약은 특징상 파우치에 담겨 나가니 약만 봐서는 무슨 처방인지 알 수가 없다. 약재들이 이미 다 어우러져 합쳐져서 갈색의 액체가 되었기 때문이다. 색도 비슷비슷하다. 그렇기에 치료 목표, 호전 반응, 이번 한약이 달라진 부분들에 대해서 환자분 한분 한분께 이야기를 해드려야 한다. 그래야 직성이 풀린다. 할 일을 끝 낸 듯 속이 후련하다.

매번 내가 진료를 마치고도 밤늦게까지 남아 1-2시간 동안 홀로 하는 일은 주로 한약 처방과 이 복약지 쓰기이다. 조금 덜 바쁠 때는 진료시간 내에 이 모든 것을 마칠 수 있다. 그렇지만 바쁜 날이 훨씬 더 많기에 대 부분 숙제로 남는 것이다. 때로는 나를 목 빠지게 기다리는 아이들을 생 각하면 조금이라도 빨리 집에 가고 싶다. 그렇지만 내가 해야만 가치가 빛나는 일이기에 한다. 늘 하고 나면 즐겁고 뿌듯하다. 내 마음과 생각을 환자분들에게 전달한 것 같아 만족스럽다.

한약 복약지 쓰는 일도 습관이 되니 좋은 것은 환자분들의 증상을 보 다 세심하게 기억을 하게 되는 일이다. 그러니 환자분들과 상담을 할 때 에도 설명이 쉽다. 반대로 상담을 하다가도 이런 부분은 복약지에 넣어 드려야겠다는 생각도 한다. 물론 나도 가끔은 복약지 스트레스에 시달리 기도 한다. 한약이 한참 많이 나가는 시즌에는 하루에 15건도 넘게 쓰게 된다. 그러다 보면 어느 덧 퇴근이 12시가 넘어버리는 것이다.

물론, 이 덕분에 사향공진단이 두뇌 회전에 도움이 되는 것을 몸소 느 꼈다. 늦은 밤 홀로 피곤한 몸과 정신을 버텨가며 복약지를 쓰고 처방전 을 낼 때에 공진단의 효과를 톡톡히 봤다. 나의 복약지는 공진단으로 인해 탄생하는 것이다. 이렇게 힘들게 쓰기도 하지만, 환자분들이 직접 손으로 쓴 복약지에 감동하셨다는 얘기를 하시면 너무 보람된다. 이제는 어느덧 시간이 흘러 근 10년이 가까워지니 복약지 하나 작성에 1분도 채 안 걸린다. 정말 대단한 발전이다.

다이어트 과정도 마찬가지다. 살이 안 찌는 식습관, 생활 습관이 내 것이 되면 자동화 시스템처럼 의식하지 않아도 쉬워진다. 처음에는 막연하게 멀게 느껴질 수 있다. 먹는 것에 한계를 두어야 한다는 압박감에 시작하기조차 엄두가 안 나기도 한다. 그러나 일단 나의 방법에 맞는 나만의 루틴을 만들면 의지와 의식 없이도 자연스러워진다. 이렇게 좋은 습관이 몸에 익숙해지면 자연스럽고 손쉽게 유지된다. 더 이상 다이어터가 아닌 유지어터다. 꾸준하게 나에게 이롭고 좋은 식단과 운동을 유지만 하면 끝이다.

대체로 출산 후에 임신 때 체중으로 남는 것은 임신 때 먹었던 음식의 습관이 원인인 경우가 많다. 여자들이 유일하게 좀 편하게 의식적으로 잘 먹어도 되는 시기가 임신 때다. 게다가 임신 호르몬의 영향으로 평소대로 먹어도 1-2kg 체중이 늘기도 쉽다. 그리고 밤중에 갑자기 맛있는 음식이 먹고 싶기도 하다. 실제 아내가 임신했던 기간 동안 남편들도 비슷하게 체중이 늘어 다이어트 한약을 지으러 오시는 경우도 많다. 이런 경우, 부부가 함께 과식, 외식, 야식 등의 습관을 출산 후에 재빨리 끊는 것이 좋다.

갑자기 찐 살은 빨리 빼는 것이 건강에 이롭다. 균형의 관점에서도 갑자기 살이 찌면 지방 위주로 증량이 되기에 몸의 순환에도 힘들다. 그래서 관절이나 인대의 통증, 담결림, 피부 두드러기, 생리통 등 신체 곳곳의 염증 반응이 동반되는 경우도 많다. 이런 경우 살을 빼면 저절로 호전된다.

또한 배가 고프지 않는데 식사나 간식을 먹는 습관도 고치는 것이 좋다. 의외로 상담을 하다 보면 배가 고프지 않지만 '나중에 배가 고플까 봐 미리 먹어요.', '야식을 먹을 것 같아 배가 안 고픈데 억지로 먹어요.', '아침에 입맛이 하나도 없는 데 건강에 좋다고 하니까 먹고 있어요.' 등의 놀라운 이야기들을 많이 하신다. 문득 내가 40살에 44kg를 유지하는 비결 중 하나가 배고플 때에만 밥을 먹기 때문인 것 같다. 약하게 타고난 소화기 덕분인지 배가 안 고플 때에 억지로 먹으면 위에 탈이 난다. 대체로 소음인들은 마른 체형이 많은 이유이기도 하다.

음식을 먹어 몸이 에너지를 채웠으면(+), 그 음식으로 에너지를 쓰일 시간(−)을 주자. 이것을 '1:1 법칙'으로 삼아 습관으로 만들어보자. 이 기준으로는 절대로 살은 안 찐다. 그리고 식사 간격을 가급적 길게 해주는 것이 인슐린 저항성, 배설, 해독 관점에서도 도움은 된다. 그러니 배고플 때만 위장의 80%가량 채울 정도로, 이왕이면 저탄수화물 식단을 기본으로 좋은 영양가 풍부한 자연음식으로 섭취한다면 더욱 좋다. 더욱 예쁘고, 단정한 신체 라인이 자연스레 잡히는 습관이 되는 것이다.

상식적으로만 접근해도 좋다. 밤늦게 먹고 자는 습관, 가족들 다 자는 데 홀로 맥주를 마시고 잠드는 습관, 배가 터질 듯이 먹는 습관, 식사 후 바로 눕는 습관, 원푸드 혹은 가공식품만 먹는 습관, 하루 종일 안 먹다가 저녁 늦게 한 끼 배부르게 먹는 습관 등. 우리가 생각할 때에 건강에 이롭지 않은 습관들의 패턴이 있다. 이렇게 상식적으로 안 좋은 습관만 하나씩 바꿔 나가도 크게 노력과 돈을 들이지 않고도 다이어트에 반은 성공이다. 나의 습관을 점검해보고 나쁜 습관부터 하나씩 좋은 쪽으로 바꿔나가자. 시작이 반이다. 일단 나의 고치고 싶은 습관 리스트부터 작성해서 일주일에 하나씩 바꿔가보자. 당신의 행동을 응원한다!

2

호르몬을 잘 활용하자

한의원에 최근에 오는 학생들을 보니 한참 중간고사 기간이다. 시험 기간에는 아이들이 목, 어깨, 허리가 아파 침을 맞으러 온다. 아이들이 공부할 때에 체력 보강을 하려는 목적으로 한약, 총명탕, 공진단의 수요가 많은 때이기도 하다. 아이들에게 침을 놓고 상담을 하면서 옛날 학생 시절이 자주 오버랩된다. 그래서 진심 어린 조언들도 자주 해준다. 때때로 이 이야기들이 아이들의 꿈에, 공부에 도움이 되었다는 후일담을 어머님께 전해 듣기도 한다. 참으로 뿌듯한 순간이다. 내가 아이들의 동기부여가, 학습코치 멘토가 된 것이다.

나도 중학생 때 중간고사 기간을 떠올려본다. 나는 내가 1등을 하고 싶어 공부를 열심히 했다. 어느 때인가, 공부를 못한다고 무시했던 옆집 언니, 그 이후 교통사고가 나서 2달간 학교를 가지 않았던 일들이 상위권 진출의 계기가 되었다. 늘 친구들과 어울려 노는 것을 좋아했지만 시험 기간을 앞두고는 완전히 모범생 모드로 돌변했다. 그래서 친구들은 언뜻 내가 공부를 잘한다고 하면 놀라기도 했다. 외모나 옷차림새는 모범생의 이미지가 안 풍겼기 때문이다.

엄마와 늘 시험기간에 약속을 했다. '중간고사 전 과목 평균 점수가 95점 이상이면 시험 마치고 이대 앞에 쇼핑을 가기'이다. 멀리까지 친구들과 가는 것에 대해 허락해주는 것과 가서 옷 쇼핑을 할 용돈 주기, 이 2가지 약속이다. 그때에는 예쁜 옷 쇼핑의 메카는 백화점보다는 '이대 앞'이었다. 집이 목동이었기에 좀 멀리 버스를 타고 가야 했다. 친구들과 버스를 타고 익숙한 지역을 벗어나 낯선 곳으로의 여행은 소풍 기분을 느끼기에 충분했다.

지금 돌이켜보면 나와의 약속이었다. 공부를 잘하면서도 예쁜 여중생이고 싶은 두 가지 욕구. 예쁜 옷들을 사고 싶어 더욱 공부에 매진했다. 공부를 잘하고 싶은 본질적인 마음과 예쁜 옷도 사고 싶은 마음이 함께 원원작용을 했다. 공부가 하기 싫고 졸릴 때에는 사고 싶은 옷을 머릿속에 그려가며 졸린 눈을 비볐다. 결국 나는 약속을 지킬 수 있었다. 마지막 시험 날, 집에 와서 가방을 놓자마자 바로 친구들과 이대에 가는 버스에 올라탔다. 그 당시 중학교 여학생에게 '이대 앞'은 매우 상징적이었다. 긴 생머리에 예쁘게 차려입은 여대생이 되어 하이힐을 신고 책을 들고 이대 앞을 오가는 상상만으로도 설레었다. 일종의 동기부여도 되었다. 예쁜 여대생이 되자! 그 당시에는 이대생이 되려면 계속 상위권을 유지해야 했다. 즐겁게 이 옷 저 옷 입어보며, 예쁘게 차려입은 이대 언니들도 힐끗힐끗 바라보면서 즐거운 하루를 보냈다.

우리의 삶을 조금 더 풍요롭게 하는 사소한 것들이 참 많다. 별것 아닐 수 있지만 조금만 생각해보면 오히려 이런 것들로 인해 우리는 하루하루를 살고, 마침내 큰 목표까지도 달성할 수 있다. 절대적인 양으로는 소량이지만 우리를 힘차게 버틸 수 있게 해주는 그 무엇 말이다. 이 작은 것들이 평범하고 지루할 수 있는 일상에 활력이 된다. 그 결과 나의 힘이 강해져서 상승 효과로 활력마저 생기는 경우들이 많다. 이런 존재가 우리 인체에서는 호르몬들이다.

우리 대뇌에서는 인체의 기관들이 각각의 맡은 임무를 열심히, 성실하게, 효율적으로 '잘' 수행할 수 있는 명령을 보낸다. 그것들의 신호가 호르몬이다. 성장 호르몬, 성 호르몬, 부신피질 호르몬, 갑상선 호르몬 등 학교 생물 시간에 많이 배우고 외웠던 그 호르몬들 말이다. 우리는 예쁜 몸에 대한 이야기를 하는 중이니 살의 찜과 빠짐에 작용하는 중요 호르몬들 5가지에 대해서 간략하게 이야기를 해보겠다.

살을 빼는 과정에서 도움이 되는 호르몬은 '세로토닌'(행복 호르몬)과 '렙틴'(식욕억제 호르몬)이다. 이들을 몸에서 많이 나오게 해야 한다. 반대로 살을 찌우는 호르몬들은 '그렐린'(공복 호르몬), '인슐린'(지방저장 호르몬) 그리고 '코르티솔(스트레스 호르몬)이다. 이들은 많이 나오지 않게끔 하는 것이 좋다. 그리고 간헐적 단식을 통해 성장 호르몬이 나오도록 유도해주는 것이 좋다. 성장 호르몬은 아이들에게는 키를 키우지만, 어른에게는 노화 예방의 역할을 해준다.

호르몬의 성질을 살펴보면 그렇다. 일단 일찍, 푹 자야 한다. 그래야 공복 호르몬인 그렐린 호르몬이 잘 안 나온다. 대체로 다이어트 상담에 오시는 분들 중에 일찍 주무시는 분들은 없다. 나조차 그렇긴 하다. 그렇지만 머리로는 안다. 충분한 수면은 살찌우는 호르몬인 그렐린을 억제한다. 더불어 성장호르몬이 잘 나오게 해서 재생을 촉진시켜준다. 즉 대사가 잘되는 조건이 되는 것이다. 또한 잘 자는 것은 스트레스 호르몬인 코르티솔의 분비도 억제한다. 우리 몸은 일단 잘 자야 살빼는 데에 도움되는 호르몬도 잘 분비된다.

그리고 적절한 공복 타임이 필요하다. 하루 세끼 먹는 것은 다시금 생각해볼 일이다. 포만감 레벨이 0에서 10까지 있다고 하자. 배가 고프다, 공복이다를 0-2 정도로 하자. 배가 터질 듯 부르다 10, 적절히 배가 부르다를 6-7레벨로 잡아보자. 그렇다고 하면 아침 식사는 0정도 혹은 2-3레벨 정도로 먹자. 먹더라도 적어도 저장 호르몬인 인슐린 호르몬이 작용되지 않을 정도의 음식의 양과 종류를 선택한다. 그러면 밤새 노폐물이 배출되었던 작용이 계속된다. 만약 우리가 아침 일찍부터 몸을 써서 땀을 흘리는 일을 한다면 이야기가 좀 다르겠지만, 적어도 아침에 일어나서 배도 고프지 않은데 의무감에 음식을 먹지는 말자. 기상 후 2-3시간 정도는 따뜻한 차, 커피, 한약 등의 칼로리가 없고 대사를 촉진해주는 음료로 채우자. 그런 다음 살짝 더울 정도나 땀이 나올 정도의 운동이나 반신욕을 하자. 그러면 인슐린 호르몬 저항성도 낮춰주고, 체지방을 태우는 호르몬인 아디포넥틴의 수치도 올라간다. 더불어 성장 호르몬의 분비 시간도 길어진다.

상식적으로 우리가 아는 식사 예절이 있다. 천천히 꼭꼭 씹어먹기. 우리는 뇌로도 먹기 때문에 식사 시간이 20분이 지나야 저절로 배가 불러진다. 이러한 이야기는 바로 렙틴 호르몬의 작용 때문이다. 꼭꼭 씹어 먹는 것이 참 힘들다. 늘 바쁜 우리 현대인들은 '빠름빠름'이 습관이 되어 음식을 먹는 순간에도 핸드폰이나 TV 등을 본다. 그러니 정작 그 음식을 천천히 의식적으로 씹고 맛을 느끼는 행복한 즐거움을 놓치기가 쉽다.

예쁜 몸을 위한 것은 우리 몸을 좀 더 편하게 해주려는 노력 중 하나이다. 배고픔을 채우기 위해서 칼로리뿐인 가공식품보다는 비타민과 미네랄이 풍부한 자연 식품으로 먹으면 배고픔은 쉽게 사라진다. 먹고 1-2시간 뒤에도 또 배가 고프다면 이것은 당질 위주의 식습관으로 인한 인슐린 저항성 증상이다. 배가 고파 허기가 져 쓰러질 것 같고 손이 떨리는 등의 증상도 마찬가지다. 이런 경우는 단맛의 가공식품, 밥, 빵, 면 등의 정제 탄수화물 위주의 식단을 섭취해서다. 이러한 당질 식품을 줄이고 해산물, 고기, 단백질 위주의 메인 메뉴에 제철 야채를 함께 조리해서 섭취하면 좋다. 또한 오전부터 시리얼, 과일, 시럽 가득 넣은 단 커피 등의 단당류 위주의 음식을 섭취하는 것은 아닌지 점검할 필요가 있다. 이러한 식단은 평소에 인슐린을 과하게 분비 시켜 인슐린이 체지방을 저장하게 하는 역할을 너무 많이 하다 보니 정작 필요한 순간에는 저혈당 상태가 되어 오히려 자꾸 힘이 없고, 배가 고프게 느껴진다. 그리고 많이 먹어도 피곤하고 기력이 없는 증상이 나타난다.

호르몬을 살펴봐도 예쁜 몸은 우리가 충분히 자고, 영양가 있는 음식을 선택하고, 적절한 스트레스 관리를 통해 이완, 명상 등을 하면 쉽게 찾아온다. 한의사의 관점에서 호르몬을 잘 활용하는 다이어트는 결국 한의학 경전에 수없이 많이 나오는 양생의 방법이다. 충분히 자고, 소식하고, 적절히 움직인다. 또한 먹고는 바로 눕지 않기. 배가 너무 부르지 않게 먹기 등만 잘 따르면 되는 것이다.

나도 한의사로 살고 있지만 현대인의 속도에 살다 보니 참으로 힘든 부분이다. 일찍 자기 너무 어렵다. 꼭꼭 천천히 음식을 먹고 즐기기도 힘들다. 또한 일을 하다, 육아를 하다가 잠시 틈을 내어 명상을 하기에는 더더욱 힘든 실정이다. 그렇지만 우리가 체중 감량을 하기로 결심을 한다면 이것을 잊지 말자. 결국 '지금' 이 순간에 변화를 결심했다면, 이전의 모습과는 다른 모습이 필요하다.

지금의 내 모습은 나의 과거를 고대로 반영한다. 내가 지금 살이 쪘다, 부어 있다면 그런 생활을 했기 때문이다. 따라서 일상에서 이를 점검하고 변화가 필요하다. 너무 바빠서 잠을 조금 밖에 못 잤으면 잠을 더 자야 한다. 일하느라 바빠서 하루 종일 굶다가 밤늦게야 첫끼로 허겁지겁 먹고 잤으면 이렇게는 하지 말자. 너무 바빠서 건강을 챙길 시간이 없었다면 조금은 천천히 일정을 조절하자. 배가 고프지 않은데도 건강에 해로울까 봐 먹어왔다면 그것도 그만하자. 초절식 식단을 하면서 하루 2시간 이상으로 운동을 과하게 했다면 이것도 그만두자. 하루 종일 앉아서 먹고 생활을 하고는 일주일 내내 단 한번도 땀을 흘리지 않았다면 이것도 조절하자. 이렇게 조금만 더 균형을 맞추다 보면 우리의 호르몬들도 점점 우리의 의도대로 예뻐지는 몸을 위한 작업들을 함께 해줄 것이다. 결국 우리는 편하고 행복해야 예뻐진다. 다행이도 태초부터 우리의 호르몬은 그렇게 설계되어 있다.

좋은 지방과 함께 하자

작년에 30대의 마지막 생일을 보냈다. 특별한 케이크로 30대의 마지막을 기념을 하고 싶었다. 결혼, 육아, 한의원 일로 꽉꽉 채워진 나의 30대였다. 이렇게 끝나버리는 게 아쉽기도 하고 또 스스로가 대견했다. 그래서 나를 위한 소중하고 예쁜 케이크를 주문하기로 했다. 예전부터 아이들의 생일 때면 케이크를 주문해서 유치원 생일파티에 보내주고는 했다. 이미 이 동네에서 주문 케이크를 좋은 재료로 잘 하는 가게들도 꿰뚫고 있다. 심지어 내 취향대로 생크림 가득가득 넣어주는 곳도 말이다. 그런데 정작 내 생일 케이크는 단 한 번도 주문을 안 해본 것일까. 아이들에게는 당연한 것이 왜 나의 생일에는 예외였던 것인지 스스로에게 미안도

해진다. 보통의 엄마 역할이 이렇다. 나보다는 아이가 우선이 되기 쉽다. 생각해보니 케이크에 대한 만족도는 정작 아이 보다 어른에게 더욱 특별하고 기분 좋을 텐데 말이다. 이렇게 조금만 생각을 바꾸면 행복해진다.

나만의 맞춤 케이크를 주문하기로 결심하고는 여러 디자인을 검색해본다. 그런데 이 과정이 또 새롭다. 아이 케이크를 주문하는 것보다 훨씬 설렌다. 나를 위한 케이크라니 왜 정작 생각도 못 했을까. 문득 살아 있음에 감사하다. 공주 케이크, 얼굴 사진 케이크, 구찌, 에르메스, 롤렉스 등 명품 케이크 등등 검색을 하다가 한눈에 들어온 것이 '샤넬 케이크'다. 블랙과 화이트의 조화로, 샤넬 로고가 가운데에 크게 새겨져 있다. 이 케이크로 결정했다. 평소에도 코코 샤넬 여사를 같은 여자로, 사업가로, 예술가로서 존경해왔다. 그리고 이 세상에 브랜드 '샤넬'을 싫어하는 여자 있을까. 고민할 틈도 없이 결정했다. 주문을 할 때에도 행복했다. 생일날까지도 마냥 행복했다. 이 작은 이벤트 하나로 일주일이 내내 설레고 즐거웠다.

케이크를 찾아오며 집으로 향하는 길에 나의 30대를 돌이켜본다. 30대는 새롭게 시작한 일들이 많았던 때였다. 결혼, 임신, 출산, 육아, 한의원 오픈, 그리고 워킹 맘, 대표 원장. 몇 가지 키워드들로 요약해본다. 무엇보다 열심히 살아왔다. 물론 더 열심히 달릴 수도 있었을 것이다. 아쉽다. 좀 더 일찍, 빠르게, 많이 해볼걸. 실패를 두려워 말고 도전해볼걸. 젊음이 지나가서 아쉽다. 그렇지만 이 아쉬움을 바탕으로 보다 나은 40

대를 맞이할 생각에 기분이 좋다. 마흔 이지만 마흔을 잊은 20대의 열정으로 시작하자. 20대 같은 신체, 외모, 정신력으로 새롭게 나의 40대를 그리자. 다시 시작하자. 30대의 많은 경험들을 바탕으로 보다 나은 내가 되어야겠다고, 나만의 특별한 케이크 위의 초를 끄며 다짐했다.

생크림을 싫어하는 여자는 없을 것이다. 내가 무척 좋아한다. 샤넬 케이크를 주문할 때에도 주인 언니께 특별히 '생크림 가득가득 빵빵하게 채워주세요'를 요청했다. 이곳은 원래 동물성 생크림 100%로만 크림을 만들어주는 곳이다. 그런데 예쁘고 고정되는 단단한 모양을 만들려면 식물성 크림인 버터크림을 써야 한단다. 일단 안에는 동물성 생크림으로 채우지만 겉에 모양내는 부분은 어쩔 수 없다고 하신다. 그리고 픽업해 갈 때에도 동물성 크림이 많아 모양이 무너질 수 있으니 조심조심 하라고 당부를 하셨다.

우리가 흔히 알고 있는 케이크의 크림은 크게 동물성과 식물성으로 나뉜다. 간단히 말하자면 동물성 크림은 좀 더 비싸고 식물성 크림은 저렴하다. 식물로 어떻게 크림을 만들지? 라는 생각이 드는 분들이 많으실 것이다. 그 느낌 그대로 식물성 크림은 인위적으로 만든 것이다. 흔히 과자, 피자, 치킨 등 우리가 밖에서 구입 해 먹는 많은 지방들은 이런 인위적인 가공 과정을 거친다. 팜유, 경화유, 마가린, 쇼트닝, 식용유 등을 생각하면 된다. 이런 변형된 지방은 한마디로 딱딱하다. 트랜스 지방도 마찬가지다. 그래서 우리 몸에서 에너지로 못 쓰이고 저장된다. 그래서 지방은 해롭다 나쁘다고 기피 대상이 되어왔다.

　지방의 이미지를 떠올려보라. 삼겹살의 기름을 생각해보면 하얗게 굳어 있다가 구우면 물처럼 된다. 지방 자체는 원래 물과 같다. 물보다 가벼워 물위에 뜨는 실험을 우린 이미 초등학교 1학년쯤에 해봐서 안다. 지방은 고칼로리라서 살이 찐다는 누명을 갖게 된 것이 변형된 가공 과정 때문이다. 이것을 반대로 생각해보면 1g당 칼로리를 많이 내기에 지방은 에너지 방출을 잘하는 고효율 식재료다. 즉 우리가 힘을 얻고 싶을 때 지방을 활용하면 된다. 그리고 지방은 원래 탱글탱글 흐물흐물하다. 물처럼 무한 변신이 가능하다. 그런 만큼 분자 구조도 불안정하다. 쉽게 변한다. 그렇기에 요즘 같이 밖에서 사 먹는 음식들에겐 맞지 않다. 오래 보관이 불가능하기 때문이다. 좋은 지방은 산화 과정이 쉽게 오기 때문에 적절히 가공되어야만 식품 산업에 쓸 수 있다. 그렇기에 우리는 힘내는 일이 필요할 때 피곤할 때에 가공하지 않은 자연 그대로의 지방을 섭취하면 좋다. 지방이 문제가 아니다. 지방을 가공하는 회사들과 이러한 지방을 써서 음식을 만드는 공장, 업체들이 문제다.

　다행인 것은 좋은 지방은 우리들 집에서 쉽게 식재료로 살 수 있다. 다만 조금만 알고 선택을 하자. 집에서 식용유 대신 올리브 오일, 들기름, 아보카도 오일과 같은 우리 몸에서 활용 가능한 좋은 지방을 쓰면 된다. 빵에 발라 먹는 버터도 100% 목초 먹고 자란 순수 버터를 선택하면 된다. 마가린, 쇼트닝, 식용육 등과 같은 변형된 나쁜 지방 성분은 선택하지 말자. 치즈, 버터, 요거트 등을 선택할 때에도 원재료들이 복잡 다단한 것들은 좋지 않다. 자연 그대로 가공한 순한 것들은 원재료도 간결하다. 막연히 피곤하다고 달달한 믹스커피로 소중한 아침을 일깨우는 행동을 하기보다는 설탕 대신 스테비아를, 믹스커피 대신에 방탄커피를 마셔보자.

방탄커피는 한마디로 지방 커피이다. 흔히 마시는 카페라테의 우유 대신 MCT 오일과 천연버터로 자연 그대로의 좋은 지방을 공급함으로써 우리 몸에서 바로 이 지방이 쓰일 수 있게 해준다. 그러니 방탄커피를 마시면 힘이 난다. 게다가 커피까지 들어갔으니 우리의 잠자던 교감신경을 깨워준다. 여기에 에너지 공급이 바로 되는 짧은 사슬의 지방이 들어오니 몸에서 열과 에너지가 뿜뿜 난다. 우리 몸은 간편하게 방탄커피 한잔으로 지방대사를 하는 연습을 한다. 몸 안에 지방만 들어오니 어쩔 수 없다. 이 지방을 태우는 수밖에. 이렇게 지방대사를 훈련하면 지방을 먹고 체내의 지방까지 태워지는 상황이 된다. 그래서 2019년부터 유행하는 키토제닉, 저탄고지 식단이 이런 원리를 기초로 한다.

다만 방탄커피를 먹고는 2시간가량 탄수화물을 먹지 말아야 한다. 탄수화물은 지방보다 쉽게 몸 안에서 에너지로 쓰인다. 그래서 탄수화물과 지방이 같이 섭취되면, 우리 몸은 탄수화물을 먼저 쓰고 지방은 오히려 저장해버리기 쉽다. 게다가 방탄커피의 의미를 제대로 살려서 잘 활용하면 편하게 지방 대사를 깨울 수 있다. 다만 방탄커피는 탄수화물이나 다른 단백질은 섭취하지 않아야 효율적으로 목적을 달성할 수 있다.

올해부터 나도 좋은 지방을 함께 하기 시작하면서 바깥 음식 중에 좋은 지방을 어떻게 먹을지를 찾고 메뉴도 둘러봤다. 우리의 식단은 대체로 지방을 기피하기에 좋은 지방을 외식으로 섭취하기가 어렵다. 삼겹살이나 양고기, 연어 등 고기나 생선 안에 있는 지방을 함께 섭취하는 것 외에는 드물다. 샐러드를 주문했을 경우에 올리브 오일, 블랙 올리브 등을 섭쉴할 수 있을 정도다. 그 외에는 다 저렴한 트랜스 지방이다. 우리 몸에서 쓰이지도 못하고 차곡차곡 저장만 되는 나쁜 지방이다. 일반 식당들이 치킨, 감자튀김, 볶음밥 등의 기름 요리에 아보카도 오일과 같은 좋은 기름을 신선하게 사용하면 얼마나 좋을까. 그렇지만 이러한 오일을 쓰게 되면, 치킨은 한 마리에 3만원. 감자튀김이 1인분에 만원은 해야 할 것이다. 그 이상이 될 수도 있다. 이러한 상품성이 떨어지는 고가의 지방이 좋은 지방이다. 지방은 우리 몸의 소중한 세포들의 수분을 가둬 주는 세포막으로 쓰인다. 좋은 지방은 적절히 섭취해야 한다. 그래야 만성 염증, 피부 질환 등에서 벗어날 수 있다.

가만히 생각해보면 재미있는 세상이다. 막상 지방은 나쁘다, 먹지 말아야 한다는 누명은 씌우고, 좋은 지방은 섭취해야 한다고 오메가3는 모두가 챙겨먹어야 하는 필수 영양제가 되었다. 우리가 가축들을 키울 때에도 닭, 돼지, 소들이 원래 먹던 자기들의 음식들을 올바르게 정직하게 주면 그 고기들에 오메가3 지방산이 예쁘게 자리 잡는다. 그렇지만 우리들이 먹는 가축들은 팔려야 하는 상품이기에 빠르게 살이 찌는 것이 목적이다. 그래서 유전자 조작 옥수수 사료, 항생제, 성장 촉진제 등의 인위적인 방법으로 일단 무게를 키워야 한다. 스트레스는 당연하다. 그러니 이런 가축들에게는 좋은 지방인 오메가3보다 나쁜 지방산인 오메가6 지방이 많다. 이베리코 돼지고기 같이 자연에서 뛰놀고 도토리 주워 먹고 행복하게 자란 가축들을 좀 더 비싼 가격에 구입해서 즐겁게 가족들과 집에서 요리해서 먹는 것. 다른 하나는 보통의 고기를 먹은 후 오메가3 영양제를 챙기는 등으로 좋은 지방을 몸 안에 심어주자. 좋은 지방을 적절히 활용하자. 그리고 가급적 좋은 지방은 똑똑하게 집에서 챙기자.

4

내 몸을 건강하게 해주는 것들을 곁에 두자

"원장님은 먹는 거 안 좋아 하시죠?"
"원장님, 점심에 그거 드시고 어찌 살아요."

라는 얘기를 종종 듣는다. 절대 아니다. 내 인생에서 식욕이 없어 본 적은 없다. 엄마 뱃속에서나 그랬을까? 물론 소음인이라 많이는 못 먹는다. 많이 먹으면 배탈이 나고 일하는 데 몸과 함께 머리가 무거워져 능률이 안 오르는 것은 맞다. 그렇지만 소음인들은 적게 먹을 수밖에 없기에 맛없는 음식을 먹으면 화가 난다. 그래서 먹는 건 내게 참 중요하다. 많이 먹지도 못하는 데 맛없기까지 하면 얼마나 억울한가. 그래서 양보다는 질이다. 그래서 소음인들 중에는 미식가들이 많다.

나는 한약을 지을 때도 맛이 중요해서 우리 한의원에는 늘 감초와 대추가 넘쳐난다. 그것도 아주 팍팍 넣는다. 현대 우리들은 설탕과 액상과당, 인공감미료의 인위적인 단맛에 길들여져 있어서 한약의 자연스러운 단맛은 오히려 쓰게 느껴진다. 그래서 100% 한약재만으로 만들어지는 한약은 보통 맛이 없는 편인데, 대추와 감초가 빠지면 더 맛없는 한약이 되기 쉽다. 맛이 없으면 일단 내가 마시기 싫어진다. 나는 한약이 너무 맛없어서 기분이 나빠지고, 괴로워지는 정도는 피하고 싶다. 몸에 좋은 만큼 기분이 좋게 마셔야 약이 될 거라는 생각에서다.

나는 한약이 너무 맛있는 1인이기는 하다. 오히려 너무 맛있다고들 칭찬하는 우리 한의원 쌍화탕의 진한 단맛이 신기할 정도다. 오히려 쓰고 떫은 다이어트 한약 정도의 맛이 한약답고 좋다. 나는 우리 한의원에서 처방되는 한약을 거의 대부분 맛을 보는 편이다. 개인적으로 막 탕전되어 나온 뜨끈뜨끈한 한약을 맛보는 즐거움이 있다. 신선함 그 자체라고나 할까? 내가 직접 맛을 봐야 환자분들과 대화하기가 수월하다. 개원 초에 한참 한약 탕전의 재미에 빠졌을 때는 이 처방 저 처방 맛이 궁금했던 것도 컸다. 그게 이제는 습관이 되었다. 맛이 유난히 없는 한약은 미리 말씀드린다. 맛이 없으니 이렇게 드시면 좀 더 편하실 것이라고 티칭을 드린다.

나는 한의사이고, 한약을 좋아하고, 또한 한약 덕분에 순조로운 임신 생활을 했다. 또한 다이어트 한약 또한 내 몸에 이런저런 실습과 실험을 해본 결과, 잘 맞게 처방하면 이만큼이나 자연스럽게 다이어트를 도와주는 무기도 없다. 그래서 나는 다이어트 한약을 참 좋아한다. 흔히들 다이어트 한약에 들어가는 '마황'이라는 약재는 독약 레벨로 생각하고 무서워하고 꺼리는 경우가 많다. 그래서 한의사들은 가족들에게는 다이어트 한약을 절대 처방 안한다고들 말한다.

하지만 나는 가족들에게 적절하게 마황을 사용한다. 허리와 엉치부의 통증이 심해 밤잠을 못 이루는 60 넘으신 친정아버지께도 마황이 필요하다. 40대 초반부터 무릎의 퇴행성관절염으로 인해 통증을 호소하시고, 태음인 체질이라 평소 기관지가 약해 잦은 기침 감기를 하는 60 넘으신 친정 엄마한테도 마황은 보약이다. 실제로 친정어머니는 내가 어릴 때부터 키 156cm에 58-60kg가량의 통통한 체형이었지만 오히려 지금은 52kg가량을 3년째 유지하시는데 인생에서 가장 날씬하게 보내신다. 다른 친구분들은 갱년기 이후 체중 증가로 인해 고지혈증, 당뇨, 관절염 등으로 고생하시는 데 말이다. 오히려 우리 엄마는 아이들까지 보면서 제일 젊어 보이고 생생하다. 마황과 녹용의 적절한 조화 덕분이다.

툭 하면 맑은 콧물에 재채기를 보이는 4살 딸 또한 마황이 들어간 '소청룡탕'을 자주 먹인다. 딱 3일만 먹이면 어느새 콧물 뚝이다. 9살 우리 아들은 콧물 나면 알아서 소청룡탕을 달라고까지 한다. 우리 남편 또한 마황의 덕분에 안정적으로 3월부터 체중을 5kg 감량에 성공하였다.(물론 내 기준에는 너무 천천히 빠지고 있다!)

나 또한 내가 직접 경험해보기 전에는 마황에 대한 편견이 있었다. 그렇지만 '마황'이야말로 어떻게 쓰냐에 따라서 너무나도 다양한 효과를 나타내기에 그 세밀한 사용 방법론만 잘 익히면 된다. 그러면 정말 이보다 좋은 약재가 없다. 다만 성질이 강할 뿐이다. 그래서 '조심' 해야 한다. 그런 만큼 잘 쓰면 효과가 너무 좋은 약재이다. 이론상으로 소음인이라 마황이 잘 안 맞을 수 있지만, 적절한 만큼의 양과, 마황의 성질을 보완해 주는 소음인에게 이로운 약재들로 커버하니 내게는 천연 에너지 부스터가 된다. 물론 나도 일정량 이상의 마황이 들어간 한약을 먹으면 가슴이 두근두근, 입이 바짝 바짝 마르고 기분이 좋지가 않다. 그래서 내 몸에 맞춘 한약이 필요하다.

그래서 간혹 상담하러 오신 환자분들 중에 저렴하고 싼 다이어트 한약만 찾아 처방해 드시다가 큰 부작용, 어마어마하게 거부감을 주는 역한 맛 등의 기억을 가지고 계시는 안타까운 경우를 종종 만난다. 자본주의 사회다. 비싼 건 그만큼 이유가 있고 싼 것도 마찬가지로 이유가 있다. 좋은 재료로 만든 음식은 싼 재료로 만든 음식보다 비싸게 팔린다. 한약도 마찬가지다. 좋은 약재가 좀 더 많이, 적절히 들어간 약재는 당연히 비싸고, 말 그대로 '마황'만 들어간 한약은 저렴할 수밖에 없다.

나에게 한약은 내 몸을 건강하게 지켜주는 너무 좋은 무기이다. 내 몸에 꼭 맞는 1:1 맞춤 한약 뿐 아니라 공진단, 경옥고 등을 내 맘대로 먹을 수 있는 게 축복으로 느껴질 정도니까 말이다. 다이어트 한약 상담을 오신 환자분들께도 말씀드린다. 나는 한약이 너무 좋은데 환자분께 맞지 않고 꺼려지시면 다른 방법도 많으니 드셔보시고 선택하시라고 말이다.

물론 이 '마황'이 단 1g만 들어가도 힘드신 분들이 계신다. 그런 분들께는 마황을 빼고 순환을 좋게 하는 한약재와 스트레스로 인한 과잉 식욕 항진을 억제해주는 다른 약재들을 배합해드리면 된다. 마황이 없는 다이어트 한약이 가능한 것은 그만큼 한약은 우리 몸을 좀 더 기능을 좋게, 덜 피곤하게 해주는 천연 항산화물질들로 만들어지기 때문이다.

다이어트 한약이 꼭 마황이 들어가서 인위적으로 식욕을 떨어뜨려야만 효과가 있는 것이 아니다. 급격하게 몇 달 안에 10kg 이상이 증가했거나 그동안의 잦은 다이어트 반복으로 요요가 두 자리 수 이상으로 왔다 갔다 하셨던 분들, 산후 혹은 특수한 상황으로 인해 식사량이 너무 늘어서 지금 먹는 음식 양에서 30%가량 줄어야만 적정체중이 가능하신 분들, 현재 처한 상황에서 스스로 스트레스나 음식 조절이 안 되어 인위적으로 식욕을 떨어뜨려서 위장이 덜 먹어도 배부르게 느껴지도록 도움이 필요한 사람들에게는 마황이 들어간 다이어트 한약은 편하고 좋은 수단이긴 하다.

나 또한 한의원에서 너무 스트레스 받은 날, 아이들과 육아로 인해 내 인내력이 바닥을 향한 날, 체력이 고갈된 날에는 다이어트 한약의 도움을 받는다. 나의 스트레스 호르몬이 요동을 치는 날을 통제하기 위한 수단으로 말이다. 누구나 그렇지 않나. '아, 열 받는데 집에 가서 맛동산이나 와그작 씹어 먹고 자야지. 아, 엽떡 먹어야지. 아, 술 땡긴다. 맥주 까야지.' 등의 그런 '스트레스성 이상 식욕 항진' 말이다.

다이어트 한약을 먹은 마법으로 야밤에 혼자 술을 먹거나 (실제로 자주 그래왔다 흑) 괜히 퇴근하고 집에 가서 과자를 깐다거나, 아이들이 남긴 음식을 싹 다 먹어 치우거나, 아이들 간식을 내가 다 먹어버리는 등의 불필요한 스트레스성 식탐이 통제된다. 오히려 좀 더 생산적인 것을 하게 된다. 집에 가서 홈트를 하거나 책을 읽는다. 한약을 먹었으니 우아하게 반신욕 하면서 땀을 빼볼까 하는 생각이 든다. 이런 도움이 난 너무 좋다.

다이어트 한약과 잘 맞아서, 한약의 도움으로 멋지게 감량을 성공하고 이와 함께 생리통, 여드름, 안면홍조, 냉대하, 아토피피부염 등의 증상들까지 좋아지는 이중 효과가 있으니 우리 한의원에는 다이어트 한약을 건강을 지키기 위해 드시는 환자분들이 많으시다. 이런 환자분들께는 너무 감사드린다. 나와 함께 보물을 발견해서 그 보물을 함께 공유하는 느낌이 든다.

다만 환자분들에게 당부의 말씀을 드린다. 한 달 안에 시작 체중에서 10% 이상을 한약의 도움을 받아 빼셨으면 적어도 '세트 포인트'를 유지하기 위해서 감량기의 두 배가 되는 기간 동안은 유지하셔야 한다고. 물론 감량기와 유지기에는 전략이 달라야 한다. 감량기 때 전적으로 도움을 받았다면 유지기에는 필요할 때만, 간헐적으로 도움을 받으면 된다. 그동안 식욕을 억제하고 몸을 옥죄는 방식으로, 잦은 폭식과 요요로 고생하신 분들. 낮에는 아무렇지 않다가 밤만 되면 식욕 폭발에 술을 마시며 음식을 탐닉 하는 등의 나쁜 습관이 아직 있으신 분들께는 좀 더 좋은 습관으로의 안착 과정에서 한약의 도움을 받으시길 권한다. 즉 혼자 하기 힘든 분들은 혼자 조절할 수 있을 때까지 도움 받고 함께 하면 된다.

나 또한 내가 스스로 스트레스를 조절할 수 있고, 내면적으로도 충만해서 충분히 긍정적인 사고와 행동이 가능할 때는 다이어트 한약의 도움 받지 않아도 음식의 양과, 음식을 먹는 때를 잘 조절하게 된다. 그렇지만 우리 세상살이가 늘 그렇듯. 예상치 못한 스트레스로 가득하기 마련이다. 그러면 나의 의지력과 긍정은 어느새 사라지고 나 스스로를 놔버리고 싶은 충동으로 사로잡히기 마련이다. 그 행동을 안 하기 위해서, 적어도 공든 탑이 무너지지 않기를 바라는 마음에서 무언가의 손길을 빌린다. 도움을 받는다. 그리고 그 도움이 내 몸을 해롭게 하거나, 나에게 경제적으로 커다란 손실을 주는 게 아니라면 얼마든지 가까이 하는 게 이득이다. 이것은 다이어트뿐 아니다. 기타 다른 증상이나 인생의 다른 문제들도 마찬가지다.

혼자 하기 힘들면 주변에 도움을 요청하자. 다이어트도 그렇고, 육아도 그렇다. 공부도 그렇고, 다른 심리적인 문제들도 마찬가지다. 그래서 나이가 들수록, 우리가 지구별에서 경험한 소중한 자산으로 나를 좋게 하는 것들, 내가 해보고 좋았던 것들을 가까이 하자. 내가 하고자 하는 선한 의지와 노력에 도움이 되는 것들을 가까이 두고 그것과 평생 친구로 지내는 것도 우리의 인생을 보다 즐겁고 신나게 만드는 과정 중 좋은 방법이라는 생각이 든다.

내가 마흔이 되어 곁에 두는 건 한약 외에도 좋은 지방들, 내 하체 부종을 관리해주는 폼롤러다. 여러분들도 하나씩 여러분만의 건강 지킴이들을 추려서 할머니 때까지 함께 해보자. 이게 나를 점점 빛나게 해줄 무기가 될 것이다.

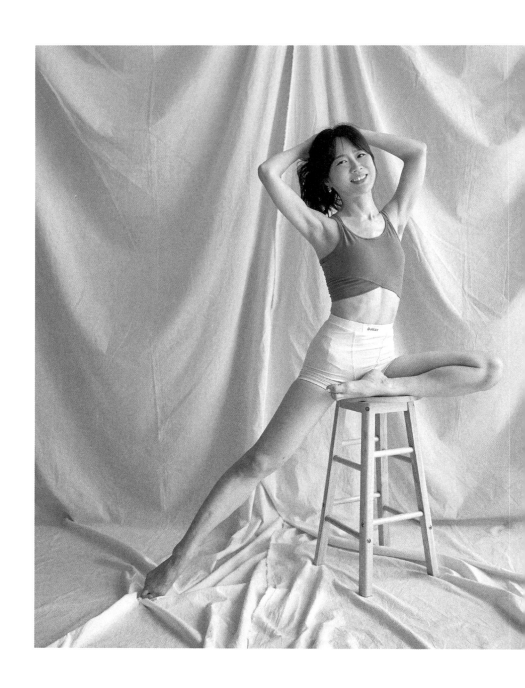

나는 당신이 예쁜 몸을 가졌으면 좋겠습니다

5

아침 시간을 활용해보자

아이들 보약 상담을 하다 보면 꼭 수면 시간을 물어본다. 일찍 자고 일찍 일어나는 습관도 건강 상태에 반영되기 때문에 더욱 효과적인 보약 처방을 위해 확인해야 할 필수 사항이다. 대체로 우리나라 아이들은 늦게 자는 편이다. 일정한 패턴이 있기는 하다. 초등학교 입학 전에는 9시-10시 사이에는 잔다. 엄마들이 키 크는 것에 관심이 많으시다 보니 성장 호르몬이 활발히 나오기 시작하는 밤 10시 이전에 재우신다. 그러다가 아이들이 초등학교 3학년 정도 되면 상황이 달라진다. 조금씩 아이들이 선행 학습을 달리다 보니 점점 늦어지게 된다. 이때부터 초등 고학년까지는 11-12시 쯤 자는 아이들이 많다. 점차 중학교 1학년 정도만 되어도 보통 밤 12시—새벽 1시에 자는 편이다. 그러니 보통 아이들은 중학생만 되어도 절대적인 수면 시간이 부족한편이다. 고등학생 친구들은 말할 것도 없다. 공부 욕심 있거나, 자사고 특성화고 다니는 친구들은 새벽 2-3시는 기본이다. 이런 실정이다 보니 아침 시간은 보통 학교 가기조차 버겁다. 겨우 겨우 눈 떠 아침을 거르거나, 대강 먹고 학교 가기 바쁜 경우가 많다.

어른들도 마찬 가지다. 우리나라처럼 야간 활동이 활발한 나라도 흔치 않다고들 한다. 정말 그렇다. 대체로 성인들의 수면시간도 밤 11시 이전은 매우 드물다. 나 또한 환자분들 수면 상담을 하다가 밤 10시에 주무시는 분들께는 "와우~ 엄청 빨리 주무시네요."라고 저절로 감탄사가 나오게 된다. 대체로 퇴근이 6-7시어도, 야근 혹은 야간 활동들을 하고 집에 들어가는 시간이 밤 10-11시는 된다. 집에 와서 혼자 있는 씻고 정리하고 잠드는 시간이 대체로 밤 12시 이후가 된다.

이러한 실정이다 보니 아이들이나 어른이나 야식의 유혹이 많다. 예로부터 '저녁 6시 이후에 안 먹기'가 흔히 많이 하는 다이어트 방법 중 하나였다. 그러나 요즘 같이 자정이 넘어 자는 경우에는 이야기가 다르다. 6시에 저녁을 먹더라도 밤 11시쯤 되면 보통의 경우 배가 고파진다. 그러기에 더욱 야식에 손길이 가는 것이다. 악순환이다. 그래서 나는 보통 환자분들께 저녁 6시 이후 기준이 아닌 자기 전 4-5시간 전에 마지막 식사를 하시라고 권해드린다. 일찍 먹고 배가 고파 밤 12시 다 되어 야식 드시는 것보다는 저녁 8시쯤 마지막 식사를 단백질 위주로 하시는 것이 낫다. 식사량과 식사 종류에 따라 살짝은 다른 전략이 필요하다. 그러나 약간은 늦게 저녁을 먹는 것이 오히려 야식을 안 먹게 되기에 추천하는 방법이다.

그럼에도 불구하고 요즘처럼 코로나로 인해 퇴근 이후에 집에만 머물게 되는 시기에는 더욱 야식을 많이 먹게 된다. 배달의 민족, 요기요 등 핸드폰에서 클릭 몇 번만 하면 쉽게 배달되니 더욱이 생각난다. 그리고 왜 그렇게 밤이 되면 맵고 짜고 달달하고 자극적인 음식이 땡기는지 모르겠다. 시원한 맥주나 달달한 스파클링 와인도 생각나고 말이다. 아마도 낮 동안 긴장 속에서 일하고 공부하다 보니 밤에는 그러한 스트레스에서 벗어나고픈 욕망이 나오는 것이다. 따라서 이렇게 야식이 잦은 우리 생활 패턴에서 아침 시간을 활용할 필요를 더욱 느낀다.

예전부터 아침을 먹어야 한다, 먹지 말아야 한다 등의 논란이 많다. 그러나 대체로 늦게까지 활동을 하기 쉬운 현대인들에게 아침 식사는 다시금 생각을 해볼 문제다. 적어도 전날 밤 10시에 밥 혹은 술을 먹고 잠들었다가 대체로 오전 6-7시부터 활동을 하는 직장인들에게는 이른 아침부터 식사는 불필요하다. 전날 밤에 음식을 먹고 활동을 하지 않았다면, 다음 날 일어나서라도 그 음식을 태워줄 공복 시간은 지켜주자.

그래서 몇 년 전부터 유행하는 간헐적 단식이 의미가 있다. 대체로 16

시간 단식을 하고 8시간 동안 식사를 하는 16:8 방법을 많이들 시도 하지만, 생각해보면 16시간 단식을 매일한다는 것은 조금은 어렵다. 하지만 적어도 마지막 식사 기준으로 12시간은 공복을 유지하는 것은 추천 드린다.

공복이라고 하니 아무 것도 먹지 말자는 것이 아니다. 씹지 말고 마시자. 살을 빼고자 하시는 분들은 낮 12시 이후부터 이빨로 씹는 음식을 먹자. 오전에는 그냥 일단 마셔보자. 다만 탄수화물은 피하자. 의외로 많은 분들이 배가 고프지 않는데도 아침을 의무감에 챙겨 먹는 경우가 많다. 그것도 탄수화물 위주로 과일을 갈아 마시거나, 떡이나 빵 같은 것으로 말이다. 아침에 무심코 먹는 시리얼, 바나나, 고구마 등도 과감히 패스하자. 실제 아침부터 탄수화물 섭취는 인슐린을 자극해 하루 종일 당 섭취를 하게 된다는 연구들이 많다. 배가 고프지 않다면 단백질 음료도 피하자.

대체로 오전 공복 타임에는 칼로리가 없는 물, 연한 아메리카노, 허브 티 등을 추천 드린다. 당기는 대로 많이 마시자. 단, 몸에서 순환 배설이 제대로 되도록 찬 음료보다는 따뜻한 차를 마시자. 이왕 하는 거 나에게 도움 되는 방법으로 좀 더 해보는 것이다. '나는 죽어도 아이스 아메리카노를 마셔야 해요.' 한다면, 아이스 아메리카노를 마시고 이후에는 따뜻한 차를 마셔도 좋다.

점심시간 전까지 물이나 차를 1리터가량 마시는 것도 추천 드린다. 다만 여성의 경우 가급적 따뜻한 차를 권한다. 한 가지만 마실 필요도 없다. 뭐든 의무로 하지는 말고 나만의 방법을 찾자. 오전 공복 타임에 마실만한 차를 모아서 하나씩 마셔보면서 '나만의 허브티 리스트'를 만들어 보는 것도 좋다. 뭐든 재미있게 나의 개성과 '하고 싶음'을 담자. 이참에 아침 공복 시간을 보내면서 허브티의 달인이 되어 보는 것이다. 하루 오전 동안 '커피-메밀차-둥글레차-히비스커스티'만 마셔도 금방 점심시간이 될 것이다. 그리고 덧붙여 많은 여성분들의 고민인 변비 해결에도 너무 좋다.

나의 경우에는 올해부터 방탄커피와 한약으로 간헐적 단식을 해오고 있다. 나 또한 아침에 무어라도 챙겨 먹어야 한다는 생각에 위에 언급한 것들을 무심코 먹어왔다. 그러나 간단히 라도 먹고 나면 더 무언가 먹고 싶은 생각이 들어 영 불편했다. 일과 육아에 절대적인 수면 시간이 부족한 상황에 아침부터 탄수화물은 좀 더 졸리고 기운이 없는 느낌이 들었다. 오히려 조금 먹으면 1시간 뒤쯤 더 배가 고파 불필요한 간식이 당겼다. 물론 충분한 수면 시간과 최상의 컨디션이었으면 안 그랬을 것이다. 그러나 워킹맘의 현실은 또 다르다. 그래서 나에게 방탄커피는 콜럼버스가 신대륙을 발견한 이상의 혁명이었다.

방탄커피는 MCT 오일과 천연 버터를 섞은 커피로 키토제닉 식단에서 거의 필수적으로 거의 언급된다. 한잔에 200kcal가량으로 제법 칼로리가 있는 커피지만 지방으로만 구성되어 있기에 인슐린을 작동시키지 않는 장점이 있다. 실제로 마셔보면 든든하다. 몸에 지방만을 살짝 넣어줌으로써 그 지방을 대사하게끔 만들어준다. 그래서 지방 대사를 활성해주는 효과가 있다. 그 효과로 내 몸에 저장된 지방도 태워줄 수도 있는 부수적인 효과가 있어 더욱 좋다.

게다가 방탄커피는 지방으로만 되어 있어 지방 섭취가 부족해서 변비가 있는 여성들에게 변비의 특효 처방이 되기도 한다. 지방 분해 모드로 살도 빠지는 효과와 함께 변비까지도 해소될 수 있으니 일석이조다. 유산균을 먹어도 효과 없는 여성분들은 오전 방탄커피를 추천 드려본다. 나는 매우 효과를 보고 있다. 진료실에서도 나와 같이 지방 부족형 변비 환자분들께는 권해드리는 편이다. 여기에 천연 미네랄 소금까지 살짝 넣어 마시면 맛도 좋고 더욱이 변비에도 도움이 된다.

게다가 방탄커피에 필수로 들어가는 MCT 오일은 단일 사슬 지방산으로 쉽게 말해 우리 몸에서 매우 쉽게 대사되는 지방이다. 간에서 대사가 필요하지 않고 섭취 후 1시간 이내부터 바로 쓰이는 지방이다. 그래서 방탄커피를 마시면 무언가 몸이 후끈해지면서 에너지도 샘솟는다. 말 그대로 에너지가 총알처럼 빵~! 하고 올라오는 것이다. 나의 경우, 오전에 방탄커피와 한약, 그리고 정말 더 피곤한 날에는 공진단이 최상의 컨디션을 유지하기 위한 방법이다.

생각해보면 우리가 일부러 챙겨 먹는 오메가 3도 결국 좋은 지방이다. 우리는 일반적인 식단에서 지방을 대체로 회피하지만, 영양제로 일부러 지방을 사서 챙겨 먹는다. 아이러니 하지 않은가. 그러니 좋은 지방은 보약 레벨로 우리 몸에 좋은 작용을 하니 오전 공복 시간에 방탄커피를 꼭 활용해보자. 다만 방탄커피도 간헐적 단식을 쉽게 도와주는 하나의 방법이다. 한번쯤 시도는 해볼 만하고 나와 맞지 않는다면 과감히 패스하자. 세상에는 너무 많은 방법들이 있으니 말이다.

  아침 식사에 대한 나의 의견이 절대적인 것은 아니다. 최근의 다이어트 관련된 많은 책들과 연구결과를 근거한 추천 방법이다. 그러나 우리는 너무나도 다양한 생활들을 하고 있다. 아침부터 너무 배가 고파 기운이 없는 사람은 아침식사를 하는 게 맞다. 안 그래도 한 끼에 많은 음식을 먹지 못하는 체중 %가 10% 이내인 마른 아이 혹은 성인의 경우에는 아침을 먹는 것이 좋다. 건강에 좋다고 무작정 아침을 안 먹으면 기력 저하에 무기력한 하루를 시작할 것이다. 아이들 성장에도 방해가 될 것이다. 따라서 정답이란 없다. 다만 상황에 맞게 '적절하게' 내 몸의 반응과 신호를 살피는 것은 필요하다. 다만, 체중을 줄이려고 하고, 주3회 이상 야식을 먹는 습관을 가지고 있는 분들께는 아침 시간의 활용을 권한다.

6

미인은 잠꾸러기다

나의 20대는 잠과의 싸움의 시기가 많았다. 공부양이 많은 학과들이 대체로 그렇겠지만 한의대의 공부양이 어마어마하다 보니 매 학기 중간, 기말 고사 때는 밤샘 공부가 기본이었다. 밤에 일찍 자고 새벽부터 일어나 공부하는 게 바람직하긴 하겠지만. 소음인 체질인 나는 더 어릴 적 대학 입시 공부할 때도 마찬가지였다. 밤늦게까지 공부하고 아침 늦게 일어나는 게 효율 면에서 나았다.

보약 상담 때 위의 내용으로 자주 여쭤본다. 중국 의학 서적 중 가장 오래되어, 한의학의 고전 중 1순위인 『황제내경』에서도 "의사는 환자의 거주와 심적인 부분도 함께 헤아려 병정을 살펴야 한다"는 내용이 나온다.

그만큼 통증으로 인한 침 치료든, 보약을 드시러 오신 상담 환자든 환자분들의 기본적인 생활 패턴에 대한 파악은 기본이다. 이게 환자분께 침이나 한약 처방할 때 매우 중요한 정보다.

대체로 나와 같은 체격과 체질의 여성분들은 나와 비슷한 패턴이시다. 보통의 경우, 소음인 여자들은 신대비소. 즉 비장의 기운이 소하다(약하다). 쉽게 말해, 소화기 기능이 약하다. 그래서 많이 못 먹고 다람쥐처럼 조금씩 자주자주 먹는다. 그리고 소음인 체질들은 위장 기능이 약하기에 에너지를 잠으로 보충한다. 아침에 일어나는 양의 기운이 약한 소음인들은 "아침 밥 먹을래? 잠을 더 잘래?"라고 하면 웬만해서는 잠을 선택한다. 일어나는 기운이 약하다 보니 밤에 쌩쌩하고 아침 일찍 하는 일에 취약하다. 물론, 인간은 매우 다양하기에 이 패턴이 누구에게나 다 100% 맞는 것은 아니다. 후천적인 습관과 노력으로 이런 부분을 극복한 소음인들도 많다. 대체로 남자분들 중 체격이 크고, 어릴 적 습관으로 일찍 일어나기 안 힘든 분들도 계신다. 어디까지나 경향성이다.

그런 아침 일찍 일어나기 힘든 내가, 한의대 졸업 후에 대학 병원에서 수련의 과정을 선택했다. 보통의 경우, 한의대 졸업 이후에는 한의원에서 페이 닥터로 취직을 한다. 흔히들 지금의 나처럼 한의원에서 한의사로 의료 서비스를 제공한다. 물론 처음부터 개원을 하기보다는 부원장, 진료 원장의 형식으로 몇 년간 임상 경험을 쌓는다. 졸업 후 약 10-20%의 한의사들은 로컬 한의원에 취직 대신 한의과대학병원에서 인턴 과정

1년, 레지던트 과정 3년을 지내며 전문의 수련의 과정을 거친다. 내가 바로 이러한 과정을 선택했다. 나는 한방내과 전문의를 마쳤다. 경기도 일산, 식사동에 있는 동국대학교 한방병원에서 수료를 했다.

양방의 수련의들처럼, 수련의 기간은 혹독하다. 인턴 과정의 경우 1년간 거의 집으로 퇴근을 못 한다. 이게 벌써 거의 13년 전이니 지금의 분위기는 어떨지는 모르겠다. 그때만 해도 매일매일 당직으로 저녁 때 집으로 퇴근은커녕, 24시간 내내 병원의 일을 하느라 개인 시간은 없다. 선배 수련의들의 엄한 교육 과정, 엄숙한 의국 분위기에 숨 막히는 인턴 과정은 지금 생각해도 다시 돌아가고 싶지는 않다.

그때는 정말 새벽마다 울리는 병동에서의 콜과 한방 응급실에서의 콜 때문에 잠과의 싸움이 가장 힘들었다. 쪽잠 자는 게 생활이었다. 행여나 병동에서 오는 전화를 못 받을까 봐 전화기를 쥐고 잠들기가 일쑤였다. 그렇게 잠을 못 자는 힘든 생활을 계속하다 보니 몸 상태는 말이 아니었다. 그때만큼 라면, 과자, 빵, 케이크 등 온갖 달고, 자극적인 가공식품과 친하게 지낸 시기도 없다. 아이러니하다. 병원에서 가장 병이 나기 쉬운 음식들과 친하다니. 그때의 나는 20대였지만 40대인 지금의 나보다 늙어 보인다.

얼굴에는 하루가 멀다 하고 여드름 트러블이 올라왔다. 피부 상태 또한 절대적인 수면 시간의 부족과 가공식품으로 푸석푸석했다. 생리통도 심했고, 다리 부종도 말할 것도 없다. 체중은 기억도 안 난다. 체중을 재고 몸 관리를 한다는 것 자체가 사치로 느껴지는 시기였다. 세수라도 제대로 하고 머리에 떡이라도 안 지면 다행이었던 시기. 오죽하면 병동 간호사들이 "인턴 선생님들은 여포시기잖아요."라고 웃으며 얘기했다. 여포란, 여자이길 포기했다는 줄임말이다.

그때만큼 내 몸 안에 스트레스 호르몬인 코르티솔 호르몬이 과다 분비됐을 시기도 없을 것 같다. 자존감도 낮았던 시기. 그래서 먹을 것도 '대강 먹고 말자', '배만 안 고프면 된다' 생각했다. 잠깐의 시간만 나면 병원 지하에 있는 편의점에 가서 동기 인턴들과 컵라면과 삼각김밥이 하루의 기쁨이었다. 점심시간에 구내식당에서 밥은 대강 먹고는, 편의점에서 달달한 캔 커피와 아이스크림의 후식이 필수였던 시기였다.

스트레스 호르몬은 이상 식욕을 부른다. 긴장이 심한 만큼 교감신경 항진 상태가 지속된다. 그런 만큼 몸에서는 이완하고 싶으니 단 것이 당긴다. 유난히 힘들었고 긴장된 업무 이후에는 달달한 커피나 초코렛, 케익 등이 당기는 것과 같은 원리다.

이때만큼 등살과 뱃살, 부어 있는 얼굴이 미워보였던 적도 없다. 대체로 한의원에 내원하시는 업무량 많은 사회 초년생이나, 병원 근무 간호사, 의사 분들은 부족한 수면이 공통적인 애로 사항이다. 그로 인해 체중 증가로 살이 쪄서 내원하시는 경우가 많다.

이런 경우에는 한약에도 수면의 질이 좋아지는 한약을 꼭 함께 처방한다. 다이어트 목적이긴 하지만 잠을 잘 자야 살도 잘 빠지기에 잠에 도움

되는 한약재들은 필수다. 산조인, 연자육, 대추, 지실, 죽여와 같은 한약재들이다. 나는 이러한 한약재들을 갱년기 다이어트, 평소 불면증이 있으신 분들의 다이어트 한약에 필수로 넣는다. 그것도 아주 팍팍 넣어드린다. 간혹 다이어트 한약이 들어감으로써 잠이 안 오는 경우도 있다. 이런 경우는 다이어트 한약은 낮에만 드시게 처방해드리고, 밤에 드시는 한약은 따로 처방한다. 그러나 대체로는 이러한 잠 잘 오는 한약 효과를 톡톡히 보신다. 오히려 다이어트 한약을 드시면서 신기하게도 평소 불면증이나 수면의 질이 개선된다. 잠이 들기 힘드셨거나, 중간중간 깨시는 등의 증상이 사라진다.

올봄에 오셨던 P 환자분 사례다. 갱년기가 되어 잠을 못 주무시면서 식욕항진이 더 심해져서 단기간에 체중이 10kg가량 늘어 내원하셨다. 어머님은 살도 살인데 갱년기 증상으로 상열증과 함께 불면증이 너무 심해 밤을 꼴딱 새는 일도 많다고 하셨다. 안 그래도 여자로서 생리가 끊겨 심란한데 잠까지 못 자니 일상생활이 너무 힘드신 것이다. 거기에 살까지 쪄서 맞는 옷이 없으니 우울해서 힘들게 내원하셨다고 하셨다. 다이어트 한약은 처음이라서 흔히 들으시는 '다이어트 한약 먹으면 잠을 못 잔다.'라는 부작용이 걱정되셔서 상담도 길게 하셨던 환자분이다.

이러한 경우에는 다이어트 한약과 함께 상열증 치료 한약재들(지모, 시호, 황련 등), 잠 잘 자는 한약재들을 필수로 처방한다. 나이를 고려해서 보통의 20−30대와는 다른 레벨의 식욕 억제 한약이 들어가거나 환자분 몸 상태에 따라 빼고 들어가기도 한다. 말이 다이어트 한약이지 환자분 상태에 필요한 치료 부분들이 세심하게 들어가는 셈이다. 어쨌든 이분은 프로그램을 진행한 3달 이후에 매우 경과가 좋아 기억에 남는다. 한약이 잘 맞으셔서 앞서 언급한 갱년기 증상, 수면, 다이어트 이 3마리 토끼를 동시에 잡으신 셈이다. 몸의 컨디션이 개선되니 덩달아 점차 살 빠지는 몸으로 세팅되는 아주 기분 좋은 결과가 나왔다. 처음 오실 때는 헐렁한 추리닝 차림이셨다. 그러나 오실 때마다 점차 옷이 화려해지시더니, 마지막 상담 때는 화려한 골프웨어에 짧은 미니스커트를 입고 오셨다. 이런 케이스는 코칭해드린 나조차도 덩달아 신나는 경우다. 여자들이 예뻐지고 행복해지는 모습은 나도 덩달아 너무 즐겁다.

실제 잠을 충분히 푹 주무시게 해드려 다이어트는 물론, 전체적인 기력 호전, 소화기 증상 문제가 개선되는 사례를 한의원에서 너무 자주 접한다. 아이들 또한 잠을 잘 자게 해주면 키도 쑥쑥 크는 효과도 있다. 실제, 비염 때문에 코가 불편해 숙면을 못 취하는 아이들은 비염 치료 하면서 잠을 잘 자게 되니 더욱 키가 잘 크는 조건이 되는 것이다.

예로부터 틀린 말은 없다. 정말 잠이 보약이라는 말은 진리이다. 건강에도 그렇고 살 빠지는 예쁜 몸이 되는 것에도 마찬가지다. 특히 밤 10시부터 새벽 2시까지 수면은 보약 중에서도 공진단 레벨로 소중한 시간이다. 흔히 성장 호르몬이 많이 나오는 시간으로 알고 있다. 아이들의 성장에도 도움이 될뿐더러, 어른들에게는 성장 호르몬이 동안 호르몬, 젊어지는 탱탱한 몸을 만들어주는 재생 호르몬이기 때문이다. 실제로 잠자는 동안에는 우리 몸의 50조 세포들은 열심히 재생과 회복을 바쁘게 한다.

　나 또한 현실적인 상황에 밤 10시부터 못 자는 일이 허다하지만, 언제나 잠자는 시간은 달콤하고 즐겁다. 다행인 건 수면의 질은 너무 좋다. 푹 잠을 자는 선물을 받은 셈이다. 현대인들은 대체로 잠이 부족하다. 그러니 수면의 질을 좋게 하기 위해 적어도 잠들기 전과 일어난 직후에는 즐거운 생각으로 에너지를 채우자. 잠들기 전 10분, 일어난 5분은 핸드폰이나 다른 외부의 방해 없이 온전히 나의 시간으로 만들자. 내가 그리는 나의 성공한 모습, 내가 원하는 나의 예쁜 몸 모습을 그리며 잠든다. 그 몸이 되었을 때의 느낌을 생생히 느껴보자. 그러면 그 달콤한 잠의 시간이 내 몸을 더욱 예쁜 몸으로 만들어주기 위해 노력할 것이다. 우리는 생명으로서 온전하게 우리 고유의 예쁨을 간직하고 키우기 위해 지구별에 왔기 때문이다.

7

따뜻함에서 예쁜 라인이 완성된다

올해 여름은 유난히도 더웠다. 더울 때 생각나는 것은? 아이스 아메리카노, 팥빙수, 아이스크림, 시원한 냉면. 대부분 다 찬 음료, 찬 음식이다. 조금이라도 햇볕 아래에서 걷고 난 이후에는 나도 모르게 찬 음료에 손이 간다. 여름에 하루 동안 몇 잔의 아이스 음료를 마시는 줄 모른다. 아이들도 마찬가지다. 집에서 아이들을 보는 날에는 냉장고와 냉동실 문이 제일 바빠 놀라울 정도다. 심지어 4살 딸은 자고 일어나자마자 냉동실에서 아이스크림을 꺼내 먹는 놀라운 행동도 한다. '딸아. 그래도 너는 한의사 딸인데 그건 너무 하잖니.'

올 여름에도 코로나가 지속되다 보니 홈트레이닝을 계속했다. 정말 무

더웠던 한여름 오후 6시. 우연히 핸드폰을 보다가 평소 좋아하는 비비안 키토님이 인스타그램에서 라이브 방송하는 것을 발견했다. 땀을 엄청 흘리면서 자전거를 타신다. 에너지가 넘치는 모습에 너무 따라 하고 싶어진다. 저걸 따라 하면 나도 저런 예쁘고 여리한 하체 라인이 될 것 같다. 이열치열이지만 시원하게 땀 흘리는 것도 좋겠다 싶어 따라 한다. 나도 나만의 홈트레이닝 유튜브 리스트를 켠다. 비비안님은 비비안님대로 자전거를 신나게 타신다. 나는 나대로 타바타, 유산소, 복근운동까지 한 시간 남짓 신나게 땀을 흘렸다. 정말 개운하다. 그렇지만 그렇게 줄줄 땀을 흘리고 나니 목이 너무 탄다. 그날 저녁 7시부터 밤 11시까지 찬물을 1리터 이상은 마셨다.

그런데 다음 날 아침 웬일인지 체중이 1kg이 올라가 있다. 눈이 휘둥그레졌다. 그렇게 운동을 열심히 했는데 이게 무슨 날벼락인가. 심지어 운동 열심히 하고 6시 이후 금식을 했는데도 말이다. 야행성 생활을 하는 나에게 6시 금식은 매우 드문 일이기 때문이다. 체중에 연연하지 않겠다고 늘 다짐하지만 기분이 좋지 않다. 아니 도대체 왜? 하는 의문이 머릿속에 떠다닌다. 이유를 알아야 개선을 한다. 이유를 알아야 내 경험을 바탕으로 환자들께 조언을 할 수 있다.

그제야 생각났다. 찬물. 그것도 저녁 시간에 벌컥벌컥 말이다. 너무 더운 날씨에 안 그래도 낮부터 찬물, 찬 음식을 먹었던 날이다. 갑자기 운동하고는 너무 덥다고 평소 먹는 물의 양보다 3배가량은 한 번에, 다량으로, 계속 마셨다. 그것도 얼음까지 동동 띄워서 말이다.

체중 증가와 함께 그날 아침에는 변비와 얼굴 손발 부종도 함께 찾아왔다. 나의 몸은 이렇게 정직하다. 찬물로 인해 대사 저하가 된 것이다. 상상해보자. 찬물로 인해 위장이 딱딱해진다. 그러니 찬 기운이 온 몸에 영향을 미쳐 말초 혈액 순환도 저하된다. 그래서 붓는다. 찌뿌둥하다. 몸도 무겁다. 아침 기상도 힘들다. 평소 소음인 체질이라 차가운 음식이 과하면 탈이 난다. 그 탈이 배탈이 아니다. 정체로 나타난다. 그러니 다음 날 아침 모습이 안 예쁘고 퉁퉁 부어 있다. 여름 기후에 찬물 과다 섭취가 대사 저하를 일으켰다. 만약, 한잔 정도만 찬물 마시고 이후에 미지근한 물을 마셨으면 이 정도는 아니었을 것이다. 그래서 늘 느낀다. 체중 감량, 예쁜 몸, 건강한 몸은 절대로 칼로리 섭취가 기준이 아니다. 차가운 음식을 멀리해야 한다. 오히려 칼로리보다 이러한 찬물, 찬 음료, 찬 음식을 멀리해야 날씬해지고 예뻐진다.

특히나 임신 출산 이후의 여자들에겐 더욱 그렇다. 양의 기운(따뜻함)이 아이 만드느라 이미 많이 소진된 몸이다. 그래서 더욱 찬 음식을 주의해야 한다. 보통 출산을 하고 나면 체중이 증가되어 있기에 몸이 덥게 느껴진다. 그렇다고 절대 본인 몸이 덥다고 찬 음식 먹으면 안 된다. 대부분의 산모분들은 허증 맥이다. 몸은 커져 있지만, 기능은 약하다. 몸의 모든 것을 태아와 공유하다 보니 내 영양분은 없다. 아이를 만들고 낳는 일이 정말 보통의 일이 아니다. 하나의 점에서 3kg 이상의 거대한 생명체를 만들어 이 세상에 내놓는 일은 자궁이 혼자 하는 일은 아니다. 아이가 혼자 크는 것도 아니다. 엄마의 몸에서 영양분, 양기, 따뜻한 에너지를 다 가져가서 만든다. 그래서 더욱 산모들은 냉기에 주의해야 한다. 환경도 그렇고 음식도 그렇다.

한여름에 나시에 반바지에 슬리퍼를 신고 젊은 여성분이 진료실로 들어오셨다. 20대 후반에 첫 출산을 하고 산후 보약을 상담하러 오신 것이다. 화들짝 놀라 여쭤보니 이제 조리원에서 나오셨다고 하신다. 오마이갓. 절대 이러면 안 되신다고 급한 대로 직원한테 이분 가실 때까지만 에어컨을 *끄*자고 했다. 본인은 전혀 안 춥고 아무렇지도 않다고 하시다고 괜찮으시다 하셨다. 산후 보약을 지어드리며 이 옷차림 절대 안 된다고, 100일까지만 좀 참으시라고 신신당부를 했다. 역시나 한약 지어 가시고 2주 뒤다. 전화가 왔다. 갑자기 몸이 이상해지셨다고 한다. 여쭈어보니 지인분들과 카페에서 1시간 남짓 수다를 떤 것밖에 없었는데 그날 이후로 온몸이 시리고 쑤시고 하신단다. 나는 그때의 옷차림이 생각이 나 여쭈어보니 역시나 반바지에 나시, 슬리퍼 상태로 나가셨단다. 심지어 아이스라떼를 시켜드시면서 말이다. 낭패다. 아무리 좋은 한약을 지어드려도 이렇게 생활 관리가 안 되면 소용없다. 한순간이다.

어릴 적부터 숱하게 들어왔던 '여자는~ 해야 한다.' 이야기들이 한동안 그렇게 싫었다. 여자는 몸이 차면 안 돼. 여자는 그렇게 맨 바닥에 앉으면 안 돼. 배꼽티 입고 다니지 마라. 그렇게 안에 팬티만 입고 짧은 치마 입고 다니면 안 된다 등등. 마치 나의 몸은 아이를 낳기 위해 모든 포커스를 맞춰야 하는 것 같아서 반항심이 생겼다.

그렇지만 아이를 낳고 안 낳고가 중요한 문제가 아니었다. 날씬함도 따뜻함에서 온다는 것을 점차 깨닫는다. 체중이 빠지는 과정은 대사가 활성화되는 과정이다. 반대로 체중이 늘어난다는 것은 대사가 저하된 것이다. 대사의 저하란, 체지방의 축적도 있지만 수분의 정체도 함께 된다. 쉽게 생각하면 저장모드다. 저장모드는 말 그대로, 내가 섭취한 음식이 제대로 안 쓰이고 내 몸 안에 저장된 채로 있다는 것이다. 에너지의 발생은 나감이다. 배출이다. 제대로 쓰이면 죄다 배출이 될 것이고, 제대로 안 쓰이니 배출도 안 된다. 그래서 쌓이는 게 지방이고, 그래서 생기는 게 부종이다. 그래서 여자들이 몸이 차면 변비가 생기고 생리통이 생긴다. 대변이 나가기도 힘들고, 생리혈이 나가기도 힘들어져서다.

우리 선조들은 한여름에 삼복더위를 지혜롭게 이겨냈다. 어릴 때는 삼계탕 등 보양식을 먹는 문화가 이해가 안 갔다. 하지만 이제는 경험으로 느낀다. 한의원에도 유난히 배탈, 설사 환자들이 많은 때는 한여름이다. 덥다고 찬 음료, 찬 음식을 달고 산다. 심지어 냉장고에서 얼음이 나오는 시대다. 그리고 요즘처럼 어딜 가도 추울 정도로 에어컨을 빵빵하게 틀어놓는 환경에 더욱 그렇다.

한약 처방 중에서도 한여름에 마시는 '생맥산'이라는 처방이 있다. 인삼, 오미자, 맥문동으로 구성된 시큼하고 가벼운 처방이다. 한여름에 인삼이라니. 그 속뜻을 살펴보면 역시나 우리 선조들의 지혜에 감탄한다. 한여름에 사람들은 차갑게 지내고 차갑게 먹고 마시니 따뜻한 성질의 인삼을 처방한다. 이미 땀도 많이 흘렸기도 하니 수렴 성질이 있는 오미자와 맥문동을 처방해서 땀으로 나간 진액을 보충한다. 이 심플한 처방에도 음양의 조화가 있다.

나 또한 겨울에는 춥다고 따뜻한 온수매트를 틀고 잔다. 출근길 운전할 때도 따뜻한 온열시트를 틀고 간다. 그래서 겨울에는 오히려 몸 안이 차게 느껴지지는 않는다. 그래서 겨울에는 붓기도 별로 없다. 변비도 덜하다. 그렇지만 여름에 오히려 더 붓고, 변비가 잦고, 그래서 체중도 는다. 덥다고 선풍기 틀고 자서 붓는다. 덥다고 차가운 바닥 찾아다니며 자서 붓는다. 덥다고 아이스 아메리카노를 달고 사니 붓는다. 그래서 나는 한여름에도 이열치열하기로 했다. 나의 몸의 건강 지표, 예쁨 지표인 변비와 하체 부종 때문이다. 한의원에서 점심시간에 잠깐 틈을 타서 치료 베드에 누워 따뜻하게 배에 왕뜸을 15분을 한다. 퇴근하고 집에 와서는 욕조에 따뜻한 물을 받아 반신욕을 한다. 너무 덥고 습해 도저히 반신

욕은 안 되겠다 싶으면 돌뜸이나 핫팩으로 배만 따뜻하게 한다. 이것만
으로도 하루의 피로가 풀리는 기분이다. 한의원에 앉아서 진료할 때에는
의자에 온열매트를 깔아놓고 계속 틀어놓는다. 이렇게 하면 하루 8시간
이상 따뜻한 팩을 하게 된다. 그러니 골반과 하복부가 따뜻해져서 저녁
때 하체 부종이 덜하다. 직장인 여성분들은 이 방법을 꼭 해보길 바란다.
특히 변비, 냉대하, 생리통 및 하체 부종인 분들께는 추천해드린다. 일주
일만 해봐도 하체 부종이 달라질 것이다. 덩달아 소화불량에도 좋다. 그
래도 아이스 아메리카노는 포기가 안 되니 나름의 협상을 했다. 아이스
아메리카노 한잔을 마시고는 한의원에서 직접 달인 쌍화탕을 꼭 따뜻하
게 데워 마시는 것이다. 쌍화탕이 없을 때는 따뜻한 물을 2잔 마신다. 나
만의 재미있는 1:1 혹은 1:2 법칙이다.

　우리의 몸은 따뜻함을 좋아한다. 몸의 느낌에 이틀만 집중해서 관찰해
보라. 확실히 따뜻함이 있을 때 여유로움, 편안함, 온전함 등의 생명력을
느낄 것이다. 따뜻하면 이완되고 편해진다. 즐거워진다. 차가우면 긴장
되고 예민해진다. 생명력은 따뜻함에서 빛을 발한다. 배도 따뜻하면 변
비가 해결되니 소위 똥배가 쏙 들어간다. 그렇게 가벼울 수가 없다. 그러
니 몸도 점점 날씬해지고 예뻐진다. 대사가 잘 되면 허기짐과 배고픔도
덜하다. 다이어트 한약도 마찬가지의 원리로 처방된다. 몸을 데워주고,
대사를 촉진시켜 따뜻한 몸을 만들어주는 조건으로 살을 빠지게 도와준

다. 다만, 식단이 너무 차가운 음식이면 이것을 못 느낄 수는 있다. 그러나 올바른 식단으로 다이어트 한약 생활을 하면 확실히 이전보다 몸이 따뜻해져 수족냉증, 냉대하, 하체 부종 등이 사라지는 효과를 본다. 햇살 비추는 따스한 대지가 예쁜 꽃과 나무를 키우듯, 우리의 몸도 따뜻함에서 예쁜 라인이 완성되는 것이다.

8

독소 제거하는 습관을 만들어보자

    누구나 트라우마를 한두 개씩은 가지고 있을 것이다. 상처를 준 당사자는 기억도 나지 않겠지만 상처를 받은 당사자는 결코 잊을 수 없는 순간이다. 나에겐 영어 말하기가 트라우마였다. 사건은 대입 면접 때로 거슬러 올라간다. 나는 고등학교 이후로 전교권의 성적을 차지했다. 열심히 했던 것도 있지만 좀 더 솔직히 말하면 공부가 즐거웠다. 열심히 하는 만큼 성적이 나와줘서 어찌 보면 공부를 안 하는 시간이 아까웠다. 이 시간에 공부를 하면 성적은 오르게 되어 있으니. 나에게 학교 공부는 게임만큼 재미있었다.

    전형적인 한국의 입시 중심의 공부를 했기에 영어 또한 말하기를 배울

시간은 없었다. 매우 현실적인 학생으로 영어 말하기 공부를 하는 시간이 아까웠다. 그때는 무조건 시험 성적이 잘 나오는 일이 중요했기에 영어 지문을 읽고 독해를 하고 문제를 푸는 일에 투자를 하는 편이 결과물상으로 나왔다.

당시 나는 가톨릭대학교 의과대학 수시 면접을 보았다. 당시 나를 아꼈던 고3 담임 선생님은 서울대 의대는 정시 수능으로도 들어갈 수 있는 성적이니 불필요하게 시간낭비하지 말라는 진심어린 조언을 해주셨다. 그러나 한번 꽂히면 해야만 직성이 풀리는 성격에 지원을 했다가 너무나도 큰 상처를 안고 의기소침한 시기를 보냈다. 그때의 그 싸늘하고 도도한 면접관들의 표정이 아직도 잊혀지지 않는다. '그렇게 기본적인 영어 회화도 못하면서 감히 우리 대학에 지원을 해?'라고 나를 꾸짖는 것 같았다. 물론 나 또한 그때의 느낌이 나의 과한 방어기제와 불필요한 상상의 산물이라는 것을 지금은 안다. 그렇지만 그 어린 나이의 영어 말하기에 대한 충격으로 나는 내가 한국어만큼 영어를 잘하게 되기 전에는 절대로 영어권 나라에 가지 않겠다는 다짐을 했다. 다행히도 나의 전공이 한의학이라서 영어권에서는 멀어지긴 했다.

그런데 나의 이러한 생각의 전제 자체가 나에게 좋지 않았다. 긍정을 향한 메시지는 긍정을 끌어온다. 부정을 전제로 한 메시지는 부정을 끌어온다. 기본 명제가 절대 안 해라는 자격지심에서 출발하기에 무엇인가 내 스스로 나의 세상과 가능성 한쪽을 차단하고 사는 느낌을 지울 수가 없었다.

　너무 웃기게도 나의 이런 트라우마는 내가 미국 주식에 투자를 하면서 훌훌 날아가버렸다. 아직도 새벽 1시가 다 되어 처음으로 미국 주식을 샀던 그 순간의 홀가분함을 잊을 수가 없다. 한때는 미국 유학을 가서 우주선 연구가 꿈이었던 이과 여고생이었다. 그런데 그 꿈은 내가 인식하지 못했을 뿐 나의 기억 어딘가에 단절된 채로 있었던 것이다. 그러니 내가 테슬라의 주식을 사고는 그렇게도 마음이 즐거웠다. 나의 소원이 성취된 느낌마저 들어 무척 기뻤다. 비록 나는 한국에 있지만 나의 돈이 미국으로 날아가 인류 기술 발전의 최전선에서 함께 노력하고 있는 느낌이 들었다. 그때 이후로 나의 미국에 대한 영어 트라우마가 확 사라졌다. 얼었던 마음이 사르르 녹으며 나의 미국 주식들이 내 꿈을 대신 이루고 있다는 생각을 한다.

　나쁜 기억 지우기라는 상담 프로그램을 참여하고 있다. 선배 한의원에서 내가 환자 입장으로 치료를 받고 있다. 실제 나의 기억 속의 나쁜 기억, 독소를 하나씩 지우는 작업을 한다. 미국 주식을 사게 된 것도 이 프로그램에 참여한 이후이다. 의도했던 것은 아니지만 나의 기억 속의 독소를 지움으로써 인식하지 못한 채로 나쁜 기억을 지우고 좋은 행동을 했다. 오히려 실제로 그 독소를 지우는 행위로 즐거운 일이 생긴 것이다.

　아빠는 한의사인 딸에게 자주 텔레비전에 이런이런 음식이 혈압에 좋다, 당뇨에 좋다, 항암치료에 효과가 있다가 소개되었다고 나름의 팁을 주신다. 내가 텔레비전을 잘 안 보고 지내니 환자분들과 상담을 할 때 참고하라는 의미다. 문득 그런 얘기를 들을 때마다 음식 하나하나를 따져봤을 때 몸에 나쁜 음식은 없다. 현미, 오트밀, 고구마, 꿀, 각종 야채들 어느 하나 항산화물질 혈압에 좋지 않은 것이 없다. 다만 이 음식들을 언제 먹고 어떻게 섭취하느냐가 더 관건일 듯하다.

건강을 생각할 때, 건강을 위한 다이어트를 할 때는 보태기보다는 빼기가 우선이다. 좋은 것을 챙겨먹는 것 이상으로 중요한 것은 나쁜 것을 차단하는 것이다. 즉 몸 안에서 독소가 생기지 않도록 해야 한다. 현대인이 살아가는 지금의 환경은 눈에 보이지 않은 공기마저 심하게 오염되어 마스크를 필수로 지내야 한다. 코로나 때문이라기보다는 이미 그 전부터 중국발 심각한 미세먼지가 한반도를 뒤덮을 때는 마스크가 필요했다. 마스크는 독소가 우리의 코에 들어가지 않도록 하는 최소한의 방역이다. 보호막인 셈이다. 즉 독소가 내 몸에 들어오지 않게 하는 것도 중요하지만 체내에 들어온 독소를 배출하는 행위도 그 이상으로 필요하다.

한의학은 배설의학이라고도 한다. 그만큼 한의학에서는 독소 배출 부분을 중시한다. 크게 땀, 소변, 대변, 이렇게 세 가지 형태의 배설이 있다. 적절하게 땀을 배출하는 것은 『상한론』 가장 처음에 나오는 중요한 부분이다. 우리가 건강을 위한 자기 관리의 첫 출발을 헬스장 등록, 요가, 필라테스 등의 운동을 시작하는 것은 땀 배출이라는 목적에서 출발할 것이다.

다이어트 한약 혹은 보약을 상담하면서 만나는 수많은 여자분들 중에 변비를 앓고 있는 경우가 많다. 나 또한 태생이 변비 경향인 1인으로서 1일 1변을 한다는 일이 얼마나 소중한 일인지 모른다. 하루에 몇 번이나 대변을 보는 사람에게는 그게 왜라고 하겠지만 아침에 시원하게 대변을 보는 일은 정말 하루의 기분을 좌우한다고 해도 과언이 아니다. 똥 싸는 즐거움이라고까지 말할 수 있다.

실제 다이어트를 할 때에 대변 배설이 잘되는 시기에 체중 감량도 잘된다. 여자들이 보통은 생리 전에 변비 경향이면서 체중이 1~2kg는 증가한다. 그러면서 생리가 시작되고는 점차 변비도 해소되고 체중도 이전으로 돌아가는 경우가 많다. 이 기전만 생각해봐도 대변과 체중은 연관성이 있다.

소변 또한 마찬가지다. 술을 마신 다음 날의 양생법에 대해『동의보감』에도 나와 있다. 발한이소변하라고 한다. 즉, 술을 마셔서 체내에 습열이 가득 차 있으니 그것을 땀을 빼서 배출을 하거나 차를 마셔 소변으로 배출을 하라는 이야기다. 우리가 흔히 과식한 다음 날에 급찐급빠로 아침 공복에 유산소 운동으로 땀 배출을 하는 것과 일맥상통한다.

실제로 느끼기에도 배설이 제대로 되지 않은 우리 몸 상태는 매우 불편하다. 그래서 땀을 빼면 시원 개운해서 좋다. 대변을 봐도 시원하고 날아갈 것 같다. 소변은 오히려 안 나오면 더 큰 문제이다.

아무리 건강한 음식을 열심히 챙겨 먹는다고 하더라도 그 음식을 몸에서 제대로 받아들이지 않는 것 또한 독소가 생기는 원인이 된다. 즉 배설이 너무 과해져도 오히려 체내의 컨디션에 조화를 잃게 된다. 얼마 전에 보약 상담으로 오신 환자분은 실제 이 배설이 너무 과해 몸에 허증이 생겨 정신마저 힘들어진 상태로 내원하셨다. 한의원 내원하시기 3달 전쯤 항생제를 드시고는 시작된 설사가 지금까지 지속된다. 내과에서 지사제를 드셔도 설사가 계속되었다. 그래서 대학병원까지 가보셔서 할 수 있는 검사는 다하셨지만 이상 없음 소견이 나왔다. 이런 경우 환자분들은 너무 힘들어하신다. 검사해도 이상이 없는데 대체 내 몸은 왜이럴까 하는 걱정과 자괴감에 빠지시는 것이다.

난 오히려 검사해서 이상이 없으니 기질적인 문제는 배제가 되어 다행이라 말씀드린다. 이것은 우리 몸의 기능적인 부분이 지금 상태에서 끌여올려지기만 하면 낫는다는 의미다. 이런 경우가 한약이 빛을 발하는 케이스이다. 무조건 한약과 적절한 식단을 시간과의 싸움에서 지지 않고 꾸준히 하면 이긴다. 실제 이 환자분도 한약을 드신 지 2주 만에 효과를 보셨다. 생각보다 빠른 결과였다. 음식에 대해 자꾸 걱정을 하셔서 환자분께 특별히 가릴 것 없이 환자분이 드시고 속이 불편한 것만 드시지 말라고 말씀드렸다. 이런 경우는 과하게 배출이 됨으로써 도리어 체내에 독소가 쌓이는 경우이기에 과하게 배출이 되지 않은 음식을 섭취하는 게 관건이다. 아무리 좋고 귀한 음식이라도 설사를 하면 이 환자에게는 독인 것이다.

우리의 몸과 마음, 정신이 조화로운 상태. 제대로 된 좋은 음식을 먹고, 먹은 재료들이 몸 안에서 온전히 쓰이고 남김없이 몸 밖으로 배설되는 상태가 원활히 된다면 별다른 독소 제거 과정은 필요 없을 것이다. 그렇지만 늘 수면 부족, 카페인 과다, 바쁜 일정, 가공식품, 절식과 폭식, 늦은 시간의 야식, 음주 등 몸도 마음도 힘들게 살아가는 현대인들의 생활은 독소가 배출되기보다는 쌓이기 쉽다. 따라서 독소가 덜 생기도록 좋은 음식을 선택을 한다. 가공식품을 먹을 때에는 몸 안에서 부족해지기 쉬운 효소, 미네랄을 따로 챙긴다. 늦은 밤 술이나 야식을 먹은 다음 날 오전은 공복 시간을 줌으로써 해독을 할 시간을 준다. 그리고 매일 술을 마시기보다 하루 마시면 이틀은 쉬어준다. 한 끼를 과식을 했으면 다음 한 끼는 절식을 하거나 따뜻한 차 혹은 효소, 미네랄로 칼로리 보충이 아닌 소화가 원활히 되기 위한 시간을 보충해준다. 매일 하루 한 번 정도는 반신욕이나 운동을 통해 살짝 땀을 흘리도록 해준다. 이러한 일상에서의 작은 플러스, 마이너스 행동은 어찌 보면 거대하고 대단한 독소 제거 프로그램 없이 독소 배출을 쉽게 잘 하도록 설계된 우리 몸의 자연 시스템을 이용한 독소 제거 습관이다. 손쉽게 할 수 있는 것들부터 시작해보자. 어느덧 보다 건강해지고 덜 피곤하면서도 예쁜 라인의 당신을 발견할 것이다.

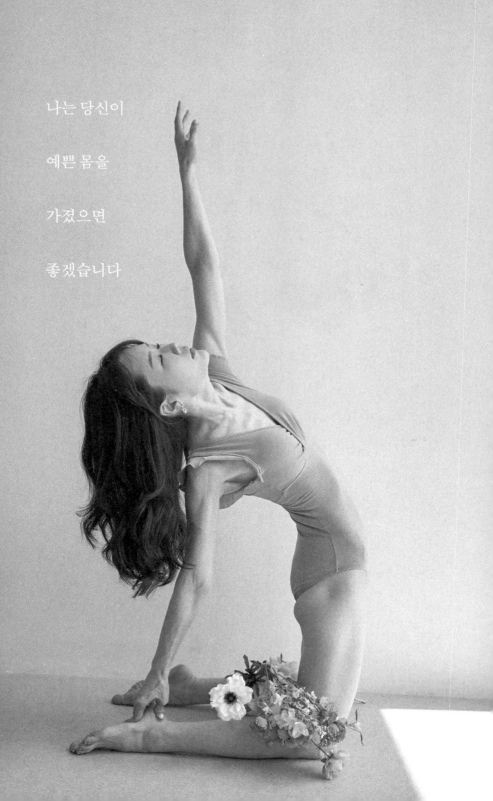

나는 당신이

예쁜 몸을

가졌으면

좋겠습니다

5

장

건강하고

예쁜 몸으로

새로운 삶을

시작하자

1

다이어트의 완성, 유지가 관건이다

　네 살 딸인 둘째와 처음으로 영화관에 가서 본 영화가 〈겨울왕국2〉였다. 원래는 다섯 살 터울의 오빠를 위해서 갔다. 그렇지만 두 살밖에 안 된 딸이 오빠보다 더 집중을 해서 보는 것이다. 그 크고 동그란 눈을 화면에서 떼지를 못한다. 2시간 가까운 상영 시간을 지루해할 것 같아서 남편은 둘째를 밖에서 돌봐주려고 대기를 하고 있었다. 그런데 둘째가 의외로 끝까지 보고 있었고 오히려 중간에 첫째가 아빠랑 밖에 나갔다.

　결혼 전까지만 해도 만화 영화를 극장에서 본다는 것은 상상도 안 했었다. 주로 집에서 올레TV나 넷플릭스로 보면 된다고 생각을 했다. 그렇지만 아이들을 낳고는 모든 생활이 변했다. 영화관에서 보는 영화 선택도 마찬가지다. 아이들을 위하게 되니 첫째를 낳고는 거의 대부분을 만화를 보러 영화관에 갔다. 때로는 아이와 함께 동심의 세계에 빠지는 것도 좋다. 어른이면 누구나 자리 잡고 있는 내면아이가 즐거워한다. 이런저런 복잡한 생각 없이 뽀로로, 니모, 카봇 등을 보는 것도 좋다. 한결 어려지고 젊어지는 기분이 드니 즐겁다. 가벼워서 좋다.

그러나 〈겨울왕국2〉는 내게 인생의 영화라고 할 정도로 깊은 생각과 감동을 주었다. 아이들을 위해 선택한 영화지만 정작 내가 오히려 영화를 보며 눈물까지 흘렸다. 평소에 강철 심장이라 잘 울지도 않는 나인데 말이다. 엘사의 바다 위를 말과 함께 달리는 힘차고 당찬 모습에서는 기쁨과 함께 눈물과 감동의 바다 그 자체였다.

엘사는 얼음을 만드는 천재적 능력을 스스로도 무서워했다. 부모님 또한 그 능력을 키워주고 길러주기보다는 계속적으로 숨기게 한다. 엘사가 동생을 사고로 다치게 한 이후로는 더욱 그랬다. 심지어 동생과 분리되어 외톨이로 갇혀 지낸다. 천부적인 재능을 가지고 있는 엘사는 오히려 그 능력 때문에 현실에서 분리된다. 갑작스러운 사고로 부모님을 잃고서야 엘사는 세상 밖으로 나온다. 물론 세상에서는 엘사를 마녀라고 했다. 엘사도 아렌델 왕국을 떠난다. 그리고는 자기만의 능력으로 멋진 얼음왕국을 세운다. 자기의 능력을 재발견하고 창조하고는 조절도 할 수 있게 되는 것이다.

이 과정이 마치 우리의 자아의 발견, 진정 중요한 내 안의 능력을 발견하고 성공을 향해 달려가는 모습을 그대로 나타낸 것만 같다. 누구나 태어나면서 신으로부터 하나의 소명과 능력을 가지고 태어난다. 이것은 대체로 어릴 때부터 잘해온 것이다. 우리는 주로 그것을 할 때에 가슴도 떨리고 즐겁다. 이것이 그래서 더욱 열심히 하게 되니 남들보다 잘하게 되는 결과가 된다.

나에게는 그러한 소명이 한의사, 다이어트 같다. 한의원에서 나는 늘 즐겁다. 오랫동안 쉬다가 출근을 할 때면 가슴마저 떨려올 때도 있다. 요즘 유튜브를 찍으면서 내가 한약 마시는 모습, 환자들과 상담하는 모습, 한약에 대한 설명 등을 찍으면서 이렇게 즐거워할 줄은 몰랐다. 어릴 때부터 해왔던 다이어트도 마찬가지다. 초등 고학년 때부터인가 연예인들을 보며 저런 날씬하고 유연한 춤 잘 추는 몸을 가지고 싶었다. 예쁜 몸을 가지고 싶었다. 결국 지금 생각해보면 예쁜 다리를 가지고 싶었던 것 같다. 그렇지만 내가 161cm의 키에 42kg가 되어도 내가 원하는 예쁜 다리는 되지 않았다.

20대를 지나 30대가 되어 두 번의 출산을 거치고 다이어트를 또 다른 국면에서 하게 되었다. 무엇보다 한의원을 운영하고 아이 둘까지 육아를 하는 입장이라 날씬하면서도 건강한 몸이 필요했다. 체력은 최상급으로 강하면서 몸은 예쁜 그런 것을 말이다. 그런데 이것이 막상 어렵지도 않다. 내가 했던 방식에서 살짝 수정을 하고 나의 체중과 몸의 변화를 식단 운동 컨디션과 같이 관찰해서 데이터를 쌓으면 된다.

그리고 또 하나, 나의 몸의 신호와 반응을 존중하는 것이다. 절대로 식욕과 싸우면 안 된다. 식욕이 생기면 적당히 달래주고 왜 그런지 어떻게 하면 괜찮았는지를 알아야 한다. 나는 그래서 지금도 절대 1일 1식은 하지 않는다. 간혹 바쁘거나 전날에 과식을 했을 때는 자연스럽게 되기도 하지만 말이다.

환자분들께도 1일 1식으로 식사 타임을 제한하는 것보다 1회에 드시는 양을 줄여가는 편이 장기적으로 훨씬 도움이 된다는 말씀은 꼭 드린다. 인간은 사회적 동물이다. 남들과 다르게 살아가는 것도 의미는 있지만 이것이 일반적이지 않으면 오래도록 지속하기가 힘들다. 특히나 잦은 다이어트로 식사량이나 식사 횟수 등에 억압이 있던 분들께는 더욱이 몸이 배고픈 신호를 존중하시라고 한다. 다이어트의 과정은 좀 더 나은 나를 만들기 위한 과정이다. 이 과정이 절대로 의지로 자기를 파괴하며 억압하는 일이 되면 안 된다.

가장 좋은 것은 그 자체를 즐기는 것이다. 내가 점차 원하는 몸이 되어가는 모습을 즐긴다. 안 맞던 옷이 하나씩 맞아가고, 거울 앞에 비친 나의 모습이 점차 균형과 라인이 잡혀가는 모습을 보면서 스스로를 칭찬해준다. 결과는 어차피 지금보다 나아진다. 다만 그 과정이 얼마나 걸리느냐, 얼마나 힘드냐의 문제다. 그리고 또 하나 이런 과정을 겪고 예쁜 내 몸을 얼마나 잘 유지하느냐도 중요하다. 그간의 노력이 물거품이 되지 않게끔 또 다른 선상에서 유지를 위한 노력도 중요하다.

작년 코로나 시작 즈음에 주식 시장이 폭락을 했다. 그때에 더 떨어지기 전에 팔아버리자 하고 섣불리 주식을 팔았던 사람들은 손해를 봤다. 주식하면 패가망신이라는 그런 흔한 말들을 겪은 셈이다. 그렇지만 반대로 이러한 상황이 코로나라는 특수한 상황이라고 판단을 하고 오히려 기다려보자는 확신이 있던 고수들도 있다. 그리고 이런 때야 말로 주식을 사야 적절한 시기이다. 많은 이들이 이때에 처음 주식 투자를 했다. 평소 비싸서 못 샀던 우량주들을 아주 바겐세일 가격으로 줍줍한 것이다. 이때쯤 비트코인 시장도 덩달아 호황이었다. 이때 시대적 특수한 상황에 대한 믿음으로 남들 다 팔 때 기꺼이 사 모으는 투자를 한 사람들은 본전 대비 어마어마한 이윤을 남겼다.

이렇게 적절한 시기에 적절한 판단과 전략으로 큰 이득을 본 사람들 중에는 실질적 자산 증식의 결과까지 봄으로써 안정적으로 성공한 사람도 있다. 물론 그 중에는 쉽게 번 만큼 흥청망청 썼거나 좀 더 큰 욕심으로 투자를 했다가 오히려 실패한 경우도 있다. 어쨌거나 나에게 들어온 수익을 잘 지키는 것도 어려운 일이다. 이것을 위해서도 적절한 정보와 이성적 판단과 함께 지키려는 추가적인 노력도 중요하다.

다이어트도 마찬가지다. 우리는 보통 가치 있다고 여기는 것들에 시간과 돈 그리고 노력까지 투자를 한다. 열심히 해서 그 몸을 만들었으면 그것으로 끝나면 안 된다. 세상 이치가 그러하다. 또 다른 차원에서 그것을 유지하기 위한 노력이 필요하다. 물론 이미 이루어진 상태에서 유지하기 위해서는 이전보다는 조금 쉽다. 감량하는 방법을 좋고 긍정적인 방향으로 해왔으면 더욱 쉽다. 내 몸을 학대하고 식욕을 억제하고 무시하는 방법이었으면 유지하는 시기 또한 괴롭다. 그러나 영양가 있는 음식들로, 내 몸이 정말 필요로 하는 영양소가 무엇일지를 생각해서 선택하고, 운동 또한 내 몸에서 보내는 신호에 귀 기울이며 감량기를 겪은 사람들에게는 다르다. 이미 시간과 더불어 처음에 비해 '내 몸에 맞는' 음식들, 운동 등에 노하우가 쌓였기 때문이다. 그간의 시행착오를 통해 보다 나와 맞는 식사, 운동, 스트레칭 등의 패턴이 생겼다. 그래서 이것들 중에 보다 알맹이만 모아서 내 컨디션과 기분에 따라 취사선택해서 즐기기만 하면 된다. 그러면 40대에 44사이즈의 몸을 유지하는 것도 결코 어렵지 않다.

두 번의 산후 다이어트 이후에 나는 오히려 이전보다 건강한 나의 몸을 얻었다. 그리고 이전의 숱하게 힘들었던 다이어트들과는 달랐다. 내 몸이 즐거워하는 신호를 알아차리고 그것을 존중했다. 내 몸이 느낌적으로 배부르다 그만 먹고 싶다는 신호를 보낸다. 비싸게 지불하고 사온 고기 혹은 빵을 예전 같았으면 아깝다고 억지로라도 먹었다. 그렇지만 이제는 이런 신호가 오면 그 자리에서 멈춘다. 혹시라도 이미 배가 부른데도 더 먹고 싶다는 신호가 오면 그때는 따뜻한 아메리카노 혹은 사과식

초를 미지근하게 타 마신다. 그리고 그 자리를 떠나 좋아하는 책을 본다. 아니면 핸드폰을 들고 평소 사고 싶었던 옷이나 물건을 아이 쇼핑을 한다. 이 시기만 지나면 별탈이 없다. 처음에는 조금 힘들게 느껴졌지만 오히려 적절히 먹고 나서의 충만한 배부름이 느껴지면 몸이 더 편해진다. 그러면 적절한 에너지가 생기고 무엇을 하든 기분이 좋다. 이런 인과를 겪고 나니 내가 컨디션을 좋을 때면 이 방법을 늘 하는 편이다.

우리가 최상의 컨디션을 항상 유지할 수 있다면 50대가 되어도 예쁜 몸을 유지하는 것이 어렵지는 않다. 그렇지만 우리는 현실 속에서 수많은 번뇌와 유혹, 감정적인 소모 상태에 놓인다. 체력도 마찬가지로 소진되기가 쉽다. 부처님이 현실은 108번뇌라고 한 것엔 그만한 이유가 있다. 그렇지만 우리는 이때에 소크라테스의 '너 자신을 알라'에 근거해서 내가 지금 힘들구나, 내가 올바르게 먹지 않아 이렇구나 등을 있는 그대로 느끼면 된다. 그러고 나서 그에 맞는 적절한 휴식의 방법, 충분한 잠, 가공식품 아닌 자연식품 충분히 먹기, 이완요법, 명상, 책읽기, 쇼핑 등의 기분 좋은 활동들을 하면 된다. 그러면 스트레스로 인한 그릇된 식욕, 폭식, 과한 운동 등을 하지 않게 된다. 내 기분을 존중할 줄 아는 사람은 내 몸 또한 존중하게 되기 때문이다.

지구별에 태어나 한 생명체로 살아가는 것은 축복이다. 우리는 선택을 통해 보다 나은 오늘, 내일을 만들 수 있다. 인간은 그런 능력이 있다. 인간의 발전은 늘 그러했다. 우리의 예쁜 몸도 그렇고 행복한 삶도 마찬가지다. 힘들게만 생각하면 힘들다. 그렇지만 즐겁고 행복하다고 생각하면 예쁜 몸을 유지하는 것 또한 행복하다. 이것들이 가치 있는 것은 우리는 그것을 얼마든지 즐기며 할 수가 있기 때문이다.

2

나는 환자들이 예쁜 몸을 완성할 때 가장 즐겁다

한의사로 살아온 지도 어느덧 16년을 향해간다. 육아를 하면서도 늘 일하는 끈을 놓지 않았던 것은 다른 무엇보다 환자분들과 소통에서 오는 즐거움이다. 환자분의 변화에서 오는 그 즐거움 말이다. 그 변화는 안 좋음에서 좋음으로, 아픔에서 안 아픔으로, 불만족에서 만족으로 가는 긍정의 변화다. 이것은 너무 행복한 직업이라는 생각이 든다.

특히나 평생 다이어트하는 여자로 살아온 내게, 다이어트 환자분들과 일심동체가 되어 함께 지금의 살찌고 불만족스러운 몸에서 예쁘고 만족스러운 무엇보다! 자신감 넘치는 몸으로 여행하는 것은 더욱 즐겁다.

실제로 다이어트 상담으로 처음 내원하시는 환자분들의 모습은 즐거운 모습보다는 어딘지 우울한 모습을 보인다. 자신이 넘치기보다는 주눅이 들어 보인다. '무엇이든 파이팅할 수 있어요'보다는 '그 동안 혼자 시도하다 실패했어요. 작심삼일이에요. 이것저것 해봤는데 실패했어요. 요요가 너무 쉽게 와요. 약 혹은 운동을 끊는 동시에 식욕이 폭발해요.' 이런 이야기들이 대다수다.

대부분 오랜 시간 홀로 보내는 상황을 겪었던 사람들이다. 고군분투로 취업 준비를 했거나, 취업 이후 혼자 원룸에서 배달 혹은 즉석식품으로 저녁 먹고 지냈거나, 출산 후 독박육아를 하거나, 아이들이 교육기관으로 간 이후 혼자 있게 된 여성이거나 그런 경우들이 많다. 이런 상황에서는 나를 위해 건강한 음식으로 즐겁게 먹자라기보다는 그냥 대강 때우자 혹은 스트레스 받는데 라면이나 먹을까? 아니면 좀 더 매운 거 없나? 달달한 거 땡기는데 등의 스트레스를 음식 섭취로 보상 받으려는 경우가 많다. 나 또한 그랬으니까 말이다.

대학 때 혼자 4년간 자취를 하면서 회의감 드는 관계들의 모임에서 벗어나면 홀로 자유로이 나만의 자취방에서 새우깡 한 봉지를 와그작와그작 씹으며 나를 무시했거나 우쭐댔던 사람을 생각했다. 난생 처음 서울에 계신 부모님과 떨어져 지내는 외로움을 함께 했던 건 바흐의 클래식 음악과 혼자 야심한 밤에 먹는 달달한 쿠키 혹은 케이크였다. 이미 냉장고에 엄마가 사랑과 정성으로 보내주신 건강식의 반찬이 그득했는데도 말이다. 첫아이 출산 후 나 또한 홀로 아이와 1:1 독박육아를 하는 시간들에는 주로 간편히 빵, 과자로 그냥 허기를 때우기 일쑤였다. '내가 애 보는데 내 밥을 챙길 시간이 어디 있어? 아이 잘 때 후딱 해치우고 말아야지.' 하는 생각에. 이러한 나를 위하기보단 내 심리적 허기를 보상하는 간편식들로 지내고 나면 꼭 배 둘레에 평소와는 다른 지방층과 그로 인한 스스로의 불만족만이 남았다.

그래서 나는 다이어트 환자분들과 공감이 너무 잘된다. 내가 내 평생의 반 이상을 다이어트를 생각해왔고 목숨 걸었고 또 공부했고 경험했기 때문이다. 그리고 이제 나에게는 한약과 한의사라는 전문적인 지식이 있고, 또 환자분들과의 오랜 임상 경험으로 쌓인 상담 스킬과 노하우가 있다. 이것이 평생 다이어트에 목숨 건 내게 세상이 준 선물과 축복이다.

우리 인간은 스스로의 만족할 때의 행동과 생각의 기전이 있다. 반대도 마찬가지다. 스스로 불만족스러울 때의 행동과 생각의 기전이 있다. 내가 어느 정도 생체 에너지가 충전되어 있고 정신적으로도 별다른 스트레스 없이 건강하고 충만한 상태에서는 무언가를 결심하고 행동하게 된다. 이왕이면 건강한 음식, 이왕이면 예뻐지는 옷, 물건들의 쇼핑 등등. 생각 또한 부정보다는 긍정으로, 안 하는 것보다는 하는 것으로. 짜증과 화냄보다는 즐거움과 행복으로, 한마디로 나를 공주님처럼 대하게 된다. 나를 위한 생각과 일들을 하는 것이다.

반대도 마찬가지다. 생체 에너지가 고갈됐고, 스트레스도 너무 많고, 내적으로도 외적으로도 도저히 견딜 수가 없을 때는 부정적이고 안 하게 된다. 이것은 음식을 대하는 태도에도 동일하다. 귀찮으니 대강 때우고 시켜먹는다. 그리고 종일 한 끼도 안 먹고 참다가 늦은 밤에 한 번에 폭식한다. 그리고 아주 매운 것, 아주 단 것, 아주 짭짤한 것들을 선택한다. 심지어 이럴 때는 폭풍 식욕까지 당겨서 폭식하기 쉽다. 스스로를 안 돌보고 대강 살자, 대강 먹자, 일단 먹고 나중에 빼자 이렇게 된다. 생각과 몸의 상태가 음식의 선택에도 그대로 반영되는 것이다.

그래서 다이어트의 과정은 즐거워야 한다. 즐거워야 마땅하다. 좀 더 좋은 나, 나은 나를 위한 과정이기에 말이다. 나를 위한 이로운 음식을 선택하는 과정이기에 즐거운 것이 맞다. 그리고 어떻게 하면 이 배 둘레에 쌓인 지방들을 활활 태울 수 있을까? 그리고 어떻게 하면 내 몸이 예뻐 보이는 음식을 선택하고 운동을 할 수 있을까? 하는 질문에서 출발하자. 즐겁지 않으면 방법이 잘못된 것이다. 따라서 다이어트 과정에서는 누군가의 개입과 코칭이 필요하다. 물론 혼자서도 잘하는 사람은 혼자서 알아서 잘하면 된다. 공부도 마찬가지로 혼자서도 잘하는 아이들은 넘사벽 수준으로 잘한다. 하지만 대부분의 평범한 사람들은 누군가의 도움과 개입이 절실하다. 그래야 소위 목적 달성을 할 수가 있다.

이러한 과정은 고작 삼일, 일주일 했다고 되지 않는다. 내 의지가 불타아자아자 파이팅해서 '이번에는 내가 우주 끝까지 뼈마름으로 가겠어.' 한다고 해서 잘되지 않는다. 무엇보다 나를 알고, 음식을 알고, 운동을 알아야 한다. 내 몸을 잘 알고 내 몸이 보내는 그 약한 신호에(축복받은 누군가에게는 강하고 명확한 신호일 수 있다) 귀 기울여 끊임없이 물어 봐야 한다. 이 음식을 먹고 몸도 마음도 편한지, 이 운동을 하고 몸 전체에 활력이 넘치고 가벼운지 등. 그 과정에서 그 신호들을 알아차리는 것조차 모르는 사람에겐 '그게 바로 몸이 보내는 신호예요. 힘드니까 그러는 거예요. 그 방법 말고 다른 방법으로 해볼까요.'라고 알려주는 코치가 필요하다. 열심히 한다고 하는데도 잘 안 될 때에 '괜찮아요. 잘하고 있는걸요. 힘들지 않고 과정이 즐거우면 일단 해보세요. 잘할 수 있어요.'라고 속삭여줄 수 있는 따뜻하고 지적인 코치가 필요하다.

사실 그 코치는 내게 너무 필요했다. 나는 그걸 혼자서 하다 보니 그 많은 식이요법들의 시행착오, 절식과 폭식의 반복이 길었다. 하루 종일 굶다가 새벽녘에 혼자 음식을 탐닉하는 행동, 새벽에 자다 일어나 바나나 3개를 해치우고 바로 다시 잠드는 등의 기이한 행동도 나타났다. 내 방법, 내 식단이 잘못됐구나를 깨닫고는 책을 팠다. 일기를 썼다. 다행히도 전공이 한의학이다. 따스한 동양의 지혜가 고스란히 담긴 의학이다. 이외에도 건강서적과 심리서적, 소설, 비소설, 자기경영 등의 책들을 파고 들었다. 그리고 한의사가 되고 나니 내게 너무 손쉬운, 따스하고 소박하기 그지없는 내 사랑, 한약이라는 무기가 생긴 것이다. 한약으로 신체적으로 약한 에너지 부분에 대한 보충을 해 덜 먹어도 덜 힘들게끔 보강을 해준다. 그리고 심리적으로 억눌린 부분에 대한 처방을 추가한다. 그러니 심리적 허기가 생길 때 덜 먹게끔 도와준다.

나의 치열했던 다이어트 역사 덕분에 환자분들의 다이어트 실패의 원인에 대해 분석을 하고 중점 둘 부분, 무시할 부분 등을 가려 방향을 제시해드리는 일이 너무 즐겁다. 적어도 나처럼 시행착오는 안 겪었으면 한다. 즐겁게 우리 육체의 아름다움을 각자의 모습으로, 체질에 맞게, 이왕이면 예쁘게 내보이고 살자. 그 과정이 힘들고 어렵다고 포기하지 말자. 도움을 받으면 된다. 실제로 몇 개월간의 꾸준한 한약과 코칭 이후에 목표 체중에 도달해가는 환자들의 모습은 정말이지 오실 때마다 변화된다. 옷차림새가 화려해진다. 운동화를 벗고 하이힐을 신고 치마도 짧아진다. 표정과 목소리도 밝다. 진료실에 들어오시는 발걸음 소리만 듣고도 체중 더 빠지셨구나! 예측한다.

1년을 넘게 꾸준하게 10kg 이상을 감량하신 환자분이 계신다. 처음 오실 때만 해도 시댁과의 갈등, 그로 인한 남편과의 갈등, 그래서 나는 안 돌보고 아이들 공부에만 올인해서 10년을 살아왔다. 나를 돌보지 않고 살다 보니 이렇게 체중이 늘었다고 어렵사리 속 이야기를 꺼내시면서 눈물까지 보이셨던 환자분이다. 천천히 살이 빠지니 남편분과의 관계가 좋아지고 주변에서도 너무 예뻐졌다는 얘길 많이 들으니 즐거우시단다. 요즘엔 남편과 사이가 너무 좋아지셔서 행복하시다고, 결혼하고 지금이 가장 좋다고 하신다. 실제로 그 얼굴과 목소리에서 나오는 예쁜 모습에 난 더욱 즐거워졌다. 이게 나의 행복이고 즐거움이다. 그분이 계속 그렇게 건강한 예전 모습으로 예쁘게 남편과 아이들과 즐겁게 즐겁게 지내셨으면 좋겠다. 그리고 난 이러한 나의 사명을 내가 할 수 있는 한 즐겁게 할 것이다.

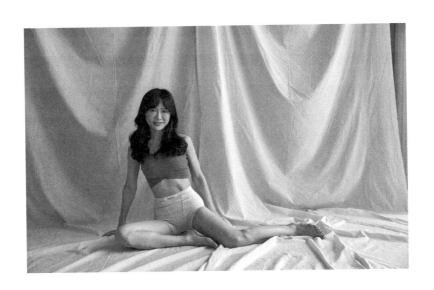

나는 당신이 예쁜 몸을 가졌으면 좋겠습니다

나를 빛나게 하는 것들을 가까이 두자

아직도 어렴풋하게 서태지와 아이들의 첫 데뷔 무대가 기억이 난다. 초등학교 4학년 무렵이었던 것 같다. 내 눈에도 특이한 옷차림과 노래가 익숙하지 않았다. 그렇지만 오히려 특이해서 기억에 남았다. 그 당시 심사위원들로부터도 좋은 점수는 받지 못했었다. 그러나 이들이 가요계를 뒤집는 혁명을 일으킬 줄은 그 누가 예상했을까.

내 인생 또한 서태지로 인해 180도 달라졌다. 너무나도 웃긴 이야기이지만. 나는 앨범을 발매할 때마다 인기차트 1위를 차지했던 서태지와 아이들의 팬이 되었다. 그래서 나는 대한민국 가요계에서 1등을 하는 서태지의 팬으로서 나도 학교에서 1등은 해야 마땅하다고 생각했다. 서태지의 팬이니 서태지처럼 1등이 되어야 한다고 말이다. 그게 내 사랑 서태지에 대한 의무 같았고, 태지 오빠가 알면 뿌듯해할 것 같았다. 그게 당시 나에게 합당한 생각이었다.

막상 내가 본격적으로 서태지 씨의 팬이 된 것은 서태지와 아이들이 가요계를 은퇴하고 난 이후다. 내가 중학교 1학년이 되는 겨울 방학. 아직도 그날이 잊히지 않는다. 1월 30일 경으로 기억이 난다. 서태지와 아이들의 갑작스러운 은퇴 소식을 접하고 그 당시 있었던 팬 사서함이 불통이 됐다. 그리고 신문 기사를 오려 서태지에게 늘 썼던 일기장을 펼쳐 붙이며 얼마나 울었던가. 내 인생에서 가장 슬펐던 겨울이었다. 이제 더 이상 서태지를 TV에서 볼 수 없다니. 한동안 하늘이 무너지는 느낌이었다. 그러던 중 결심이 들어섰다. 그래, 자랑스러운 팬이 되자. 중학생이 되는 그 길목에서 나는 그 누구보다 열심히 공부했다.

지금 와서 생각하면 좀 재미있다. 서태지를 좋아하는 것이 공부와 무슨 상관이라고. 그렇지만 팬심을 자기 발전의 계기로 삼은 어릴 적 나의 마음이 지금 생각해도 기특하다. 스스로도 대견하다는 생각이 든다. 공부를 하면서 나는 그 당시에도 늘 태지 오빠에게 편지 일기를 썼다. 이 일기장이 몇권이나 있다. 지금 읽어보면 너무 진지하게 사춘기 소녀의 친구, 동생, 공부 이야기들이 가득하다. 참으로 열심히도 재잘거렸다. 지금도 간혹 그때의 생그러운 에너지가 필요할 때에 들춰보곤 한다.

시험 기간이 되면 공부의 의지를 다지며 서태지 사진을 늘 책상에 놓았다. 사진을 보면서 '태지 오빠, 나 지금은 수학 공부 중이에요.'라고 혼자 이야기를 했다. 그리고 책에서 나온 내용을 공부하고서는 태지 오빠한테 열심히 설명도 해주었다. 그리고 또 태지 오빠한테 열심히 일기를 썼다. 공부할 때도 서태지와 아이들 노래를 얼마나 따라 불렀는지 모른다. 새벽까지 혼자 공부할 때 친구가 되어주었던 서태지의 사진, 노래들. 시험 날이 되면, 태지 오빠가 제일 멋지게 나온 사진을 꼭 한 장 필통에 넣어가지고 갔다. 시험 보기 바로 전에 태지 오빠한테 기도를 하면서 '나도 오빠처럼 일등할 거예요.'를 맘속으로 외쳤다. 이게 거의 고등학교 때까지 이어졌으니 한의대 입학 점수가 가장 높았던 시절에 한의대에 들어갈 수 있었던 일등 공신은 나의 태지 오빠였다.

그 당시 썼던 일기장, 태지 오빠의 사진, 서태지와 아이들 앨범 이 3가지는 나의 학창 시절을 빛나게 해주었던 가장 소중한 보물이었다. 그 덕에 내가 이렇게 즐겁게 일을 할 수 있다. 그리고 더욱 빛나려 애를 쓰고 산다는 생각이 든다.

지금도 나는 서태지의 영향으로 72년생들은 서태지와 동갑이라는 공식이 머릿속에 있다. 그래서 한의원에서 선생님을 채용하는 면접을 볼 때도 1972년생 분들께는 "앗, 서태지와 같은 나이시네요." 하면서 우스갯소리로 얘기한다. 실제로 지금 현재 우리 한의원에는 1972년생 선생님이 두 분이나 계신다. 그리고 그 선생님들은 나를 가장 잘 이해해주고 나와 또 심적으로도 잘 통하는 선생님들이다. 우연의 일치는 아닌 듯하다.

인간은 육체, 정신, 마음 이 3가지 영역이 조화롭게 만족이 되어야 건강하다. 이 셋 중 하나라도 무시하면 언젠가는 문제가 생긴다. 병이된다. 이 중에서도 나는 환자들의 몸을 보기 때문에 육체 부분에 대해서 좀 더 이야기를 해보겠다. 물론, 한약 혹은 다이어트 한약 상담을 하다 보면 육체적인 증상의 원인이 정신 혹은 마음에서 비롯되는 경우도 자주 본다. 아니 생각보다 많긴 하다.

여드름 치료를 위해 내원하신 A양은 외국인이다. 한국에 들어와 지내시면서 여드름이 더욱 심해진 케이스이다. 대체로 이런 유형의 환자분들은 스트레스가 많고, 오랜 기간의 피부 트러블로 인해 예민하다. 얼굴도 빨갛게 상기되어 있다. 실제로 얼굴이 자주 뜨거워지는 상열증과 안면홍조를 호소하신다. 본래 얼굴, 즉 머리는 차가워야 건강하다. 그런 얼굴에 열이 많아져 있다. 그런 조건에서 모공이나 피지선이 막혀 여드름, 두피염, 지루성 피부염 등이 생긴다. 이런 분들은 대체로 성격이 급하고 예민한 편에 소화도 잘 안 된다.

물론 신체적인 상열하한증에 균형을 맞춰주는 한약재도 필하다. 그렇지만 이 환자분은 평범한 대화 속에서도 얼굴이 쉽게 빨개지고 목소리 톤이 더욱 높아졌다. 즉 별것 아닌 일에 심하게 긴장하고 상기되는 이 성격적인 부분이 여드름에 악화 요소라는 느낌이 왔다. 그래서 한약에 이 부분을 상당히 많이 고려해 처방한 후에 2주 뒤 오셨을 때 여드름 화농 크기와 개수도 확연히 줄었고 덩달아 얼굴의 홍조도 많이 개선되셨다.

예쁜 몸을 위한 다이어트를 하는 과정에서도 체중만을 생각하고 집중하면 결코 오랫동안 하지 못한다. 실제로 숫자라는 것은 내 예측대로 되지 않는다. 체중은 참고를 할 뿐. 내가 왜 예쁜 몸이 되고 싶은지, 나의 몸 중에 어디가 어떻게 되면 만족하고 예쁘다고 할 것인지 등을 그려보는 메모지, 일기장과 함께 하는 것이 좋다. 그래야 이 프로젝트에 동기 부여가 되고 의미가 지속된다. 막연하게 48kg 목표. 이런 것은 평균 체중으로 48kg를 유지했던 사람이 아니고서는 실패하기 좋다. 실패하기 뻔한 목표를 잡아서 스스로를 비난하고 부정적인 감정에 휩싸일 필요가 없다.

나는 다이어트 상담 처음에 '고3 때 체중이 어느 정도셨나요?'라는 질문을 한다. 이 시기는 선천적으로 타고난 체형 중 맥시멈이 됐을 시기이기 때문이다. 보통은 20대가 되면 살을 빼는 경우가 많아, 현실적인 목표 체중을 설정할 때 많은 참고가 된다. 현재는 60kg이지만 고3 때 40kg 대였던 A분과 60kg였던 B분의 경우, 절대적인 지방 세포 수가 다르고 체형이나 먹는 습관, 먹는 양이 다르다. 즉 세트 포인트가 다르기에 똑같이 50kg를 목표로 체중 감량을 할 경우 보통의 경우 A가 감량 이후 유지하기도 '덜' 힘들다.

우스갯소리기도 하지만 진지하게 우리는 다행히도 체중 감량을 해서 TV 출연을 할 것도 아니다. 요즘에는 코로나 때문에 수영장에도 못 간다. 심지어 요즘에는 수영장에서도 비키니가 아닌 온몸을 다 덮는 워터 레깅스를 입는다. 그러니 남한테 보여주기 위함이 아닌 자기만족을 위한 다이어트를 하면 된다. 그러니 절대 스트레스를 받거나 스스로를 가두려고 하지 말자. 학대가 되어서는 안 된다. 그냥 저절로 덜 먹고 싶게 만들어주는 것이 좋다.

나는 한약을 처방하는 환자분들께는 정성을 들여 복약지를 쓴다. 7년간 손편지를 쓰다가 이제는 손편지로 쓰다 보니 글씨가 너무 엉망이고, 오히려 긴 내용을 못 쓰게 되어 문서로 만든다. 한약 처방이 많을 때에는 너무 힘들기는 하지만 환자분 한 분 한 분 한약 처방한 내용, 치료 포인트 등을 맞춰서 써드리면 너무나도 좋아하신다. 나 또한 이것을 알기에 힘들어도 포기할 수가 없다.

늘 말씀드리는 부분이 있다. 절대 한약만으로 성공적인 다이어트가 완성될 수 없다. 한약은 그 길을 쉽게 도와준다. 좀 덜 먹어도 덜 힘들게 에너지를 준다. 실제 조금만 먹어도 체내 지방, 대사가 잘 돌아갈 수 있게 해준다. 그리고 체중 감량 과정은 몸이 따뜻해야 잘되기에 몸을 따뜻하게 해주는 보약재들을 듬뿍듬뿍 넣어드린다. 그래서 우리 한의원에서는 늘 대추, 감초, 당귀, 계지, 육계, 건강 등의 약재들을 많이 쓴다.

그래서 한약 도움이 있을 때 식단과 운동도 열심히 함께 하시라 말씀드린다. 우리가 성적을 올릴 때도 문제집 한 권 열심히 푼다고 1등이 될 수 없다. 물론 체중 감량으로 1등을 하자는 것이 아니다. 무언가 목적을 하고 그 목적을 이루려 할 때 한 가지만 할 것이 아니다. 아예 그렇게 할 수밖에 없게 환경을 조성해야 한다. 그래야만 그 목적에 가기가 쉽다. 어느덧 나도 모르게 거기에 가 있다. 이게 바로 맹모삼천지교의 뜻이다. 이 원리를 다른 무언가를 할 때에도 적용하면 적어도 실패는 안 한다. 그냥 적당히 집중해서 파고들었을 뿐인데 어느덧 남들보다 더 전문가가 되어 있는 결과를 보게 된다.

체중 감량을 해서 목표 체중이 되면, 그 체중을 유지하는 게 더 어려운 일이다. 정말 그렇다. 그래서 나를 잘 알아야 한다. 나는 어떤 음식을 먹으면 컨디션이 좋고 나쁜지를 세심히 파악하자. 운동도 마찬가지다. 어떤 운동을 어느 정도 시간 동안 어느 강도로 해야 체중도 감소, 눈바디도 만족스러운지 말이다. 관찰하고 적는 기간이 필요하다. 적어도 목표에 다다를 때까지 말이다.

나의 경우 40년 평생 중 지금의 몸이 가장 만족스럽다. 이것은 체중 때문이 아니다. 나에게 맞는 한약의 도움으로 좀 더 맞는 식단과 운동을 찾았을 뿐이다. 그러다 보니 내가 체중을 체크하는 목적은 지방의 감소가 아니다. 오히려 부종 때문에 늘 신경을 쓴다. 난 정말 잘 붓는다. 대체로 많이 먹고 난 다음 날의 체중 증가는 지방 때문이 아니다. 오히려 부종이 관건이다. 그 부종 때문에 지금 체중이 좋다. 이렇게 나를 빛나게 해주는 중요한 도구들이 내게는 한약, 체질에 맞는 식단, 운동이다. 특히나 폼롤러를 이용한 하체 스트레칭은 하체 부종녀들에겐 저렴하고도 효과 좋은 필수템이다. 여기에 유난히 하체 부종이 심한 날에는 남편에게 특별 종아리 마사지를 부탁한다. 부종 오일이나 한의원표 쿨링겔을 듬뿍 바르고 남편표 마사지를 받으면 정말 최고다.

누구나 자신의 장점을 더욱 빛나게 해서 단점을 커버해주는 도구들이 있다. 나에게는 앞서 소개한 것들이다. 효과를 봤으면 이것들을 평생 가까이 하면서 곁에 두고 충분히 활용하면 된다. 다만 컨디션과 상황에 따라 템포를 조절하자. 나를 좋게 하는 것들은 가까이 두고 나를 빛나게 해주도록 하는 것은 현명한 선택이다.

4

바빠지자, 그러면 예쁜 몸이 된다

나는 두 아이를 키우고 있다. 첫째는 아홉 살 인생, 둘째는 네 살이다. 첫째는 남자아이 치고는 얌전하고 순하다. 다섯 살 터울의 여동생을 제법 잘 챙긴다. 물론 싸우기는 해도 기본적으로 동생을 배려해준다. 둘째가 뱃속에 있을 때부터 동생에게 태교를 해주고 이름도 친히 지어주었다. 아직도 본인이 여동생의 이름을 지어준 것을 매우 뿌듯해한다. 오빠로서 동생을 돌봐야 한다는 책임감을 느끼는 듯하다.

오히려 어린 여동생이 오빠한테 함부로 하고 대들어 문제다. 둘째의 특징인지, 여자아이의 특징인지는 모르겠다. 보통은 둘째는 사랑이라고 하지만 막상 나는 아들이 더 익숙하고 의젓해 좋다. 6년을 아들 엄마로 살아와서 그런지 아들의 스타일에 익숙하다. 딸의 스타일이 오히려 힘들다. 첫째로 딸을 두고, 둘째로 아들을 둔 친구 이야기를 들어보면 나와 상황이 반대인 것을 보니 이것 또한 상대적인가 보다.

딸은 엄마를 혼자 두지 않는다. 아들은 재미있는 장난감을 쥐어 주면 혼자서도 시간 가는 줄 모르고 한다. 나를 전혀 찾지도 않는다. 그래서 나도 아들과 덩달아 혼자만의 즐거운 시간을 보낼 수 있어 너무 좋다. 그러니 아들한테 장난감을 사준다고 내가 먼저 제안을 하기도 한다. 그리고 아들은 밤에 잠을 잘 때에도 꼭 엄마를 필요로 하지 않는다. 본인이 졸리면 알아서 잠을 잔다.

이에 반해 딸은 늘 나와 '함께'를 요구한다. 인형 놀이도 함께 하자고 손을 잡고 데리고 간다. 그리고 자리까지 지정해주면서 여기에 꼭 앉아 있으라고 한다. 밥을 먹을 때에도 꼭 본인 옆에 앉아야 한다. 잠을 잘 때에도 꼭 엄마가 옆에 있어야만 잔다. 아빠가 재워준다고 하면 집이 떠나가도록 소리를 지르고 울어버린다. 우유를 달라는 요구에도 꼭 '엄마'가 자기가 원하는 색의 '우유병'에 줘야 한다. 아빠가 대신 준다고 하면 울음 폭탄이 터진다. 같은 배에서 나왔지만 남녀의 차이인지 성향의 차이인지 모르겠다.

두 아이를 키우면서 일을 하고 있는 상황이니 그 어느 때보다 바쁘게 살고 있다. 이제는 바쁘지 않으면 불안하다. 늘 바쁜 상황에 익숙하다 보니 혼자 있는 시간이 그렇게 즐겁다. 늘 한의원에서도 집에서도 누군가와 함께 있는 시간이 절대적으로 많다. 그러다 보니 혼자 있는 즐거움은 나에게 보석 같은 소중한 시간이다. 그래서 이렇게 책을 쓰면서도 가족들 다 잠든 새벽에 홀로 깨어 있는 즐거움을 새삼 느꼈다.

출근한 날에 갑작스레 환자분들이 몰려오시면 식사할 시간이 없을 때가 많다. 상담 환자분들이 연달아 내원하신 날에는 퇴근이 밤 12시가 넘는 경우도 허다하다. 특히 일요일에는 더욱 바쁜 날이 많아 화장실에 갈 틈조차도 없는 경우도 많다. 이렇게 속도감이 빠른 생활을 하다 보니 이 속도감이 때로 힘들고 버겁다. 이렇게 바쁘게 지내는 날에는 점심식사도 밀도 있는 건강식을 택한다. 집에서 미리 준비를 해가는 편이다. 주로 계란 후라이 몇 장, 보온 도시락 통에 소/양/돼지고기와 야채 볶음을 소금, 후추, 로즈마리 등으로만 맛을 낸 음식을 포민감 지수 5 정도가량 되게끔 먹는다. 오히려 일을 열심히 한다고 배불리 한식이나 중국 요리를 바쁘게 먹으면 탈이 난다. 소음인이라 그런지 위장에 많은 음식이, 식품첨가물까지 범벅된 요리류가 들어가면 소화불량과 가스 참으로 오히려 컨디션이 떨어져 이 속도감 있는 에너지에 차질이 생긴다.

그래도 관성의 법칙인 것인지 이 속도에서 조금만 느려져도 무언가 허전하다. 오히려 한가할 때는 바쁨에서 느껴지는 빠르고 경쾌한 에너지가 그리울 때도 있다.

그렇지만 이러한 시간을 활용해서 나를 위한 투자도 한다. 아이들이 둘 다 기관에 가 있을 화요일, 목요일 오전이 바로 황금시간이다. 이전에는 피곤하다고 늦잠을 자고 빈둥거리는 것이 자유라고 생각했다. 그러나 그때보다 지금처럼 피부과 네일아트, 상담 프로그램, 자기계발 강의 등을 들으러 여기 저기 다니니 한결 즐겁다. 오히려 힘들다고 집에만 있는 날보다 에너지가 넘친다. 내 안에 새로운 에너지가 충전된다. 그렇게 풍요로운 오전 시간을 보내고 아이들한테 착한 엄마가 된다. 즐거운 에너지가 충전 되었기 때문에 아이들에게도 좋은 에너지를 나눠줄 수 있다.

한의원에서 다이어트 상담을 하면서 갑작스럽게 살이 쪄 오시는 경우들이 많다. 그중에 공통적인 상황이 대체로 일을 하다가 그만두고 난 후이다. 특히 일을 그만둔 시점이 신체적으로 힘든 시기일 경우 더욱 그렇다. 대체로 40대 중후반, 갱년기 즈음이 많으시다. 회사에서 직업적으로 높은 위치에 있다가 그만둔 경우, 더욱이 그간의 힘들었던 몸과 마음을 달래야 한다. 그러다 보니 평소 바빠서 거르던 아침 식사, 간식을 챙겨먹는다. 아무래도 쉬다 보면 좀 더 먹을거리를 찾게 된다. 그럴 때 몸의 대사력도 떨어지면 더욱이 살이 찌기 쉬워진다.

만 47세의 C환자분도 비슷한 사례다. 워낙 바쁘게 커리어 우먼으로 지내셨다. 대체로 이런 분들의 직업은 교수, 번역가, 통역가 등의 전문 직종이 많다. 그간 바쁘게 지내면서도 정신력 하나로 체중 감량을 위해 새벽 5시에 일어나서 출근 전 운동을 2시간은 매일 하셨다고 한다. 식단도 물론이다. 닭가슴살, 고구마, 샐러드로 일컬어지는 닭고야 식단을 2년간 죽기 살기로 유지하면서 156cm 키에 49kg를 애써 유지하셨다. 그러나 지방이 배제된 과한 운동과 닭고야 식단은 신체적인 피로만 쌓여갈 뿐이다. 몸이 지쳐갈 때쯤 코로나 시대가 되면서 운동을 못 하게 되셨다. 그러니 그때서야 관절 여기저기가 아파왔다. 무엇보다 부종, 관절통증과 함께 참을 수 없을 정도의 강한 식욕이 몰려왔다. 그러니 단 6개월이라는 짧은 시간 동안 10kg 이상의 체중이 증가한 채로 내원하셨다.

적절한 템포의 바쁨은 이롭다. 물론 한가롭게 집에서 여유 있는 시간도 필요하다. 내게도 그러한 여유 타임이 있다. 햇볕 가장 잘 드는 거실에 앉아 차 마시며 책 보기, 아이들 등원시킨 후 한가롭게 동네 산책하기, 한의원 점심시간에 햇볕 쬐면서 산책하기 등이다. 망중한이라고 하는 바쁜 와중의 여유는 오히려 한가할 때와는 다른 차원의 만족감을 준다. 물론 나는 너무 빡빡한 일정을 소화하는 편이라 나의 기준은 조금 엄격하긴 하다. 천천히 걷기, 멍때리는 사유의 시간은 영혼을 살찌운다.

그렇지만 평소의 속도감에서 너무 벗어나게 되면 오히려 반작용이 발생한다. 위의 C환자가 차라리 평소에 운동을 덜 하고, 식단을 좀 더 균형 있게 하셨다면 이와 같이 급격한 체중 증가가 나타나지 않았을 것이다. 일주일 동안 닭고야 식단을 하면서 매일 2시간 운동을 해보면 알 것이다. 나도 경험이 있다. 절대적으로 즐겁고 신나지 않다. 매사에 기운이 없고, 짜증이 많아진다. 나의 경우 부종도 심해지고 몸도 너무 추워졌다. 짧게만 하면 좋을 수 있다. 그렇지만 이 식단만을 몇 년간 하면 영양 불균형, 염분 및 필수 미네랄 부족이 오기 쉽다. 무엇보다 필수지방산의 부족으로 탈모, 부종, 생리불순 등의 불균형 신호가 나타날 것이다. 이것이 20대는 몰라도 임신 출산을 마친 이후의 여성의 몸에는 더욱 해로울 수 있다.

과한 바쁨은 오히려 부작용이 크다. 그래서 적절한 균형과 조화를 생각해야 한다.

위의 환자분은 오히려 단기간의 체중 증가로 전신의 부종, 저림증으로 밤에 수면조차 힘든 상황이었다. 또한 장기간의 무리한 유산소 운동으로 무릎 관절과 어깨 허리 통증도 심하셨다. 이러한 상황이 더욱이 여성호르몬의 수치가 낮아지는 갱년기 시기와 겹치면 더욱 그렇다.

조선 시대 허준 선생의 『동의보감』에서는 "병이 나기 전에 예방하는 것이 최선이다."라는 이야기가 있다. 굳이 『동의보감』의 예시를 들지 않아도 누구나 알고 있는 상식이다. 이것과 비슷한 선상에서 자주 거론되는 부분이 면역력이다. 면역력은 내 몸이 외부의 환경에 대항하는 능력이다. 우리의 몸은 시간과 함께 계속 소모된다. 한 번 태어난 몸은 절대 다시 바꿀 수 없다. 그러니 건강할 때 잘 지키는 편이 낫다. 고장 나서 고쳐

쓰는 것이 더 힘들다. 그러니 적절하게 바쁘게 지내면서 영양가 있게 먹여주고 잘 관리해주는 것이 이득이다.

바쁘게 지내다 보면 어느덧 점심을 먹어야 하는 시간이 되고, 저녁을 먹어야 하는 시간이 된다. 물론 시간이 되었다고 배가 하나도 안 고픈데 억지로 먹을 필요는 없다. 바쁘더라도 내 몸에 이로운 식사는 챙길 수 있는 정도의 스케줄을 소화하자. 내 몸을 돌볼 수 없을 정도로 바쁜 것이 잘못된 것이다. 그럴 때는 조금은 쉬어가는 시간을 만드는 것이 필요하다. 출근이나 퇴근을 단 20분 만이라도 빨리 혹은 늦추어 커피 한잔의 명상 시간이라도 갖는 것이 필요하다.

반대의 경우도 마찬가지다. 바쁘게 지내는 사람은 그 속도의 시간이 익숙하다. 적어도 예쁜 몸을 추구하는 사람이라면. 인간은 환경적 동물이기에 당연히 주변 환경의 영향을 많이 받는다. 그래서 혹시나 직업적으로 쉬는 시간이 있더라도 스스로 조금은 바쁘게 일정을 짜두는 것이 정신과 신체 건강에 낫다. 어딘가에 가서 마음의 치료, 몸의 치료도 받고 나의 외모를 위한 샵을 방문을 하거나 운동을 하는 것도 좋다. 우리의 몸은 가만히 있는 시간보다는 살짝은 에너지가 생기는 정도의 속도와 움직임을 좋아한다. 우리가 먹고 바로 누우면 소화불량, 식도염이 생기는 것만 봐도 우리의 신체는 움직이게끔 되어 있다.

망중한을 즐기자. 아무것도 안 하는 그런 날도 가끔은 필요하다. 특히 몸이 한없이 무겁고 쉬자는 신호를 보낼 때는 그것을 존중하는 편이 낫다. 그렇지만 기본적인 템포는 왈츠 정도의 삶의 속도로 하자. 적당한 바쁨에서 즐거움과 높은 주파수의 에너지가 나온다. 이럴 때에 우리의 몸과 마음은 보다 좋은 것을 추구하게 된다. 그러면 보다 예쁜 몸과 가까워질 것이다.

5

예쁜 몸이란, 마음과 몸 모두 편안한 상태이다

10월이 되니 평소 좋아하는 가수 아이유 씨의 '가을 아침'을 출근길에 계속 듣는다. 청명하다고 말할 수밖에 없는 전형적인 가을 하늘이다. 이러한 맑고 청량한 느낌이 참 좋다. 대기의 습도도 30%가 채 안 되니 호흡기 건강에는 좋지 않다. 그렇지만 나는 평소 습, 한기가 많은 소음인이라 그런지 이런 오행 상의 금(金) 기운(건조)에서 가벼움을 느낀다. 이런 청명하고 맑은 하늘 햇살 아래에서는 무엇을 하든지 저절로 흥이 나고 행복감이 느껴진다. 기분이 쉽게 최고조로 올라간다.

어제도 원고를 쓰느라 새벽 4시가 다 되어 잠이 들었다. 영락없는 음인 체질이라 야행성이다. 아침 일찍 일어나 일상을 시작하는 것은 늘 부담이다. 차라리 모든 가족들이 잠든 새벽에 조용히 바흐 음악. 스타벅스 매장 음악을 틀어놓고 공진단을 먹어가며 말뚱한 정신으로 글을 쓰는 일이 훨씬 쉽다. 심적인 부담이 없이 오히려 편안하다.

오늘은 일요일이다. 엄마 모드에서 일하는 모드로 대변신이다. 적어도 육아 데이 때보다는 나를 위해 꾸미게 된다. 신뢰를 주는 직업이다 보니 예쁜 것은 둘째치고라도 자기 관리를 하는 여자라는 느낌이 있어야 한다. 말끔하고 호감 가는 외모는 환자분들에 대한 예의라는 생각을 한다. 머리에 웨이브도 넣고 하이힐을 신고 출근을 한다. 엄마의 삶을 살다 여자, 나로서의 삶을 사는 기쁨은 이런 것이다. 적어도 나를 위한 시간과 생각을 할 수 있는 그런 날이다. 일을 즐겁게 할 수 있음에 감사함을 느낀다.

이럴 때에 날씨도 좋으면 기분이 좋다. 이유 없이 작은 것에도 감동하게 되고 별것 아닌 것에도 더욱 기쁘다. 바빠도 즐겁고, 상담을 해도 신이 난다. 이런 날에 한의원 선생님이 나를 위해 손수 만들어오신 쿠키가 진료실 책상 위에 있는 날이면 정말 기분이 날아간다. 달려가서 와락 안 아드리고 싶은 심정이다.

나를 둘러싼 모든 사람들, 환경에 문득 고마워진다. 한의원을 내 일처럼 해주는 선생님들께도 감사한다. 늘 좋은 원장이 되고 싶지만 나 또한 오너, 원장의 역할이 때로는 버겁다. 마치 엄마의 역할처럼 잘하려고 해도 늘 예측할 수 없는 부분이 생긴다. 그래도 나를 믿고 열심히 일해주시니 진심으로 감사할 따름이다.

일요일에는 보통 매우 바쁘니 식사할 시간이 없다. 엄마들이 그렇듯 이게 그렇게도 안쓰러우신지 함께 사는 친정 엄마는 늘 간편한 건강 간식들을 챙겨주신다. 남편 또한 묵묵하게 일요일에 홀로 육아를 하며 아이들과 온전히 시간을 보낸다. 혼자서 아이 둘을 데리고 키즈 카페를 가서 혼신을 다해 놀아준다. 예전에는 내가 일을 하니 당연하다고 생각도 했다. 그렇지만 새삼 이것이 사랑이 아니면 절대 7년간 할 수 없다는 것을 깨달았다. 이렇게 마음도 몸도 편안한 상태가 되니 온전히 보게 된다. 나를 둘러싼 소중한 사람들의 참 모습이 보이는 것이다.

문득 남편과 처음 만났을 때가 생각난다. 훤칠한 키에 듬직한 덩치. 보통의 남자들보다 단단해 보이는 근육질 몸매와 유쾌한 미소가 참 마음에 들었다. 우리는 만난 지 1년 만에 결혼을 했다. 남편과의 만남은 떨림, 설렘보다는 안정감, 함께하고 싶음의 마음이 더 컸다. 당시에는 의식은 하지 못했어도 남편을 상당히 좋아했던 것 같다.

그렇지만 우리 또한 초보 엄마 아빠 시절에는 피로로 인해 별것 아닌 일로 다투기도 했다. 그럴 때면 내가 처음 봤던 남편의 그 모습은 대체 어디로 갔을까 했다. 그렇지만 지금 생각해보니 남편은 계속 그대로 있었는데 내가 나쁜 모습만을 봤던 것이다. 그럴 때 나는 몸도 마음도 편하지 않은 상태였다. 육아도 처음이고 한의원 경영도 처음이었다. 늦게까지 일을 하고 집에 돌아오면 또 아이들을 봐야 하는 상황이 힘들고 버거웠다. 그 와중에 다이어트를 한다고 식사량을 의식적으로 조절했다. 그러다 보니 잦은 피로감, 소화불량, 가스 참, 변비 때문에 신체적으로도 불편했다. 이러한 상황에서는 당연히 부정적 에너지에 집중하게 된다. 나쁜 신체적 상황은 나쁜 정신과 영혼 상태를 함께 데려온다. 그 결과 남편의 부정적인 모습을 똑같이 끌어온다. 긍정과 부정이 있지만 부정에 집중하는 것이다. 그러니 남편에게서 오는 반응도 부정적이다. 그러니 서로 부정적인 대화를 하고는 상처받는다.

그러나 나는 요즘 신체적으로도 정신적으로도 편안한 상태이다. 보다 나에게 맞는 식단을 실행함으로써 사하제, 푸른 주스 없이도 편하게 대변을 볼 수 있다. 이 별것 아닌 일은 나에게 큰 만족감을 준다. 내 몸이 정상적으로 대사를 하고 있다는 증거이기 때문이다. 그리고 좀 더 신경을 써서 공진단, 한약, 영양제들을 규칙적으로 챙겨먹는다. 일상 루틴으로 습관화해서 예방 의학을 실천하는 것이다. 피곤하기 전에 미리 먹고, 피곤하다 싶으면 바로 챙긴다. 그러니 확실히 신체적으로 힘들다는 느낌이 덜하다. 잠깐의 산책, 호흡법, 명상, 한약, 공진단들이 나를 금방 정상 궤도로 올려놔준다.

음식의 경우도 마찬가지다. 특별하게 한 가지만 고집하기보다는 내 몸에 이로운지를 판단한다. 내 몸에 나타나는 반응을 기준으로 이것저것 시도를 해본다. 칼로리 적은 야채 위주의 식단으로 복부가스, 변비, 하체 부종이 심할 때가 있다. 그러면 한동안 생야채를 멀리한다. 고기나 해산물과 볶거나 익혀 먹는 것이다. 아니면 염장, 발효 등으로 야채의 찬 성질을 제거한 채로 먹는다. 그래보니 역시나 우리 선조들의 김치, 된장 등의 발효의 지혜에 위대함을 느낀다. 소금, 향신료의 중요성도 새삼 몸으로 느낀다. 왜 예전에 소금이 그렇게도 귀했는지 알 것 같다. 가공식품에 들어간 짠 음식이 아닌 소금 자체의 적절한 섭취는 필수다.

내 기준대로 마음껏 자연이 선물한 음식들을 몸으로 느낀다. 비록 오늘의 선택이 잘못됐을지라도 괜찮다. 오늘의 경험을 바탕으로 보다 나은 내일의 선택을 하면 된다. 그러니 몸과 마음이 한결 평화롭다. 예전에는 단 것이 당기면 스스로를 '먹으면 안 되는 데 왜 그래. 참아야지.'라고 다그쳤다. 요즘에는 있는 그대로 인정한다. '어제 잠을 늦게 자서 피곤해서 그렇구나. 코르티솔 호르몬이 많이 나왔나 보네.'라고 인식만 해도 좋다. 그러면 알아서 몸이 적절하게 먹고 중단을 하게 도와준다. 그리고 이런 날에는 단 것을 먹더라도 가공식품보다는 자연식품으로 섭취하려 노력한다. 고구마, 한약용 대추 절편, 꿀차, 과일 등이다. 피곤하다는 신호를 보내니 그것을 존중한다.

물론 단맛의 가공식품이 당길 때도 많다. 그렇지만 입맛에 당겨 먹더라도 예전같이 만족스러운 맛이 아니다. 그러니 부드럽고 자연스러운 맛이 더 좋다. 삼겹살에 단지 소금, 후추, 로즈마리만 뿌려서 구운 다음 가지 반개만 잘라 넣어 볶아 먹어도 꿀맛이다. 거기에 와사비를 함께 해도 너무 좋은 한 끼가 된다. 예전에는 막연하게 흰쌀밥은 살이 찐다고 멀리했다. 그런데 이것도 먹는 순서와 먹는 양을 조절하니 흰쌀밥의 씹을수록 느껴지는 단맛이 설탕의 단맛보다 깊은 맛이 있다.

가족의 늦은 저녁 외식으로 양꼬치를 먹게 되었다. 예전 같았으면 '내가 다이어트를 해야 하는데 이 늦은 시간에 양꼬치를 먹자고? 망했다.' 했었다. 그러나 이제는 '어떻게 먹으면 늦은 시간에도 다음 날 지장이 없을지'를 고민을 한다. 이제는 이것들이 반복이 되니 점차 나만의 노하우와 '야식 후 다음 날 루틴'이 생긴다. 습관의 힘이다. 밥 아주 조금에 고기 위주로 대신 국물은 빼고 먹는다. 너무 짜지는 않게 고기의 맛을 즐긴다. 그리고 다음 날 오전에는 방탄커피, 한약 그리고 따뜻한 차로 오전을 보낸다. 밤늦게 먹은 음식이 태워질 시간을 만들어주면 된다. 그리고 어차피 책을 쓰느라 늦게 자야 하니 늦은 저녁도 오히려 양고기 먹고 힘내서 열심히 글을 써야지라는 긍정의 생각이 든다. 그러니 스트레스도 없다.

가득 배를 채우고 난 다음 그 음식이 쓰일 시간만 주더라도 살은 안 찐다. 오히려 그때의 섭취한 에너지로 즐겁게 아이들 돌보고, 적당히 즐거운 운동을 해서 땀을 뺀다. 그리고 무엇인가에 집중해서 활동을 한다. 그리고 다음 날 아침 식사 시간까지 조절을 한다. 다행히도 늦은 저녁을 먹고 난 다음 아침은 제법 든든해서 허기짐이 없다. 오히려 대사가 잘되는 차 커피, 한약을 마심으로써 지방대사가 잘 되는 특유의 신호인 몸이 더워짐, 활력이 느껴진다.

대변 배출도 시원하게 잘된다. 신체적 에너지가 충만하니 일하면서 앉아 있는 자세도 더욱 하복근에 힘을 주고 허리를 펴고 가슴을 펴게 된다. 이것을 반복하다 보니 어느 순간 골반의 틀어짐도 많이 잡혔다. 충분한 에너지의 공급과 함께 바른 자세를 계속 신경 쓰다 보니 어느 덧 O자 다리도 많이 잡힌다. 그리고 엉덩이도 힙업 효과가 있다. 그리고 다리도 덜 붓는다.

결국 몸과 마음이 편안하니 내 스스로에게 나쁜 생각, 행동을 덜하게 된다. 마법 같은 효과다. 기분이 안 좋을 때는 기분을 좋게 해주는 책을 본다. 음악을 튼다. 대체로 어린 시절부터 좋아했던 음악이나 책이면 된다. 특히 나와 같은 육아 동지들은 주변에 꼭 나를 지키는 무기들을 가까이 두길 바란다. 정신적인 영양분이 됐던 어린 시절의 추억들이 담긴 물건, 책, 음반, 사진 등을 말이다. 아이 때문에 화가 나거나 감정이 안 좋을 때는 잠시 홀로 방에 들어가 그것들과 함께하자. 금방 부정적인 감정의 굴레에서 벗어나게 된다. 본연의 소중하고 지혜로운 내가 된다.

우리의 내면에는 신, 자아, 충만함, 도(道) 등의 다양한 언어로 표현되는 본질이 존재한다. 진흙 속에서 연꽃이 피듯, 조개가 진주를 품고 있듯, 진리는 저 안에 소중히 간직되어 있어 쉽게 알아차릴 수 없다. 우리의 진정한 자아도 마찬가지다. 특히나 신체적으로 힘든 시기에는 더욱 이런 본질적 자아에서 멀어진다. 백조가 아닌 미운 오리 새끼, 에고 등의 껍데기 자아에 집중하게 된다. 긍정 생각보다는 나약하고 부정적인 사고에 끌린다. 그러니 그 끌어당김에 몸도 마찬가지로 좋은 상태보다는 나쁜 상태가 된다. 이 부정적인 것을 버리자.

방 안에 있던 샤넬 귀걸이가 없어졌다. 분명히 방 안 어딘가에 있는데 당장 내 눈 앞에 보이는 것은 쓰레기, 지우개 가루, 먹다 남은 과자 봉지 따위다. 어제의 기억을 더듬어본다. 퇴근하고 와서는 방에 들어와 뺀 것은 확실하다. 어떻게 하면 찾을 수 있을까? 생각을 정리해본다. 나의 동선을 더듬어본다. 그리고 방 정리를 한다. 우선 쓰레기들을 다 갖다 버린다. 이불, 옷, 가방 등 나와 있는 물건들을 제자리에 정리를 한다. 말끔한 방이 드러난다. 그 이후에야 겨우 어디선가 귀걸이가 나타난다.

마찬가지다. 부정적인 기분과 사고를 주는 상황, 물건, 사람 등은 과감히 버리자. 다이어트 방법도 마찬가지다. 일상적인 생활도 못 하게 할 정도로 나의 몸을 힘들고 기운 빠지게 하고, 기분마저 부정적으로 만드는 방법은 치우자. 나를 힘들게 옥죄고 나를 굶주리게 하는 방법은 버리자. 대신에 나에게 힘을 주고, 나의 몸을 편하게 해주는 방법들, 나를 이롭게 하면서 예쁘게까지 해주는 방법들만을 가까이 하는 것이다. 그 방법들은 결코 어렵거나 비싸지 않다. 오히려 너무 평범해서 놓치고 있던 그러한 소중한 것들이다. 이것들과 함께 할 때, 우리의 예쁜 몸이 서서히 드러난다. 내 안의 소중한 귀걸이를 찾을 수 있다. 예쁜 몸은 필히 몸도 마음도 편안한 상태이기 때문이다.

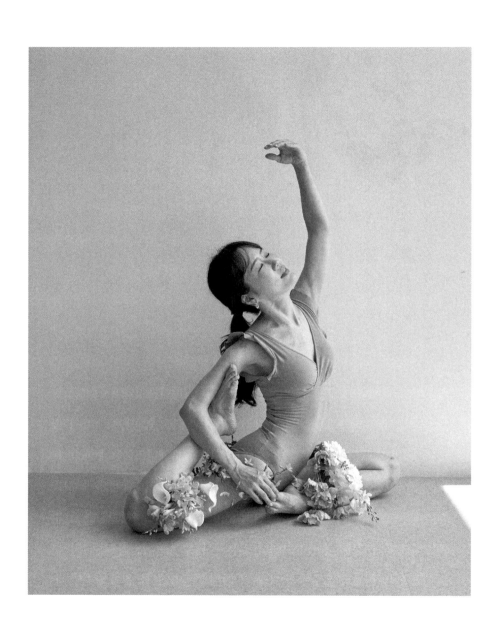

나는 당신이 예쁜 몸을 가졌으면 좋겠습니다

6

다이어트, 나를 알아가는 과정이다

누구나 콤플렉스를 가지고 있다. 너무 예쁘고 사랑스러운 연예인들도 한 가지씩 콤플렉스는 있을 것이다. 겉으로 보기에 완벽해 보이는 사람들도 분명히 본인에게 만족하지 못하는 부분, 불만스러운 부분이 있기 마련이다. 인간이기 때문이다. 어릴 적 부모님께 들어왔던 이야기, 친구들로부터 들었던 이야기, 선생님들로부터 들었던 이야기 등. 그 이야기들이 내뱉은 당사자에게는 기억조차 나지 않은 가벼운 내용, 하찮은 내용일지라도 그것을 들은 이에게는 평생 잊지 못할 상처가 되기도 한다.

어릴 때 나는 얼굴이 크다, 머리가 크다는 소리를 많이 들었다. 몸이 왜소한 편인 데에 비해 얼굴이 컸다. 두상 자체가 큰 편은 아닌데 볼살이 통통한 편이었다. 그래서 그 볼살이 그러게 싫고 젖살이라는 단어가 싫었다. 스무 살이 되면 저절로 빠질 것 같았지만 막상 그렇지도 않았다. 그래서 그 어린 중1, 열네 살이라는 나이에도 체중이 늘어나는 것이 무엇보다 싫었다. 얼굴이 더 커질 것이 뻔하기 때문이다. 그 나이 때 살이 찐다고 밥을 반 이상은 남기고 했던 기억이 생생하다. 막상 그렇다고 얼굴이 작아지지도 않았는데 말이다.

지금 한의사의 관점에서 생각해보면 잘못된 식단 때문이었다. 나는 소음인이다. 소음인은 기본적으로 건강이 약해지기 쉽다. 소음인은 위장의 기운이 약해서 너무 느리거나, 과하게 예민해져 탈이 난다. 위장은 움직임이 적절하면 탈이 없다. 위장의 운동이 너무 느려서 소화불량, 변비인 경우가 있다. 내가 그에 해당했다. 그래서 위장을 따뜻하게 해주는 음식들에 조금은 짭짤한 식단, 그리고 적절한 지방이 들어가야 좋다. 그래야 위장이 적절한 속도와 힘으로 움직인다.

그런데 어릴 때부터 늘 야채와 과일을 좋아했다. 삼겹살이나 소고기, 닭고기가 맛이 있다고 이러한 육류로 배를 채우는 일은 거의 없었다. 살이 찔 것 같은 느낌에 말이다. 그때만 해도 일반적인 상식으로 '지방'이 들어간 음식은 다이어트의 적, 심혈관계에 적이었다. 당시 엄마는 갈비찜을 할 때에도 고기에 붙어 있는 하얀 지방이 건강에 좋지 않다고 일일이 떼어내는 손작업을 한 후에 요리를 했다.

그때부터 변비가 심했다. 아직도 기억이 난다. 중학생 때의 일이다. 늘 야채와 과일을 좋아하던 나는 스트레스가 심한 시험기간이 되면 변비가 심했다. 그래서 그때도 한의원에 갔더니 한의사 원장님이 내게 "야채랑 과일 많이 먹어야 변비가 안 생겨요. 요거트도 많이 먹구요." 하셨다. 집에 오는 길에 엄마와 둘이 웃으면서 "엄마, 나 지금보다 야채를 어떻게 더 많이 먹지? 이미 오늘 요거트도 2개는 먹었는데 너무 웃겨. 엄마, 나 하루 종일 소처럼 풀만 먹고 살아야 해?" 했던 기억이 난다.

그때 그 원장님의 처방은 잘못되었다. 소음인인 나에게 필요한 것은 따뜻한 음식과 적절한 지방이다. 위장의 운동을 촉진해줄 만한 조건이 필요했던 것이지 섬유질과 같은 음식의 성분이 필요한 것이 아니었다. 이미 섬유질은 넘치고도 넘쳤다. 나 또한 상식적으로 야채, 과일, 고구마, 바나나 등의 섬유질이 많은 음식이 변비에 좋다는 것을 알기에 이미 실천하고도 남았다. 엄마가 직접 만들어 키워준 유산균으로 만든 홈메이드 요거트도 매일 아침에 200ml는 마셔왔으니 말이다. 이미 나의 배에 섬유질과 유산균은 넘쳐났다.

그런 나에게 40살이 된 지금에서야 용기가 생겼다. 어느 날이었다. 변비 때문에 아침마다 요거트 혹은 푸룬 주스, 프로/프리바이오틱스를 배가 부르도록 먹어야 배변을 하는 내 몸에 화가 났다. 조금 생각을 해보니 그 동안의 방법이 잘못된 것이었다.

그래서 나는 오전 공복에 라떼를 마셔왔던 습관에서 살짝 변형해 방탄커피를 시도해봤다. 방탄커피는 저탄수화물을 기본으로 하는 키토제닉 식단에 병행되는 커피 유형이다. 보통의 경우, 오전 공복 시간에 MCT 오일과 천연 버터를 넣은 커피를 마셔서 지방 대사를 유도한다. 우리 몸은 특수한 환경에서만 대사 과정이 복잡한 지방 대사를 작동한다. 이를 위해 우리가 다이어트를 하는 것 아닌가. 결국 이 지방 대사에 스위치를 켜기 위해 말이다. 지방이 활활 태워지는 상상을 해보라. 얼마나 뜨끈하고 후끈하고 열의가 넘치는가. 이와 같은 조건을 방탄커피 한잔으로 유도한다.

보통의 경우, 탄수화물이 에너지 대사가 쉽다. 그래서 탄수화물과 지방을 함께 섭취하면 먼저 탄수화물을 쓰게 된다. 지방은 에너지로 쓰이지 못하고 저장이 된다. 물론 탄수화물로 에너지를 다 쓰고 나서도 추가로 음식 섭취가 없으면 함께 먹은 지방까지 태워질 것이다. 그래서 보통 식사 간격을 넓히고, 1일 2식 혹은 간헐적 단식을 추천한다. 그러나 보통의 경우, 탄수화물 섭취 비율이 높은 경우, 인슐린 작용으로 인해 2-3시간 이후에 거짓 배고픔이 오기도 한다. 이때 추가로 음식 섭취를 한다면, 아까 먹었던 지방은 그대로 쓰이지 못하고 나의 지방으로 저장이 된다. 그래서 무슨 음식이든 적절한 시간, 적절한 양을 먹으면 그렇게 체중 증가가 되지는 않는다. 그렇지만 보통 현대인들의 식단이나 음식 섭취 스타일은 고칼로리의 가공식품을, 불필요한 시간에, 자주 많이 먹는다. 그러니 자주, 불필요하게 지방이 저장되어 버린다. 탄수화물을 과다하게 먹어서 지방이 된다. 또한 나쁜 지방을 먹어서 체내에서 쓰이지 못하고 저장이 된다. 어쨌든 살이 찌기 쉬운 환경이다.

다시 돌아가보자. 활용 가능한 좋은 지방만을 단독으로 오전 공복에, 그것도 커피와 함께 마신 변화는 매우 컸다. 전에는 오전에 무언가를 간단히라도 먹어야 한다는 관념에, 과일, 계란, 고구마 등의 간편 간식들을 먹어 왔다. 배가 고파서도 먹었다. 배가 고프지 않으면 변비를 해결한다는 이유로 먹었다. 그렇지만 유난히 탄수화물 섭취가 많았던 오전에는 늘 그렇게 일도 능률이 안 오르고 아침부터 졸음이 쏟아졌다.

그렇지만 오전 9시 경 방탄커피를 마시고 나서 오전에 공복이 해결됐고, 무엇보다 변비가 해결됐다. 평생 이것저것 시도해봐도 배에 불편감만 주었던 방법들이 많았다. 쾌변을 도와주는 대표 한약재인 대황, 망초 등이 들어간 한약은 맛도 없고 속도 안 좋았다. 체질에 맞지 않아서다. 탕약으로 보약을 지어서 행인, 마자인, 도인 등의 씨앗에 들어 있는 지방으로 변비 해결을 하는 처방에만 나의 대장이 반응을 했었다. 이것에서도 알 수 있었다. 나는 지방 부족형 변비였다. 지방은 실제로 대장의 기능을 촉진시킨다. 실제로 흔히들 삼겹살을 먹으면 설사를 하는 경우가 있지 않은가. 역으로 좋은 지방은 배탈이 나지 않게끔만 양만 조절하면 변비 타파의 마법사가 될 수 있다.

이렇게 변비가 해결이 되니, 대장 운동이 원활해져 실제 아랫배가 더욱 쏙 들어갔다. 안 그래도 아이 둘 낳고도 46kg이라는 임신 전 체중, 20대보다도 날씬하고 군살 없는 체형을 유지하는 나였지만. 이렇게 불필요한 하복부의 적취가 해결이 되니 체중이 더 빠졌다. 나에게 방탄커피는 녹용, 보약 레벨의 효과였다. 녹용도 결국 호르몬 작용을 촉진시키는데 실제 좋은 부위, 비싼 부위일수록 지방 함유량이 높다.

실제 나는 변비가 해결되면서 하체의 냉감, 하복부 냉감도 많이 사라졌다. 그러면서 냉대하도 더욱 사라지고 무엇보다 하체 부종이 덜해졌다. 소음인 여자들의 평생 콤플렉스인 하체 부종, 하체 비만에서 벗어난 것이다.

이러한 반응을 경험하니 더욱 내 몸을 상대로 실험을 하고 싶어졌다. 늘 야채 과일을 변비에 좋다고 먹어왔는데 신기하게도 야채 과일을 끊어본 기간에 변비는 나타나지 않고 오히려 쾌변과 하체까지 가벼운 느낌이 들었다. 반대로 일부러 샐러드를 먹고 나면(그것도 오일 빼고) 오히려 하복부 팽만과 함께 잦은 방귀, 변비가 생겼다. 그리고 몸이 차가워지면서 하체 부종도 다시 나타났다.

나의 경험과 반응이 절대적이라는 생각은 아니다. 한의사의 입장에서도 적절한 야채와 과일의 섭취는 필요하다. 물론 다이어트의 관점에서 과당이 가득한 과일은 전통적인 상식과는 달리 그렇게 추천하고 싶지는 않다. 그렇지만 뭐든 적당하면 된다. 과일은 디저트처럼 맛만 보는 느낌 정도로 먹으면 이상적이다. 물론, 너무 맛있는 과일을 샀거나 선물 받아서 너무 먹고 싶다면 먹어도 좋다. 다만 이럴 때 밥, 빵, 면류는 빼놓고 먹자. 한 끼에 탄수화물은 한 종류 원칙만 세워도 살은 빠진다. 힘들게 뺀 살도 잘 유지할 수 있다.

마흔이 되니 더욱 20대 대학 시절 봤던 한의학의 고전들이 생각난다. 소음인의 변비에 그렇게 열성 성질이 극단인 '파두'라는 약을 왜 썼는지도 너무너무 이해가 간다. 음식들의 조화와 균형이 중요한 것도 새삼 깨닫는다. 그리고 어떠한 방법과 음식을 선택해서 소화가 힘들고, 대변이 힘들다, 속이 불편하다 등의 반응은 그 음식이 내 몸에 맞지 않는다는 신호다. 몸에서 보내는 신호를 존중해야 한다.

그러면 보다 나에게 이로운 방식을 찾게 된다. 이러한 결과들이 모여 나의 몸은 훨씬 조화로운 방법으로 예뻐진다. 다이어트라는 과정은 이렇게 나를 알아갈 수 있게 한다. 내가 불편하면 방법을 수정하면 된다. 야채와 과일을 끊지는 않았다. 아직도 좋아한다. 다만 전에는 다이어트를 한다고 포만감을 위해 일부러 많이 먹었다. 그렇지만 이제는 배가 불편하지 않을 정도로 적절히 먹고 있다. 생각해보면 야채는 칼로리가 없으니 무조건 많이 먹어도 괜찮다고 먹었다. 그럴 때에는 늘 배가 불편하다고 신호를 보내줬다. 이 방법이 잘못됐다고 보내주는 고마운 신호였다. 독자분들도 나의 경험을 바탕으로 다이어트 과정 중에 내 몸의 반응에 집중해보자. 그러면 더욱 내 몸에 이로운 방법이 무엇인지 깨닫게 될 것이다.

7

좋은 습관, 예쁜 몸으로 멋진 노년을 맞이하자

2021년. 나는 마흔이 되었다. 30대 초반에 떨리는 마음으로 송도에 한 의원을 개원한 게 엊그제 같은데 어느덧 마흔이다. 나는 운이 좋았다. 그간 감사하게도 집에는 든든한 육아 지원군(친정 엄마, 남편)이 있고, 한 의원에는 든든한 진료 원장님과 한의원 선생님들이 있다. 그래서 일과 육아를 적절하게, 균형감 있게 병행할 수 있었다. 너무나도 감사한 일이다.

그래서 늘 숨가쁘게, 바쁘게 살아왔다. 나를 위해 애써주는 많은 사람들을 실망시키고 싶지 않아서다. 또 나를 믿고 멀리서도 찾아와 주시는 환자분들 기대에 부응하고 싶기 때문이다. 그렇지만 때로는 번아웃될 때도 많았다. 워킹 맘들은 공감할 것이다. 일과 육아를 병행하는 일이 때로는 일도 육아도 제대로 되는 게 하나도 없게 느껴지기도 한다. 또한 전업 맘들도 공감할 것이다. 아이를 키우는 일은 내 뜻대로 되지 않을 때도 너무 많고, '부모'가 된다는 일은 늘 낯설고 생소한 일이다.

2019년 가을에 한참 인기몰이를 했던 영화 〈82년생 김지영〉이 생각난다. 나도 82년생이라 더욱이 공감 가고 눈물이 줄줄 났다. 평소 너무 좋아하는 정유미 씨가 영화에서 지영이의 역할을 정말 김지영 그 자체로 기똥차게 하셨다. 아직도 지영이가 친정 엄마에 빙의되어 "사부인, 그럼 우리 지영이는요?" 하는 장면, 지영이 엄마가 "지영아, 너 하고 싶은 거 해." 하는 장면을 생각하면 잔잔한 소름과 눈물이 돋는다. 우리네 30대의 가장 평범한 삶의 모습을 진심으로 가까이서 잘 그려냈다. 공유는 너무 자상한 한 아이의 남편이지만, 와이프를 도와준다고 해도 하루 종일 아이를 보는 지영이의 힘듦을 대신할 수 없다. 지영이도 최선을 다해서 잘한다고 괜찮다고 지내고 있지만 안 괜찮아서 병이 온 것처럼 말이다.

난 뼛속까지 한의사 직업병 정신이 있어 그런지 기운이 없어 누렇게 뜬 지영이 얼굴을 보며 녹용 팍팍 넣은 보약을 먹이고 싶은 마음이 너무너무 간절했다. "파이팅! 힘내자. 너무 잘하려 하지 말고 어린이집에 아이 맡기고 우리 하고 싶은 거 좀 하고 살자!"라고 하고 싶었다. 지영이 얼굴과 표정은 정말 활력과 생기가 하나도 없다. 실제 지영이와 같은 생활을 하는 30대 환자분들께도 얘기한다. 너무 애들 챙기지 말고 우리 몸 챙기자고. 우리가 기분 좋고 즐겁고 건강해야 아이들한테 짜증도 덜 낸다고, 예쁜 엄마를 아이들이 좋아한다고.

결혼과 육아를 하는 30대는 혈혈단신으로 살았던 20대와는 확연히 다른 삶이다. 내가 아닌 나 외의 주변을 더 많이 챙겨야 하는 때이다. 그나마 나는 하고 싶은 것도 많고 정말 운 좋게도 든든한 친정 엄마가 지금도 하고 싶은 거 다 하게 도와주신다. 그렇지만 상담을 하다 보면 그렇지 않은 경우가 너무 많다. 다들 그렇게 낯선 육아를 하며 어느덧 40대를 맞이하는 것이다.

『논어(論語)』「위정(爲政)편」 제 4장에서 공자(孔子)는 "사십이불혹四十而不惑"이라고 했다. 여기서 불혹에 대한 해석은 여러 가지지만 한자 자체의 뜻으로는 '흔들리다. 유혹되다'의 뜻이다. 불혹(不惑)이라 함은 '흔들리지 않다. 의혹이 없다'로 해석된다. 쉽게 풀이하면 자신의 주관이 서서 흔들리지 않는다는 뜻이다.

한의대 시절 중에『공자』,『맹자』,『장자』,『노자』 등 동양 인문학 공부를 많이 했다. 아직도 기억이 생생하다. 그 이른 아침, 첫 교시 수업 전에 동기 오빠들과 스터디룸에 앉아서 저『논어』구절을 읽었던 시절이. 그때도 막연히 내가 40살이 되면 정말 불혹하게 될지 너무 궁금했다. 내 주관이 올바로 서서 흔들리지 않은 내 모습은 어떨까 상상을 해봤었다. 너무 먼 막연한 미래였다.

그랬던 내가 마흔이라니. 아직도 실감 안 나는 내 나이. 아직 내 마음은 20대인 것 같은데 말이다. 그런데 너무 신기하게도 2021년 1월 1일. 마흔이 되니 무언가 좀 열심히 해봐야겠다는 결심이 선다. 바쁘다는 핑계로 흘려버린 30대를 수집 및 정리를 해야겠다는 결심이 섰다. 그간 내가 쌓아온 경험들을 바탕으로 버릴 것은 버리고 중요한 것만 가져가서 좀 더 집중해야겠다는 생각이 든다. 이게 공자가 말한 불혹인지는 모르겠다. 그렇지만 마흔이라는 나이는 무언가 상징인 것은 맞다.

마흔이 됐는데 코로나가 2년째다. 코로나라는 '핑계'로 얼마나 많은 것들을 '안' 하게 되었는지를 돌이켜본다. 어느 순간, 이대로 계속 지낼 수는 없다는 생각이 들었다. 이것 또한 올해 1월 1일, 마흔이 되면서다. 인류 역사상 언제나 늘, 고난과 역경의 시기는 있었다. 만약 내가 일제강점기나 6.25 전쟁 때 태어났더라면 어땠을까 생각해본다. 지금이 그때보다 훨씬 평화롭고 풍요로우며 감사한 시기인 것은 맞다. 그래서 감사하게 지금 내가 당장 할 수 있는 것부터 시작하자는 결심이 앞섰다.

그래서 난, 유튜브를 켰다. 실제로 2년간 취미 발레와 필라테스를 해왔는데 코로나로 학원이 작년에 문을 닫았다. 신나게 사 모았던 레오타드들과 예쁜 필라테스 레깅스들이 장롱에서 잠자고 있었다. 유튜브를 켜고 그것들을 꺼냈다. 집에서 잠옷 대신 레깅스를 입기 시작했다. 집에서 유튜버와 함께 운동을 하는 거다. 이 작은 생각이 마흔이 되는 시점에 떠올랐고. 이것이 큰 변화의 씨앗이 됐다.

유튜브로 운동을 하니 소위 말 그대로 1:1 맞춤 운동이 된다. 내 목적에 따라 구성하고, 재미있는 것만 골라서 한다. 하다가 재미없는 것은 과감히 패스하고 다른 영상을 시도해본다.

복근 운동을 하고 싶다, 허벅지를 날씬하게 하고 싶다, 애플힙을 만들고 싶다 등 원하는 대로 검색해서 일단 따라해본다. 그러다 별로다 싶으면 다른 유튜버 영상을 따라 한다. 그렇게 몇 주 반복하다 보니 나와 비슷한 체형의 재미있는 유튜버들 영상들이 추려진다. 소위 나만의 리스트 완성이다. '나만의 1:1 맞춤 홈트레이닝 프로그램'인 셈이다. 적당히 근력 운동과 유산소를 비율을 맞춰도 보고, 기분에 따라 어떤 날에는 유산소 위주로, 어떤 날에는 근력 위주로 한다. 다 귀찮을 때는 폼롤러 하나만 끼고 스트레칭으로 끝낸다.

이러니 더욱 재미있고 뿌듯함이 몰려와 하루가 멀다 하고 퇴근하면 레깅스로 갈아입고 홈트를 했다. 이전 같으면 밤에 남편과 술 한잔하자 했을 텐데 너무 긍정적인 변화 아닌가. 심지어 어떤 날에는 가족들 다 자는 새벽에 몰래 혼자 거실에 나와 볼륨을 최대로 낮추고 몰래몰래 조용하면서도 열정적인 홈트를 한다.

이렇게 한 달을 하니 복근이 생겼다. 아니 복근이 드러났다는 표현이 정확하겠다. 운동의 효과란 이런 것이다. 기껏해야 30분, 길게 하면 1시간 남짓 하지만, 하고 나면 뿌듯함이 생긴다. 심장이 뛴다. 땀이 난다. 활력이 생긴다. 그러다 보면 몸에 나쁜 음식보다는 좀 더 좋은 음식을 채워주고 싶어진다. 그러니 더욱 군살이 들어간다. 건강을 챙기게 된다. 예쁘고 단단하게 잡힌 복근과 대둔근이 마흔 기념 나의 자산이라는 생각이 든다. 근육 투자인 셈이다.

나처럼, 이 책을 읽는 누군가도 마흔이건, 서른이건 쉰이건. 계기가 되어 좀 더 긍정적인 변화에 도움이 되길 바란다. 특히 몸, 건강에 대해서 말이다. 건강한 쪽으로 식단과 운동을 살짝만 변화시켜보자. 진료하다 보면 많은 이들이 운동을 과하게 해서 근육과 인대에 심한 염증을 일으키는 경우도 너무 많다. 그래서 뭐든 적당히 '균형'과 '조화'가 좋다. 너무 흔해서 쉬워 보이지만 가장 어려운 게 '적당히', '알맞게'다. 좀 더 '나'에게 맞는 소소하고도 지속 가능한 것. 그것이 건강의 키워드이다. 마흔을 맞이하는 시점에서 이제 중년, 노년을 맞이할 몸 챙김, 몸 습관이 필요하다. 조금 더 건강한 음식들을 가까이하고 체력을 키우는 일상의 운동을 함께 해보자.

작은 변화가 결국 큰 변화의 밑바탕이다. 끊임없이 내가 즐거운지, 나에게 도움이 되는지를 판단하고 느끼자. 의지가 아닌 즐거움으로 인한 자연스러운 습관 말이다. 그게 마흔, 불혹 기념으로 우리가 해볼 수 있는 손쉬운 습관에 대한 진리이다.

　덧붙여 건강을 챙기니 마흔이 돼서 피부도 근육도 더 탄력이 붙어 더 젊어 보인다. 오랜 만에 내원하신 환자분들이 많이들 얘기하신다. 더 어려지셨다고. 완전 뿌듯하다. 기분이 좋다. 지금 당장 시작하자. 그래서 우리 함께 건강하고 매력 넘치는 유튜버이자 패션 디자이너 밀라 논나 씨와 같은 멋진 할머니가 되어 보자.